U0237197

脊柱外科住院医师进阶精要

The Resident's Guide to Spine Surgery

主　　编　Joseph R. O'Brien　　S. Bobby Kalantar
　　　　　Doniel Drazin　　　　Faheem A. Sandhu
主　　审　邱贵兴
主　　译　仉建国

副 主 译　翟吉良　王升儒　卢文灿　董玉雷

译者名单（按姓氏笔画排序）

王　海	副 教 授	北京协和医院骨科
王升儒	副 教 授	北京协和医院骨科
仉建国	教　　授	北京协和医院骨科
卢文灿	副 教 授	深圳大学总医院脊柱骨病科
边焱焱	主治医师	北京协和医院骨科
庄乾宇	副 教 授	北京协和医院骨科
杜　悠	住院医师	北京协和医院骨科
杨　阳	主治医师	北京协和医院骨科
杨　震	教　　授	贵州省人民医院骨科
吴　南	副 教 授	北京协和医院骨科
张延斌	主治医师	北京积水潭医院骨科
陈　峰	主治医师	北京协和医院骨科
林莞锋	住院医师	北京协和医院骨科
郭建伟	主治医师	青岛大学附属医院脊柱外科
唐　宁	主治医师	北京协和医院骨科
梁锦前	副 教 授	北京协和医院骨科
董玉雷	主治医师	北京协和医院骨科
蔡思逸	副 教 授	北京协和医院骨科
翟吉良	副 教 授	北京协和医院骨科

人民卫生出版社
·北京·

First published in English under the title
The Resident's Guide to Spine Surgery
edited by Joseph O'Brien, S. Bobby Kalantar, Doniel Drazin and Faheem A. Sandhu
Copyright © Springer Nature Switzerland AG, 2020
This edition has been translated and published under licence from
Springer Nature Switzerland AG.

图书在版编目（CIP）数据

脊柱外科住院医师进阶精要 /（美）约瑟夫·R.奥布
赖恩（Joseph R. O'Brien）主编；仉建国主译.—北
京：人民卫生出版社，2022.6
　　ISBN 978-7-117-33102-9

　　Ⅰ.①脊… Ⅱ.①约…②仉… Ⅲ.①脊柱病–外科
学–诊疗 Ⅳ.①R681.5

中国版本图书馆 CIP 数据核字（2022）第 083595 号

| 人卫智网 | www.ipmph.com | 医学教育、学术、考试、健康，购书智慧智能综合服务平台 |
| 人卫官网 | www.pmph.com | 人卫官方资讯发布平台 |

图字：01-2021-0523 号

脊柱外科住院医师进阶精要
Jizhu Waike Zhuyuan Yishi Jinjie Jingyao

主　　译：仉建国
出版发行：人民卫生出版社（中继线 010-59780011）
地　　址：北京市朝阳区潘家园南里 19 号
邮　　编：100021
E - mail：pmph @ pmph.com
购书热线：010-59787592　010-59787584　010-65264830
印　　刷：北京盛通印刷股份有限公司
经　　销：新华书店
开　　本：710×1000　1/16　　印张：20　　字数：370 千字
版　　次：2022 年 6 月第 1 版
印　　次：2022 年 7 月第 1 次印刷
标准书号：ISBN 978-7-117-33102-9
定　　价：198.00 元

打击盗版举报电话：010-59787491　E-mail: WQ @ pmph.com
质量问题联系电话：010-59787234　E-mail: zhiliang @ pmph.com
数字融合服务电话：4001118166　　E-mail: zengzhi @ pmph.com

主审简介

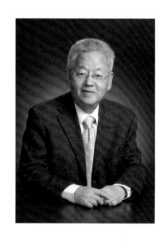

邱贵兴

　　中国工程院院士，北京协和医院主任医师、教授、博士研究生导师，北京协和医学院长聘教授，享受国务院政府特殊津贴专家。现任白求恩公益基金会理事长，医学参考报社副理事长兼副总编辑，骨骼畸形遗传研究北京市重点实验室主任，中国医学装备协会医用耗材装备技术专委会主委及医用增材制造专委会主委，北京医师协会常务理事及骨科分会会长，《中华骨与关节外科杂志》主编等。

　　长期从事骨科医教研工作，研究课题涵盖我国转化医学发展战略研究、慢性脊柱退行性疾病及畸形的早期干预及规范化诊疗、脊柱畸形致病基因的研究等。先后获得过国家科学进步奖二等奖（2项）、国家科技进步奖三等奖、教育部自然科学奖一等奖、北京市科学技术奖二等奖、中华医学科技奖二等奖等奖项。

主译简介

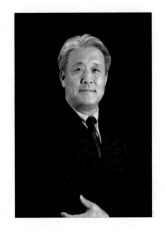

仉建国

北京协和医院骨科主任,主任医师、教授、博士研究生导师。主要从事脊柱畸形和脊柱退变性疾病的研究,尤其是早发严重脊柱畸形的临床治疗及研究。目前已完成 3 000 余例脊柱矫形手术,其治疗的患者构成了世界上最大的半椎体切除病例数据库,在全世界首次提出截骨联合生长棒技术治疗重度早发性脊柱侧凸。在 *Journal of Bone and Joint Surgery*,*Spine*,*European Spine Journal* 和 *Spine Journal* 等杂志共发表论文 30 余篇。参与创立特发性脊柱侧凸协和分型(PUMC 分型),2005 年获得国家科技进步奖二等奖。在后路半椎体切除及先天性脊柱侧凸的治疗方面,曾多次在 IMAST、SRS 和 ICEOS 等国际会议上做大会发言。作为课题项目负责人,主持三项国家自然科学基金面上项目,一项国家重点研发计划,一项北京市自然科学基金重点项目。

现任北京医学会骨科分会副主任委员,中华预防医学会脊柱疾病预防与控制专业委员会副主任委员,中国康复医学会骨质疏松预防控制委员会副主任委员,中华医学会骨科分会委员,中国康复医学会脊柱脊髓损伤专业委员会常委,中华医学会骨科分会脊柱学组委员,中国医师协会骨科住培专委会总干事,中国医师协会骨科分会副总干事,中华预防医学会脊柱疾病预防与控制专业委员会脊柱畸形学组长,中国医师协会骨科分会脊柱学组及畸形学组副组长,《中国脊柱脊髓杂志》常务编委,《中华骨与关节外科杂志》常务编委,《脊柱外科杂志》常务编委。

译者序

　　住院医师制源于欧洲,后传入美国,美国于1876年创建了较为完善的美国住院医师培训制度,使得其逐渐成了欧美国家培训医生的主流体系。住院医师培训作为医学生毕业后教育最重要的启动环节,是医学生学习掌握某一医学专科所需的知识、技能和态度,成长为具有独立行医能力医师的必经之路。随着我国医学教育的发展和积累,从医人员数量已逐渐达到社会的就医需求,然而,由于各级医学院的生源来源和教学质量参差不齐,如何培养专业水平和综合能力较为同质、符合行医要求的医师成为我国医学教育的主要目标。因此,2014年2月13日,在上海召开了建立国家住院医师规范化培训制度工作会议,这标志着我国住院医师规范化培训制度建设工作的正式启动。2015年,我国在全国范围内启动了住院医师规范化培训工作,基本建立了住院医师规范化培训制度,所有新进医疗岗位的临床医师均需接受住院医师规范化培训。医学人才的培养离不开医学教材的指导,随着我国住院医师规范化培训制度的正式建立,紧随其后的便是更为细分的各三级学科的专科规范化培训,因而撰写、发行各专科住院医师的教材就显得尤为重要。

　　北京协和医院骨科的前身是北平协和医学院骨科,创立于20世纪20年代,是我国最早成立的骨科学临床和研究中心。1921年,以美国霍普金斯医学院为模板,北京协和医院建立了规范的住院医师培养体系,成为国内本领域的倡导者和先行者。历史上,住院医师规范培训和轮转制度始终是协和医院人才培养体系的重中之重,我国许多外科学界骨科专业的老前辈如方先之教授、孟继懋教授、宋献文教授、冯传汉教授等都曾在这里执教和工作过。在历任前辈尤其是吴之康教授和邱贵兴院士的努力下,协和骨科逐步发展成为一个学术特色鲜明的综合性科室,其中脊柱外科尤其是脊柱畸形是重点发展方向之一。

　　作为骨科和神经外科的交叉领域,脊柱疾病是骨科医生面临的重大难题之一。近年来,随着医工结合研究的深入,各种骨科新技术逐渐进入了临床应用,诸如 3D 打印、术中导航、机器人等数字智能技术,超声骨刀等新型器械,脊柱内镜、ALIF、OLIF、UBE 等新兴术式,都使得脊柱外科专业培训较从前更是充满了新的挑战。如前所述,住院医师培养是医生成才的必由之路,然而,目前国内尚未有专门针对脊柱外科住院医师的规范的指导手册,为了填补这方面的空白及提高脊柱外科住院医师的业务技术水平和综合能力,北京协和医院骨科翻译了这本由 Springer 出版社发行、Joseph R. O'Brien 等主编的图书 *The Resident's Guide to Spine Surgery*。此书由国外一些具有丰富住院医师教育经验的专家编撰,为每个疾病撰写了简明的指南,使其易于学习和掌握;其主要按颈椎、胸椎、腰椎的解剖顺序进行撰写,既涉及了传统的前路、后路及前后路入路,也涉及诸如通道、腰大肌入路等新入路;术式方面既涵盖了传统的间盘摘除、开放融合手术,也涵盖了显微镜手术和 ALIF、OLIF 等新兴术式。此书内容全面、翔实可信,贴合临床实践,紧跟脊柱外科发展,可作为我国脊柱外科住院医师的培训教材,也可当作骨科高年资医师的参考用书。

　　衷心希望本译著能为广大脊柱外科住院医师的临床实践提供切实有用的指导和帮助,同时也敬请国内同道对本书翻译的不足之处不吝指正!

仉建国

北京协和医院骨科

2022 年 3 月

原著前言

　　时至 2019 年,脊柱外科比以往任何时候都更为先进。作为一个多学科领域,它涵盖了骨科医生和神经外科医生的专业知识。此外,微创技术的进步增加了其复杂性。对于所有专业的住院医生来说,在短时间内学习所有的疾病可能都是一项艰巨的任务。此书由一群具有丰富住院医师教育经验的专家编撰,总体目标是为每个疾病撰写简明的指南,使其"易于学习"。对于骨科和神经科住院医生而言,这本书将是获得脊柱手术所需的技能的指南。

Joseph R. O'Brien,MD,MPH

Bethesda,MD,USA

原著致谢

　　我要感谢我的合著者和 Claire van Ekdom,感谢他们在过去两年里为这本教材所做的工作。特别值得一提的是,Claire 在筹备整本教材方面发挥了重要作用。如果没有他们的努力,这本书将无法出版。我也要感谢我的家人(Janet,Brad 和 Alex),他们在我专注于这个项目时给予了我爱和支持。

编者名录

Crystal Adams, MD Department of Neurological Surgery, The George Washington University School of Medicine and Health Sciences, Washington, DC, USA

A. Karim Ahmed, BS Department of Neurosurgery, Johns Hopkins University School of Medicine, Baltimore, MD, USA

Marcelle Altschuler, BS Georgetown University School of Medicine, Washington, DC, USA

Amjad Anaizi, MD Department of Neurosurgery, MedStar Georgetown University Hospital, Washington, DC, USA

Dany Aouad, MD Saint Georges University Medical Center, Beirut, Lebanon

Joseph C. Babrowicz Jr., MD Department of Surgery, Inova Fairfax Medical Campus, Inova Vascular Surgery, Falls Church, VA, USA

Chase Bennett, MD Orthopaedic Spine Surgeon, Novant Brain and Spine Surgery, Winston-Salem, NC, USA

Ronen Blecher, MD, PhD Swedish Neuroscience Institute, Swedish Medical Center, Seattle, WA, USA

Blake M. Bodendorfer, MD Department of Orthopaedic Surgery, MedStar Georgetown University Hospital, Washington, DC, USA

Gregory Callanan, DO Orthopedic Surgery, Inspira Health Network, Vineland, NJ, USA

Daniel L. Cavanaugh, MD Department of Orthopaedics, University of North Carolina, Chapel Hill, NC, USA

Jens R. Chapman, MD Swedish Neuroscience Institute, Swedish Medical Center, Seattle, WA, USA

Saad B. Chaudhary, MD Mount Sinai Hospital, New York, NY, USA

Brianna Lindsey Cohen, BS Department of Neurological Surgery and The Miami Project to Cure Paralysis, University of Miami Miller School of Medicine, Miami, FL, USA

Anthony Conte, MD Department of Neurosurgery, MedStar Georgetown University Hospital, Washington, DC, USA

Daniel M. Dean, MD Department of Orthopaedics Surgery, MedStar Georgetown University Hospital, Washington, DC, USA

Ryan DenHaese, MD Axis Neurosurgery and Spine, Williamsville, NY, USA

Gurvinder S. Deol, MD Wake Orthopaedics, WakeMed Health and Hospitals, Raleigh, NC, USA

Doniel Drazin, MD Pacific Northwest University of Health Sciences, Yakima, WA, USA

Islam Fayed, MD, MS Department of Neurosurgery, MedStar Georgetown University Hospital, Washington, DC, USA

Michelle Feinberg, MD Department of Neurological Surgery, The George Washington University School of Medicine and Health Sciences, Washington, DC, USA

C. Rory Goodwin, MD, PhD Department of Neurosurgery, Duke University Medical Center, Durham, NC, USA

Cristian Gragnaniello, MD, PhD Department of Neurosurgery, University of Illinois at Chicago, Chicago, Illinois, USA

Peter Grunert, MD Astria Health Center, Yakima, WA, USA

David Hanscom, MD Swedish Medical Center, Seattle, WA, USA

Clint Hill, MD The Orthopedic Institute, Paducah, KY, USA

Uchechi Iweala, MD, MBA Department of Orthopaedic Surgery, The George Washington University Hospital, Washington, DC, USA

Andrew S. Jack, MD Swedish Neuroscience Institute, Seattle, WA, USA

Sean K. Jandhyala, MD Valley Orthopedics Specialists, Shelton, CT, USA

R. Tushar Jha, MD Department of Neurosurgery, MedStar Georgetown University Hospital, Washington, DC, USA

S. Babak Kalantar, MD Department of Orthopaedic Surgery, MedStar Georgetown University Hospital, Washington, DC, USA

Jason Kappa, MD Department of Orthopaedic Surgery, The George Washington University Hospital, Washington, DC, USA

Daniel Kerekes, MD Department of Neurosurgery, Johns Hopkins University School of Medicine, Baltimore, MD, USA

Bong-Soo Kim, MD, FAANS Department of Neurosurgery, Lewis Katz School of Medicine, Temple University, Temple University Hospital, Philadelphia, PA, USA

Kathleen Knudson, MD Department of Neurological Surgery, The George Washington University School of Medicine and Health Sciences, Washington, DC, USA

Danny Lee, BS The George Washington University School of Medicine and Health Sciences, Washington, DC, USA

Ryan Lee, MBA The George Washington University School of Medicine and Health Sciences, Washington, DC, USA

Ronald A. Lehman Jr., MD Department of Spine Surgery, New York-Presbyterian/ The Allen Hospital, New York, NY, USA

James D. Lin, MD Department of Spine Surgery, New York-Presbyterian/ The Allen Hospital, New York, NY, USA

Ashley E. MacConnell, BS School of Medicine, Georgetown University, Washington, DC, USA

Karthik Madhavan, MD Department of Neurological Surgery and The Miami Project to Cure Paralysis, University of Miami Miller School of Medicine, Lois Pope Life Center, Miami, FL, USA

Melvin C. Makhni, MD, MBA Brigham and Women's Hospital, Harvard Medical School, Boston, MA, USA

Shahin Manoochehri, MD Department of Neurosurgery, Temple University Hospital, Philadelphia, PA, USA

Daniel A. Marchwiany, MD Department of Orthopaedics, University of North Carolina, Chapel Hill, NC, USA

Jezer Martinez, BS The George Washington University of Medicine and Health Sciences, Washington, DC, USA

Lauren Matteini, MD Department of Orthopaedic Surgery and Rehabilitation, Loyola University Chicago, Maywood, IL, USA

Jason E. McGowan, MD Department of Neurosurgery, MedStar Georgetown University Hospital, Washington, DC, USA

Bernhard Meyer, MD Department of Neurosurgery, Universitätsklinikum Augsburg, Augsburg, Germany

Fred F. Mo, MD Department of Orthopaedics Surgery, MedStar Georgetown University Hospital, Washington, DC, USA

Camilo Molina, MD Department of Neurosurgery, Johns Hopkins University School of Medicine, Baltimore, MD, USA

Kyle Mueller, MD Department of Neurosurgery, MedStar Georgetown University Hospital, Washington, DC, USA

David W. Newell, MD Swedish Neuroscience Institute, Swedish Medical Center, Seattle, WA, USA

Ravi S. Nunna, MD Department of Neurosurgery, Rush University Medical Center, Chicago, IL, USA

Joseph R. O'Brien, MD, MPH Washington Spine & Scoliosis Institute at OrthoBethesda, Bethesda, MD, USA

Thomas O'Lynnger, MD Swedish Neuroscience Institute, Swedish Medical Center, Seattle, WA, USA

Rod J. Oskouian Jr., MD, FAANS Swedish Neuroscience Institute, Swedish Medical Center, Seattle, WA, USA

John E. O'Toole, MD, MS Department of Neurosurgery, Rush University Medical Center, Chicago, IL, USA

Joel Z. Passer, MD Department of Neurosurgery, Temple University Hospital, Philadelphia, PA, USA

Tiffany Grace Perry, MD, FAANS Department of Neurosurgery, Cedars-Sinai Medical Center, Los Angeles, CA, USA

Joseph Rabe, MD Department of Orthopaedics, MedStar Georgetown University Hospital, Washington, DC, USA

Kris Radcliff, MD Department of Orthopedic Surgery, Thomas Jefferson University, Egg Harbor, NJ, USA

Ra' Kerry Rahman, MD Spine and Orthopedic Surgical Institute, Houston, TX, USA

Wyatt L. Ramey, MD Swedish Neuroscience Institute, Seattle, WA, USA

Faheem A. Sandhu, MD, PhD Department of Neurosurgery, MedStar Georgetown University Hospital, Washington, DC, USA

Daniel M. Sciubba, MD Department of Neurosurgery, Johns Hopkins University School of Medicine, Baltimore, MD, USA

Jonathan H. Sherman, MD Department of Neurosurgery, The George Washington University Hospital, Washington, DC, USA

Department of Neurological Surgery, The GW Medical Faculty Associates, Washington, DC, USA

Ehab Shiban, MD Department of Neurosurgery, Technische Universität München, Munich, Germany

Department of Neurosurgery, Universitätsklinikum Augsburg, Augsburg, Germany

Steven Spitz, MD MedStar Southern Maryland Hospital, Clinton, MD, USA

Kurt E. Stoll, MD Department of Orthopaedics, University of North Carolina, Chapel Hill, NC, USA

Fadi Sweiss, MD Department of Neurological Surgery, The George Washington University School of Medicine and Health Sciences, Washington, DC, USA

Oliver Tannous, MD Georgetown University, MedStar Washington Hospital Center, Washington, DC, USA

Tamir A. Tawfik, MD Swedish Neuroscience Institute, Swedish Medical Center, Seattle, WA, USA

J. Alex Thomas, MD Atlantic Neurosurgical and Spine Specialists, Wilmington, NC, USA

David Vincent, MD The Jordan Young Institute, Virginia Beach, VA, USA

Michael Y. Wang, MD, FACS Department of Neurological Surgery and The Miami Project to Cure Paralysis, University of Miami Miller School of Medicine, Miami, FL, USA

Jeffrey H. Weinreb, MD Department of Orthopaedic Surgery, The George Washington University Hospital, Washington, DC, USA

Joshua T. Wewel, MD Department of Neurosurgery, Rush University Medical Center, Chicago, IL, USA

Emre Yilmaz, MD Swedish Neuroscience Institute, Swedish Medical Center, Seattle, WA, USA

S. Tim Yoon, MD Emory University, Atlanta, GA, USA

Warren Yu, MD Department of Orthopaedic Surgery, The George Washington University Hospital, Washington, DC, USA

William D. Zelenty, MD Department of Orthopaedic Surgery, MedStar Georgetown University Hospital, Washington, DC, USA

目录

第 一 章　颈椎前路椎间盘切除融合术 …………………………………………… 1

第 二 章　颈椎椎体次切除术 …………………………………………………… 8

第 三 章　颈椎人工椎间盘置换 ………………………………………………… 14

第 四 章　颈椎后路手术的体位摆放 …………………………………………… 26

第 五 章　颈椎后路融合术:从枕骨到 C_2 椎体 ……………………………… 31

第 六 章　颈后路 C_3-C_7 椎板切除固定融合术 ……………………………… 41

第 七 章　颈椎椎板成形术 ……………………………………………………… 49

第 八 章　微创颈椎后路椎间孔切开椎间盘切除术 …………………………… 61

第 九 章　不伴有脊柱侧凸的胸椎后路固定 …………………………………… 66

第 十 章　脊柱侧凸患者的后路胸椎固定 ……………………………………… 73

第 十 一 章　胸椎前路减压融合术:开放和微创 ……………………………… 82

第 十 二 章　胸椎次全切除术:适应证和技术 ………………………………… 87

第 十 三 章　胸椎间盘切除术 …………………………………………………… 97

第 十 四 章　腰椎间盘显微切除术 ……………………………………………… 104

第 十 五 章　极外侧椎间盘突出症入路:MIS 观点 …………………………… 109

第 十 六 章　开放经椎间孔脊柱后路腰椎内固定和椎间融合术 ……………… 115

第 十 七 章　腰椎椎体次全切除术 ……………………………………………… 123

第 十 八 章　微创经椎间孔腰椎间融合术 ……………………………………… 130

第 十 九 章　L_3-L_4、L_4-L_5外侧入路腰椎间融合术 ……………………… 139

第 二 十 章　腰椎侧方融合（L_1-L_2，L_2-L_3）…………………………… 146

第二十一章　经腰大肌前方入路腰椎椎间融合术 …………………………… 151

第二十二章　腰椎前路手术 ………………………………………………… 160

第二十三章　腰椎椎间盘置换术 …………………………………………… 167

第二十四章　腰椎管狭窄的侧路椎间融合 ………………………………… 172

第二十五章　腰椎经皮螺钉固定术 ………………………………………… 181

第二十六章　经皮髂骨及骶2螺钉固定术 ………………………………… 191

第二十七章　前路齿状突螺钉固定术：技巧和窍门 ……………………… 196

第二十八章　脊柱术后脑脊液漏 …………………………………………… 207

第二十九章　微创骶髂关节融合术 ………………………………………… 213

第 三 十 章　化脓性脊柱感染的治疗策略 ………………………………… 217

第三十一章　腰椎翻修手术 ………………………………………………… 223

第三十二章　椎弓根螺钉的翻修策略 ……………………………………… 242

第三十三章　颈椎手术的翻修策略 ………………………………………… 246

第三十四章　脊柱转移性肿瘤的固定 ……………………………………… 256

第三十五章　硬膜内肿瘤切除术 …………………………………………… 260

第三十六章　颈椎创伤 ……………………………………………………… 263

第三十七章　腰骶椎前路手术 ……………………………………………… 292

第一章
颈椎前路椎间盘切除融合术

Crystal Adams, Fadi Sweiss, Michelle Feinberg, Jonathan H. Sherman

适应证和患者选择

1958 年,Smith Cloward 和 Robinson 最早完整描述了颈椎前路椎间盘切除融合术治疗单节段椎间盘疾病。20 世纪 60 年代,颈椎前路钢板开始应用[8]。此后,前路颈椎间盘切除融合术(anterior cervical discectomy and fusion,ACDF)成为脊柱外科主要术式,其适应证也得到了扩展。总的来说,这一术式的主要目的是解除脊髓和 / 或神经根的机械性压迫,从而缓解患者症状。当非手术治疗无法缓解患者的症状时,必须进行外科干预。典型症状可包括神经根性疼痛、无力、麻木和行走困难。部分患者亦可出现大小便失禁[18]。

ACDF 有多个主要适应证。恰当地选择患者是保证最佳疗效的最重要因素。该术式尤其适合椎间盘突出、前方骨赘或骨刺导致椎管狭窄和脊髓神经受压的神经根型或脊髓型颈椎病[5]。此外,该术式可能对脊柱炎所致的神经根型病变有效。ACDF 在单节段和多节段颈椎疾病的患者中都能够成功应用[5]。

像其他手术一样,ACDF 也存在禁忌证。病变主要位于颈髓后方的患者不适合使用此术式,对于这类患者,后路手术能更充分地针对病因进行治疗。另外,颈椎前路手术有损伤声带功能等风险,这可能是患者所不愿意承受的,下文将展开讨论这一问题。最后,一些合并严重内科疾病的患者也可能不适合手术。

ACDF 术式有很多突出的优点。第一、外科医生能在直视下治疗颈椎管前方病变。第二、该术式完整切除椎间盘,可提高融合率。第三、患者术中不需要长期保持俯卧位,对患有多种心肺血管疾病的老年患者尤其适合。

可替代 ACDF 的术式包括颈椎前路单纯椎间盘切除术、颈椎间盘置换术、颈椎椎板成形术、后路颈椎间孔切开术和后路融合或不融合的颈椎椎板切除术。

术前计划

患者术前应完善影像学检查和体格检查。术前颈椎 MRI 可对椎管和脊髓进行全面的评估。患者还可能需要行颈椎 CT 和 / 或过屈过伸位 X 线片以评估颈椎是否存在不稳定的征象。患者如因体内有金属植入物而无法接受 MRI 检查，可行脊髓 CT 造影检查。全面了解患者的椎动脉结构对于降低椎动脉意外损伤的风险是不可或缺的。术前影像学检查还可预估钢板和钢钉的尺寸。此外，由于 ACDF 存在术后声带功能受损的相关风险，既往接受过颈椎前路手术的患者需要耳鼻喉科行通过喉镜评估术前声带功能。在一项研究中，17.3% 的患者喉镜检查有异常，从而改变了 ACDF 翻修手术的临床决策[9]。合并有严重心肺疾病的患者在术前应获得必要的医学许可。此外，了解患者临床合并症和社会史也有助于评估融合失败的风险以及合理的术中术后管理。

麻醉方案和术前用药

对于脊髓型颈椎病或颈椎不稳定的患者，可以在清醒状态下行气管插管，以尽量减小神经意外损伤的可能性。术中应用 SSEPs 要求所采用的复合麻醉方案能够保留监测信号。通常采用中等剂量纳洛酮方案配合适量吸入性麻醉药物[12]。术前抗生素通常在麻醉后输入[7]。部分外科医生也可能选择术前肝素皮下注射，以预防深静脉血栓形成（deep venous thrombosis，DVT）。此外，术前给予类固醇类激素可能有助于减少神经水肿的发生[13]。值得注意的是，手术过程中应定期对气管插管套囊放气，从而减少喉返神经损伤的概率。

神经监测

术中神经监测是 ACDF 手术过程中的辅助手段，应用与否取决于术者的偏好。通常情况下术中会应用 EMG、SSEPs 和 MEPs。在手术开始前，应获取各项指标的基线水平，术中出现任何指标的变化时应提醒术者[12]。

体位

患者取仰卧位，头侧朝向麻醉医师。手术台可被调至反特伦德伦伯格位（reverse Trendelenburg）以促进静脉回流。患者的手臂裹在身体两侧。使用可透视的手术台以利于术中 X 线检查。患者颈部置于轻度后伸位[7]。肩胛骨下置肩垫。一些医生将肩垫竖直放置在两肩胛骨间，还有一些医生则将其水平放置。除肩垫之外，部分医生应用 Gardner-Wells 钳施加 5~10 磅（2.27~4.54kg）的牵引力辅助暴露术野并维持颈部于中立位，并额外增加颈椎前凸。随后用胶带将肩部向下牵拉以更好地暴露下颈椎的术野。也可用腕带向下牵拉替代胶带牵拉肩部。有数个体表标志可辅助定位颈椎节段。下颌角与第二颈椎大致相平。舌骨平 C_2-C_3 椎间隙[16]。甲状软骨一般情况下平 C_4-C_5 椎间隙。环状软骨通常位于 C_6 水平[3,16]。在切开前，先放置一金属物，如巾钳，并通过 X 线透视以确定手术节段，从而保证该体位下术野能得到充分暴露。根据术前 X 线透视结果可以对体位进行调整。

手术入路

颈椎前路手术可采用左侧或者右侧入路，往往由术者的个人习惯所决定。然而，在一些特定情况下，需要综合考虑其他因素。例如，如果患者此前接受过前路颈椎手术，术者往往会选择原切口手术。患者声带麻痹时，则在麻痹的一侧进行手术。此外，左侧入路和右侧入路时的解剖结构在一定程度上会有所不同。右侧喉返神经的走行变异尤其明显，并往往位于更靠前外侧的位置，因而在术中更容易受损伤，在低位颈椎尤其容易损伤。在 C_7-T_1 节段左侧可见到胸导管，因此左侧入路时必须注意保护胸导管。

在大多数情况下，沿颈部皱褶行横切口。切口起自颈前正中线，止于胸锁乳突肌前缘。如果手术节段在 3 个以上，可能需要沿胸锁乳突肌内缘做纵切口[7]。对于非常肥胖的患者，也可能需要做纵切口。

切开皮肤后，锐性切开颈阔肌并向切口的两侧牵开。可以选用梅森鲍姆剪刀（Metzenbaum scissor）或博围电刀（bovie cautery）切开颈阔肌。然后在颈阔肌下方钝性分离。颈阔肌分离的范围根据手术节段的数目决定。钝性分离后打开胸锁乳突肌前方颈部筋膜，沿胸锁乳突肌内缘继续分离。辨认胸锁乳突肌和舌骨肌间隙，并同时使用钝性和锐性分离显露该间隙[3,10]。在分离过程中必须格外注意几个重要结构的位置以免将其误伤。尤其需要注意甲状腺上、下动脉分别在 C_3-C_4 和 C_6-C_7 水平自颈动脉发出后穿气管前筋膜走向正中线。继续向深部分离，使用手持拉钩向外侧牵开颈动脉鞘，向内侧牵开食管和气管。中线切开椎前筋膜后，可触及椎体和椎间隙。在整个手术过程中保持中线清晰是非常重要的。辨认目标手术节段，插入定位针，侧位 X 线透视确认椎体节段无误。随后向外侧游离颈长肌，这一步可使用也可不使用电刀。然后用自动撑开器牵开颈长肌。应时刻注意颈交感神经丛沿颈长肌走行,在沿颈长肌进行广泛分离时容易损伤交感神经。自椎体前方分离前纵韧带[3,10]。

术者可根据自己的习惯选择在减压时是否使用显微镜。部分医生认为使用显微镜可以整个手术团队都能更好地看清术野,而另一部分医生更倾向于只使用医用放大镜。无论使用哪种设备,下一步都是椎间盘切除。这时,可使用固定针式椎间撑开系统撑开椎间隙。使用 11# 刀片在椎间隙开一个小窗。使用刮匙和垂体咬骨钳去除浅表的椎间盘组织,也可以在椎间盘切除前用 Leksell 咬骨钳去除椎间盘前的骨赘。对于深部的处理,可以在保留后纵韧带情况下,使用硬质合金或金刚石材质的高速磨钻去除骨性间盘上的骨赘[13,18]。这一步的关键在于在不损伤椎动脉的前提下将所有骨赘去除。通常情况下,充分减压的标准:后方骨赘已切除、椎间孔已减压、两侧保留 3mm 宽的骨质以保护椎动脉。除切除骨性椎间盘外,Kerrison 咬骨钳以 "V 形" 方法切除椎间隙后方的后纵韧带。直角神经钩探查两侧的椎间孔以保证充分减压。如有必要,也可使用 Kerrison 咬骨钳进一步减压。

下一步是融合。在骨性终板上钻孔以促进融合。用试模测量椎间隙的大小。用锤子将大小合适的结构性植骨块或填充自体骨或同种异体骨的融合器打入椎间隙[3,11]。术中 X 线透视确认融合器位置合适。

选用合适长度的钛板进行固定。术前影像学检查可预估钛板长度。先使用临时固定针,X 线透视确定位置合适后再放置螺钉固定。使用手钻准备钉孔。上方的螺钉向头侧成角,下方的螺钉向尾侧倾斜,注意避开椎间隙。螺钉长度一般为 12~16mm。随后将螺钉拧紧并锁死。X 线透视确认最终位置。

在确定内固定位置良好后,撤去自动撑开器,检查浅部和深部术野,使用双极充分止血。使用杆菌肽冲洗液冲洗切口。在多节段 ACDF 手术后,可置一根引流管引流。关闭切口时,使用 3-0 薇乔线间断缝合颈阔肌。随后使用 3-0 薇乔线间断皮下缝合皮肤,并无菌敷贴覆盖切口。或者也可使用 4-0 单丝薇乔皮下连续缝合皮肤[3]。

术后管理

患者术后通常在外科病房留观一夜。术后即刻拍摄前后位和侧位 X 线片。但是,部分医生倾向于在出院前拍摄站立位颈椎前后位和侧位片。根据患者的骨质情况,医生可能会让部分患者佩戴颈托至门诊随访时[13]。麻醉完全清醒后,鼓励患者早期下床活动。患者往往在术后第一天接受物理治疗师和职业治疗师的评估。部分患者由于手术操作导致吞咽困难需要接受语言治疗评估。放置引流管的患者,如果引流量较小,可于术后第一日拔除引流管。大多数患者能够在术后第一日出院回家。部分患者可能需要延长住院时间。

值得注意的是,已经有部分单位开始在移动手术中心的门诊为患者施行单节段和双节段 ACDF 手术。Adamson 等进行的一项回顾性研究比较了 1 000 例门诊 ACDF 术的连续性病例和 484 例在大学附属医院接受 ACDF 术的连续病例。研究结果显示两组的并发症发生率相似,术后血肿或血管损伤等严重并发症的发生率均低于 0.5%。总的结论是可以在移动手术中心安全地进行 ACDF 手术。然而,他们强调并不是所有患者都适合在门诊进行此项手术,要在术前对每一位患者的内科合并症有充分的了解[1]。

潜在并发症

术后可能会出现几种潜在的严重并发症。可能会出现脑脊液漏,可能的话,还需要对其进行早期修复。还可能需要使用硬膜替代物或纤维蛋白胶。出现颈椎脑脊液漏后,患者术后应取头高位。如果脑脊液漏没有缓解可能需要行腰大池引流[3]。术中还有椎动脉损伤的风险,尤其是显露非常靠外侧时。一项涉及 992 例 ACDF 术式的研究中,术中椎间孔减压时出现椎动脉损伤的概率为 0.3%。这进一步说明术前需要通过影像学检查充分了解患者的椎动脉走行。如果确实出现了椎动脉损伤,使用吸收性明胶海绵等止血材料尽快进行有效止血是非常重要的[15]。为找到出血点可能需要对颈动脉进行更好地显露。如果不能进行有效止血,可能需要进行介入治疗[15]。另一个潜在的并发症是血肿,甚至需要清创。因此,术后应密切观察患者有无呼吸困难。

其他潜在并发症包括喉返神经损伤、气管或食管损伤、移植物或螺钉移位、假关节形成和邻椎病[3,4,6]。文献报道的 ACDF 术后邻椎病的发生率差异很大,从 25% 到 92% 不等[2]。Lawrence 等发表的系统性综述中,他们估算每年症状性邻椎病发病率从 1.6% 到 4.2% 不等[14]。术后即刻,部分患者出现吞咽或下咽困难,需要进行语言治疗评估并调整饮食。有时患者可能需要临时置入鼻胃管(dobhoff tube)等进行营养替代,如果症状更严重则需要应用 PEG 管。Wang 等进行的一项回顾性研究中,他们发现手术时间过长是明显增加术后吞咽困难的危险因素。此外,吸烟和糖尿病是影响患者术后吞咽困难缓解的最重要的患者因素[17]。部分患者术后还会出现声嘶,往往在数天之内缓解。某些情况下,术后短期应用糖皮质激素可减少围术期水肿。在 Jeyamohan 等进行的一项双盲随机对照试验中,患者术前静脉输入地塞米松或安慰剂,术后 24 小时内每 6 小时再静脉输入一次地塞米松或安慰剂。研究结果显示,接受糖皮质激素治疗的患者出现吞咽困难和气道问题以及需要插管的患者的概率均显著降低。值得注意的是，此项研究发现术后 6 个月糖皮质激素组融合率显著降低，但术后 12 个月随访时两组融合率并没有显著差异。

（庄乾宇 张跃川 译　蔡思逸 翟吉良 校）

参考文献

1. Adamson T, Godil SS, Mehrlich M, Mendenhall S, Asher AL, McGirt MJ. Anterior cervical discectomy and fusion in the outpatient ambulatory surgery setting compared with the inpatient hospital setting: analysis of 1000 consecutive cases. J Neurosurg Spine. 2016;24(6):878–84.
2. Ahn SS, So WS, Ku MG, Kim SH, Kim DW, Lee BH. Radiologic findings and risk factors of adjacent segment degeneration after anterior cervical discectomy and fusion: a retrospective matched cohort study with 3-year follow-up using MRI. J Korean Neurosurg Soc. 2016;59(2):129–36.
3. Albasheer M, AlFawareh M, AlMusrea K, Attia W. Anterior cervical diskectomy and fusion. In: Neurosurgery tricks of the trade, spine and peripheral nerves. 1st ed. New York: Thieme Medical Publishers; 2014.
4. Basques BA, Ondeck NT, Geiger EJ, Samuel AM, Lukasiewicz AM, Webb ML, et al. Differences in short-term outcomes between primary and revision anterior cervical discectomy and fusion. Spine. 2017;42(4):253–60.
5. Bohlman HH, Emery SE, Goodfellow DB, Jones PK. Robinson anterior cervical discectomy and arthrodesis for cervical radiculopathy. Long-term follow-up of one hundred and twenty-two patients. JBJS 10993. 75(9):1298–307.
6. Cauthen JC, Kinard RE, Vogler JB, Jackson DE, DePaz OB, Hunter OL, et al. Outcome analysis of noninstrumented anterior cervical discectomy and interbody fusion in 348 patients. Spine. 1998;23(2):188–92.
7. Choudri TF, McCormick P. Anterior cervical approach. In: Fundamentals of operative techniques in neurosurgery. (2nd. New York: Thieme Medical Publishers; 2010.
8. Cloward RB. The anterior approach for removal of ruptured cervical disks. J Neurosurg. 1958;15(6):602–17.
9. Curry AL, Young WF. Preoperative laryngoscopic examination in patients undergoing repeat anterior cervical discectomy and fusion. Int J Spine Surg. 2013;7(1):e81–3.
10. Dillin W. Anterior cervical disc surgery: technical challenges. In: Surgical Techniques for the Spine. 1st ed. New York: Thieme Medical Publishers; 2003.
11. Floyd T. A meta-analysis of autograft versus allograft in anterior cervical fusion. Eur Spine J. 2000;9(5):398–403.
12. Hammerberg K. Anesthesia. In: Spinal Deformities. 1st ed. New York: Thieme Medical Publishers; 2003.
13. Jeyamohan SB, Kenning TJ, Petronis KA, Feustel PJ, Drazin D, DiRisio DJ. Effect of steroid use in anterior cervical discectomy and fusion: a randomized controlled trial. J Neurosurg Spine. 2015;23(2):137–43.
14. Lawrence BD, Hilibrand AS, Brodt ED, Dettori JR, Brodke DS. Predicting the risk of adjacent segment pathology in the cervical spine: a systematic review. Spine. 2012;37:S52–64.
15. Obermüller T, Wostrack M, Shiban E, Pape H, Harmening K, Friedrich B, et al. Vertebral artery injury during foraminal decompression in "low-risk" cervical spine surgery: incidence and management. Acta Neurochir. 2015;157(11):1941–5.
16. Shen XH, Xue HD, Chen Y, Wang M, Mirjalili SA, Zhang ZH, Ma C. A reassessment of cervical surface anatomy via CT scan in an adult population. Clin Anat. 2017;30(3):330–5.

17. Wang T, Ma L, Yang DL, Wang H, Bai ZL, Zhang J, Ding WY. Factors predicting dysphagia after anterior cervical surgery: a multicenter retrospective study for 2 years of follow-up. Medicine. 2017;96(34)
18. Zheng B, Hao D, Guo H, He B. ACDF vs TDR for patients with cervical spondylosis–an 8 year follow up study. BMC Surg. 2017;17(1):113.

第二章
颈椎椎体次切除术

Gregory Callanan, Ra' Kerry Rahman, Kris Radcliff

引言

颈椎前路椎体次全切除融合术(anterior cervical corpectomy and fusion, ACCF)是需要大范围减压而单独应用椎间盘切除术不能达到减压目的时选用的一种技术。到目前为止,该术式最常用于治疗脊髓型颈椎病(cervical spondylotic myelopathy, CSM)。ACCF 还可用于治疗因颈椎创伤或肿瘤等原因导致的椎体破坏或畸形等。通过切除目标椎体和邻近的椎间盘,可以对脊髓进行减压;随后将结构性植骨块或椎间融合器放置在切除间隙中来稳定前柱。前方置入钢板以增加融合过程中的稳定性和支撑力。由于早期固定失败率很高,因此尤其推荐在进行多节段椎体切除时使用节段性前路钢板置入[8,17]。此外,对于多节段椎体切除术,还可能需要后路辅助固定[18]。本章将讨论 ACCF 的临床应用以及技术问题。

颈椎椎体次切除术的适应证

椎体后方病变是颈椎椎体切除术的主要适应证。ACCF 已被证明是脊髓前方减压的有效治疗手段。可能的情况下,首先选择多节段椎间盘切除术,而不是椎体切除术。当存在椎体后方病变,且需要进行多节段手术时,联合椎间盘切除/椎体次全切除术的杂合手术也是可行的[15,16]。当术者为患者选择椎体次全切除时,需要考虑这项技术的优缺点。在长节段后纵韧带骨化(ossification of the posterior longitudinal ligament, OPLL)、创伤性椎体破坏、脊髓炎和脊柱肿瘤的治疗中,椎体次切除术一般比前路多节段椎间盘切除术更适合[3]。从本质上说,上述疾病均需通过扩大减压来达到预期的临床效果,或是切除椎体来达到治疗目的。椎体切除是为前柱支撑提供充分的空间所必需的,或者是手术计划的一部分。椎体切除术可获得更充分的减压,尤其是在椎体后方存在明显的狭窄时。椎体次切除术还具有更好的视野、更少的骨 - 支撑物界面、更大的植骨融合面积等优点[8]。因此，理论上讲，与多节段前路颈椎间盘切除融合术（ACDF）相比，前路颈椎椎体次全切除融合术（ACCF）假关节形成的风险更低。Fraser 等进行了一项 meta 分析，比较钢板固定的前路颈椎间盘切除融合术及前路颈椎椎体次全切除融合术的融合率。作者发现，二者在治疗两节段病变时的融合率无统计学差异；然而，ACCF 治疗三节段病变的融合率显著高于 ACDF[5]。

　　ACCF 的缺点包括每节段显露相关并发症风险增加、比单纯椎间盘切除的手术技术要求更高、椎动脉损伤风险更高、术中出血更多、脊髓暴露更广泛导致医源性脊髓损伤的风险更高、更容易出现内固定和植骨相关并发症、内置物下沉及术后矢状面失衡[13,14]。

手术入路

　　麻醉诱导和气管插管后，病人仰卧于手术台上。病人肩胛骨之间放一块纵行的体位垫，同时在病人头部下方放置一个头圈，使病人的颈椎呈轻度过伸位。对于严重脊髓病变的患者，摆体位和插管时应特别注意应避免颈椎管过度后伸导致严重神经功能障碍加重。将病人的双上肢裹在身体两侧，用胶带固定肩关节并向尾侧牵拉，从而确保显露和术中透视时具有良好的视野。注意避免过度牵拉病人肩部以免出现臂丛损伤。胶带牵拉肩部前获取上肢神经监测基线电位水平便于比较。手术开始前可先行透视辅助定位。根据病情决定是否需要 Mayfield 头架和 Gardner-Wells（GW）头架。除术中椎体撑开钉外，作者倾向于选用 Gardner-Wells 头架并给予 15~20 磅（6.8~9.1kg）的牵引以便于术后获得所需的颈椎前凸。这需要将 GW 头架置于颈椎旋转轴稍微靠前的位置。

　　术者可根据自己的习惯选择左侧或右侧入路。单节段及双节段手术可采用横切口。三个及以上节段手术可采用纵切口或斜切口。切口位置可根据需要处理的颈椎节段来决定。颈前有可触及的体表标志辅助术者确定切口位置。下颌角平 C_2-C_3 椎间隙。舌骨通常位于 C_3 水平前方。甲状软骨上缘平 C_4-C_5 间隙。通过触诊环状软骨或颈动脉结节可以确定 C_6 的位置，颈动脉结节从 C_6 横突处向前突出。亦可使用术中透视来定位手术节段。

　　切开皮肤和皮下组织后，沿皮肤切口切开颈阔肌。保护或结扎横行于切口的浅表静脉。切开过程中遇到的静脉绝大多数都是单一纵行静脉。但是，偶尔也会遇到 Y 形分叉，有时甚至会遇到两个分叉。如果无法控制出血，就将该静脉结扎。继续向下切开胸锁乳突肌和内侧内脏肌间的颈深筋膜浅层。然后触及颈动脉鞘,在食管和颈动脉鞘之间钝性分离颈深筋膜中层。笔者习惯用花生米将颈深筋膜向外侧推开,从而保护颈动脉鞘。以上操作为手术提供了必要的内-外侧间隙。随后可看到脊柱前方的椎前筋膜。切开并适当游离椎前筋膜,识别两侧颈长肌内侧缘。可在此时标记出正中线,为接下来的减压和放置内置物提供参考。标记要进行处理的颈椎节段,并用术中侧位透视进行确认。

确认手术节段之后,可用单极或双极电凝游离颈长肌。作者习惯用双极,因为双极能更好地控制颈长肌背侧或下方出血。这也有助于术者确定椎体中央出血是来源于骨组织上的分支静脉还是肌肉静脉。继续将颈长肌从手术节段上下椎体的中央分离。注意避免在颈长肌腹侧进行分离,这样有可能损伤交感神经链,从而导致 Horner 综合征。然后将牵开器置于双侧颈长肌下方并撑开。

随后,在拟行次全切除的椎体上方和下方切除椎间盘。切除椎间盘直至显露后纵韧带(posterior longitudinal ligament,PLL)。另一个必须识别的解剖标志是椎体的外侧皮质。可以使用 2 号或 4 号 Penfield 神经剥离子来辅助探查。椎体外侧皮质是横突和椎体的连接处。通过确定外侧皮质,可以建立一个对称的中央槽,同时避免损伤位于该壁外侧的椎动脉。另一参考标志是两侧的钩椎关节,该关节通常是椎体外侧皮质的分界。

咬骨钳咬除椎体腹侧形成骨槽。切除的骨留作自体骨移植。去除前方皮质后,可使用磨钻来扩大骨槽。相较于这种方法,作者更习惯用 Misonix 骨刀 ® 截开三个切口,然后将截断的骨块整块移除。此时,术者可以放置移植物来判断骨槽的宽度及是否居中。继续切除椎体至椎体露出后方皮质。皮质骨孔隙及血供较松质骨少。可以用小的角度刮匙将椎体后方皮质从后纵韧带和硬膜表面分离移除;作者习惯的方法是使用高速磨钻纵向磨除后方皮质骨使后方皮质漂浮。然后将漂浮的皮质骨从后纵韧带中分离出来并切除。可用神经钩和咬骨钳小心切除后纵韧带。后纵韧带骨化时必须小心,因为后纵韧带可能与硬膜粘连[9]。这种情况下不要试图切除后纵韧带,否则可能导致硬膜撕裂,必要时应保留漂浮的骨化灶以避免前方出现脑脊液漏。既往研究证明,安全和充分的减压需要骨槽宽度达到 15mm 至 19mm[10,11]。

神经充分减压后,准备上下终板以便置入植骨块。使用高速磨钻去除终板软骨,直到可见新鲜的出血面。注意避免破坏终板。牵引患者头部和/或使用撑开钉以撑开间隙,然后将修剪得当的植骨块或钛笼轻轻置入。麻醉师放松牵引、手动屈曲和旋转头部从而评估移植物稳定性。钩椎关节表面去皮质,并放入适当的自体骨。最后放置前路钢板。

术后通常让患者佩戴颈托以提供额外的固定[6]。

多节段椎体次全切除的替代方法

如前所述,ACCF 已被证明是治疗单节段至双节段颈椎疾病的有效方法,但三至四个节段颈椎椎体次全切术的失败率较高。ACCF 术后早期内固定失败需要特别关注,并且三个或更多个颈椎节段固定时失败的风险会随之增加。Vaccaro 等在无后路辅助固定的情况下,采用二至三节段椎体次切除及前路钢板固定治疗了 45 例 CSM 患者。作者报道,在双节段手术组中 9% 的患者发生了内固定移位,在三节段手术组中 50% 的患者发生了内固定移位,即使在使用了 halo 外固定架固定的情况下,其中也有超过 80% 患者出现了植骨材料移位[12]。另有许多研究报道了多节段切除术后相似的内固定高失败率[7]。在无后路辅助固定的情况下,前方内固定的力臂很长,从而出现不稳定,并导致植物材料移位或脱位[8]。建议多节段 ACCF 应增加后路辅助固定,从而降低移植物移位和脱位的发生率。

对于两个或以上节段的颈椎间盘疾病来说,部分椎体切除术是另一种治疗选择。该术式切除病变节段椎间盘及椎体的前方,椎体后方保留 1/2 到 1/3,然后置入结构性内置物和前方钢板。Groff 等对该术式进行了为期 9 年的回顾性研究,获得了积极的结果。有些作者报道这种方法的融合率为 95.8%,与融合椎体的数量无关,作者认为,高融合率与稳定性增加以及保留后方椎体增加融合面积有关[4]。

颈椎跳跃式椎体次切除术是另一种可用于 C_3-C_4 至 C_6-C_7 压迫的方法。跳跃式椎体切除术切除 C_4 和 C_6 椎体,保留 C_5 椎体作为中间固定点,从而避免使用长植骨块。相比于有 8 个融合面的四节段 ACDF,此方法的优势还在于其仅有 4 个融合面。Ashkenazi 等研究了 13 例采用跳跃式椎体次切除术的 CSM 患者,其中融合率为 100%,内固定失败一例(4%)[1]。Dalbayrak 等也报道了该方法的融合率高(100%)和内固定相关并发症率低[2]。

手术技巧
- 根据术前 CT 测量计划椎体切除的宽度。
- 术前 CT 上明确椎动脉的位置,仔细检查椎动脉的异常解剖。
- 通常情况下,16mm 为标准的椎体次全切除宽度。
- 一个大的 Leksell 咬骨钳通常是 8mm 宽。因此,两个咬骨钳并排咬合的宽度是 16mm。
- 将纸尺剪至计划的椎体切除宽度(16mm)。这样,术者可以将纸尺放入术野,以保证恰当的切除宽度。

- 椎动脉位于椎体侧方中部。因此,如有必要,在椎体的后三分之一可以进行更大范围的切除。
- 椎体次全切除术前仔细辨认相邻椎间盘水平的钩椎关节。标准的椎体切除宽度应该从钩椎关节至钩椎关节。
- 骨刀或 Sonopet 超声骨刀等先进的骨切割工具可能有助于减少血管损伤的风险和减少出血。
- 椎体次全切除之前,先切除椎间盘水平的后纵韧带,有助于清晰辨认术野。
- 切除后的椎体壁上可使用骨蜡以减少出血。
- 根据术前 CT 检查结果仔细测量计划植骨块的大小(通常为 25mm)。
- 不要过度撑开椎体,否则会有植骨下沉和失败的风险。
- 用 Kocher 钳(向前拉)测试术中植骨的稳定性,确保在最小的作用力下不会移位。
- 必要时,可通过造影导管在硬膜外前方间隙注入碘海醇(Omnipaque)注射液进行造影,以评估移植物后方情况(如使用三面皮质髂骨)。

(庄乾宇 张跃川 译　蔡思逸 翟吉良 校)

参考文献

1. Ashkenazi E, Smorgick Y, Rand N, et al. Anterior decompression combined with corpectomies and discectomies in the management of multilevel cervical myelopathy: a hybrid decompression and fixation technique. J Neurosurg Spine. 2005;3(3):205–9. https://doi.org/10.3171/spi.2005.3.3.0205.
2. Dalbayrak S, Yilmaz M, Naderi S. "Skip" corpectomy in the treatment of multilevel cervical spondylotic myelopathy and ossified posterior longitudinal ligament: technical note. J Neurosurg Spine. 2010;12(1):33–8. https://doi.org/10.3171/2009.7.SPINE08965.
3. Gillis CC, O'Toole J, Traynelis VC. Cervical interbody strut techniques. In: Benzels spine surgery: techniques, complication avoidance, and management. Philadelphia: Elsevier; 2017. p. 532–9.
4. Groff MW, Sriharan S, Lee SM, et al. Partial corpectomy for cervical spondylosis. Spine (Phila Pa 1976). 2003;28(1):14–20. https://doi.org/10.1097/00007632-200301010-00005.
5. Fraser JF, Hartl R. Anterior approaches to fusion of the cervical spine: a metaanalysis of fusion rates. J Neurosurg Spine. 2007;6(4):298–303. https://doi.org/10.3171/spi.2007.6.4.2.
6. Herkowitz H, Luszczyk M. Cervical spondylotic myelopathy. In: Rothman-Simeone the spine. Philadelphia: Elsevier; 2011. p. 762–90.
7. Naderi S, Dalbayrak S, Yilmaz M. Cervical skip Corpectomy. In: Benzels spine surgery: techniques, complication avoidance, and management. Philadelphia: Elsevier; 2017. p. 540–2.

8. Quinn JC, Kiely PD, Lebl DR, Hughes AP. Anterior surgical treatment of cervical Spondylotic myelopathy: review article. HSS J. 2015;11(1):15–25. https://doi.org/10.1007/s11420-014-9408-6.

9. Smith MD, Bolesta MJ, Leventhal M, et al. Postoperative cerebrospinal-fluid fistula associated with erosion of the dura: findings after anterior resection of ossification of the posterior longitudinal ligament in the cervical spine. J Bone Joint Surg Am. 1992;74:270–7.

10. Smith MD, Emery SE, Dudley A, et al. Vertebral artery injury during anterior decompression of the cervical spine: a retrospective review of ten patients. J Bone Joint Surg Br. 1993;75:410–5.

11. Vaccaro AR, Ring D, Scuderi G, et al. Vertebral artery location in relation to the vertebral body as determined by two dimensional computed tomography evaluation. Spine (Phila Pa 1976). 1994;19:2637–41.

12. Vaccaro AR, Falatyn SP, Scuderi GJ, et al. Early failure of long segment anterior cervical plate fixation. J Spinal Disord. 1998;11(5):410–5.

13. Liu J, Chen X, Long X, et al. Anterior cervical discectomy and fusion versus corpectomy and fusion in treating two-level adjacent cervical spondylotic myelopathy: a minimum 5-year follow-up study. Arch Orthop Trauma Surg. 2015;135(2):149–53.

14. Hartmann S, Tschugg A, Obernauer J, et al. Cervical Corpectomies: results of survey and review of the literature on diagnosis, indications, and surgical technique. Acta Neurochir. 2016;158(10):1859–67.

15. Shamji MF, Massicotte EM, Traynelis VC, et al. Comparison of anterior surgical options for the treatment of multilevel cervical spondylotic myelopathy: a systematic review. Spine. 2013;38(22. Suppl 1):S195.

16. Li Z, Huang J, Zhang Z, et al. A comparison of multilevel anterior cervical discectomy and Corpectomy in patients with 4-level cervical Spondylotic myelopathy: a minimum 2-year follow-up: multilevel anterior cervical discectomy. Clin Spine Surg. 2017;30(5):E540.

17. Singh K, Vaccaro AR, Lorenz EP, et al. Enhancement of stability floowoing anterior cervical corpectomy: a biomechanical study. Spine. 2004;29(8):845.

18. Setzer M, Eleraky M, Johnson WM, et al. Biomechanical comparison of anterior cervical spine instrumentation techniques with and without supplemental posterior fusion after different corpectomy and discectomy combinations: laboratory investigation. J Neurosurg Spine. 2012;16(6):579.

第三章
颈椎人工椎间盘置换

Blake M. Bodendorfer, Ashley E. MacConnell, S. Babak Kalantar

背景

颈椎的 7 个椎体被椎间盘分隔,同时起到承载负荷和运动的作用。椎间盘退变\小关节病变\黄韧带肥厚和椎间孔狭窄是椎间盘病变发展至颈椎病的自然进程。前路颈椎间盘切除融合手术(ACDF)已经被认为是治疗神经根型颈椎病和脊髓型颈椎病的标准术式。ACDF 术后患者神经功能均会有明显改善,这使 ACDF 手术成为评价其他手术的标准。伴随前路钢板的应用,ACDF 术后已经不需要进行额外的术后制动[1]。考虑到融合手术对运动节段带来的运动和生物力学方面的影响,研究者发明了其他手术方式。

邻近节段退变,即融合节段比邻的节段出现退变,是 ACDF 手术面临的最主要问题。在 5~10 年的长期随访中,81.3%~92.1% 的患者影像学上存在邻近节段退变[2-4]。关于邻近节段退变的原因存在争论,目前认为最主要的原因是手术后的生物力学改变和衰老。然而,邻近节段退变不等于邻近节段疾病,后者除了影像学上出现退变,还存在相应临床症状,例如疼痛或神经功能改变[5]。邻近节段疾病的年发生率为 2.9%,其中 25.6% 发生在 ACDF 术后10 年内[5]。生物力学研究已经发现,与自然状态相比,融合会增加邻近节段的活动幅度及椎间盘压力[6,7]。这些改变可能和融合节段运动能力丢失所致的代偿反应相关。

目前,ACDF 手术中应用各种不同的植骨材料,包括异体骨和自体髂骨。并发症包括取骨区域痛觉异常、骨折、慢性疼痛和感染等,总发生率可高达25%[8-10]。随着融合节段的增加,假关节形成是 ACDF 术后另一个可能出现的并发症。据报道,单一节段 ACDF 术后融合率约为 97%,但三节段 ACDF 术后融合率下降至 83%[11]。单一节段手术假关节形成的发生率为 11%,而在多节段手术中,其发生率为 27%[12]。

鉴于以上不足,以及保留颈椎活动度和使患者恢复正常活动的需求,颈椎人工椎间盘置换术应运而生。在颈椎间盘切除后,需要恢复病变节段的椎间盘高度和椎体的活动能力,以保护邻近节段的正常活动。在颈椎人工椎间盘置换手术中,不再需要进行自体骨植骨,也就避免了取骨相关并发症的发生。此外,假关节及其他和前路颈椎钢板固定和制动相关的并发症也不会发生,但是,适合这种手术的患者,病变应主要局限于颈椎间盘内、尚未累及小关节。

历史

Bristol/Cummins 假体是第一个颈椎人工椎间盘假体[13],其临床应用可追溯至 1980 年代末期到 1990 年代初期。这种球窝关节的设计应用的是 316L 不锈钢材料。随着技术进步和设计创新,目前已经有一些新的人工椎间盘假体获得了 FDA 的批准,参见表 3.1。

材料、生物力学和磨损

用于人工椎间盘的最主要的金属合金材料包括钛、钴铬钼和不锈钢[14]。同时,人工椎间盘还存在许多不同的摩擦界面组合:金属对金属,金属对聚乙烯(聚氨酯),陶瓷对陶瓷和陶瓷对聚乙烯。应该优化材料的选择和假体设计,以达到保持运动能力、减少摩擦和提高耐久性的目的。维持脊柱的正常运动功能是人工颈椎间盘置换术的主要目标之一。颈椎本身是相当灵活的,除了前后平移外,还有屈伸和侧屈运动。图 3.1 显示了人工椎间盘如何模仿颈椎的自然运动。Rousseau 等人[15]对球窝关节假体(Prestige LP 或 Prodisc-C)的椎间运动能力进行了检测,发现这种设计不能完全保留自然屈伸运动幅度或运动中心,这可能归咎于该类假体为限制性假体,活动时不能产生水平移动[16]。此外,比较固定中心(Prodisc-C)和可活动中心(Mobi-C)这两种限制性假体的聚乙烯中心上的应力、小关节面压力和相应生物力学改变后发现,固定中心的假体小关节面上的压力较小,而假体中心上的压力较大,如果假体不居中,则生物力学影响更大,而可活动中心的假体的结果则相反[17]。颈椎间盘置换术失败的一个主要原因是磨损碎屑,它会诱发炎症反应,导致骨髓炎、疼痛和假体松动[18]。Veruva 等人[19]进行了一项系统性回顾,以确定不同假体中使用的材料引起的各种不良反应。据报道,金属对聚乙烯的摩擦界面可能产生聚合物磨损碎屑,从而引起免疫反应。金属对金属摩擦界面的假体可能产生金属磨损碎屑,导致适应性免疫系统激活和产生相应的组织反应。

表 3.1　当前 FDA 批准应用的人工椎间盘假体

	公司	材料	设计	关节对合方式	初始固定	次级固定	组配
Bryan cervical disc	Medtronic Sofamor Danek USA Inc.	钛，聚乙烯	限制性承压	双向	磨锉椎体终板	终板骨长入	否
Mobi-C cervical disc	Zimmer Biomet Inc.	钴铬钼，超高交联聚乙烯	上终板以球窝关节活动，下终板限制性滑动	双向	侧方自稳定齿状结构	终板骨长入	是
PCM	NuVasive Inc.	钴铬钼，超高交联聚乙烯	上终板在固定的聚乙烯上滑动	单向	坚固的金属终板	终板骨长入	否
Prestige ST	Medtronic Sofamor Danek USA Inc.	316L 不锈钢	球槽	单向	椎体螺钉	—	否
Prestige LP	Medtronic Sofamor Danek USA Inc.	钛，陶瓷组合	球槽	单向	双轨	终板骨长入	否
ProDisc-C	Synthes Spine	钴铬钼，超高交联聚乙烯	球窝	单向	中央鳍	终板骨长入	否
Secure-C	Globus Medical Inc.	钴铬钼，超高交联聚乙烯	金属对聚乙烯	双向	坚硬中央鳍	终板骨长入	是

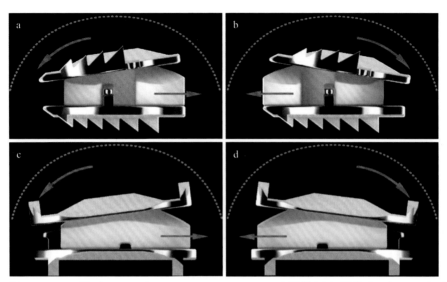

图 3.1　A-1D 演示 Mobi-C（Zimmer-Biomet，Warsaw，IN）颈椎间盘置换术。Mobi-C 上下终板采用钴铬钼合金，终板涂有等离子喷涂的钛和羟基磷灰石涂层以及聚乙烯移动内衬。可滑动内衬在下终板上可移动 1mm，允许屈曲（a）、后伸（b）和侧向弯曲（c 和 d）

适应证和禁忌证

根据 FDA 指南，对于具有顽固症状的颈椎间盘疾病、神经根型和 / 或脊髓型颈椎病，椎间盘切除后可以行颈椎间盘置换术。禁忌证因假体不同差异较大，包括感染、骨质疏松、材料过敏、严重颈椎病、因疾病或创伤导致的椎体受损、严重小关节退变、影像学提示颈椎不稳以及轴性颈痛。一些作者建议椎间盘高度 >3mm，以便有足够的椎间盘空间植入和取出假体[20]。在塌陷的椎间隙内置入过大的内置物可能会导致小关节间压力过大，导致轴性疼痛加重。虽然对于颈椎间盘置换术患者小关节退变程度没有严格的标准，但目前提出的标准包括避免手术节段关节突关节发生关节炎、关节面明显不对称，或有椎板切除史[21]。计算机断层扫描（CT）和磁共振成像（MRI）扫描有助于评估是否发生关节突关节病及其程度。联合应用局麻药和糖皮质激素进行小关节封闭可以用于评估小关节病变。此外，后凸畸形超过 15° 时，应慎重考虑，因为这种畸形通常伴随脊柱后柱结构病变。最后，前方软组织病变或结构异常，包括气管或食管的异常或放射治疗史，可能是任何颈椎前路手术的常见禁忌证[22]。

目前，FDA 批准用于单节段颈椎间盘置换术的人工颈椎间盘共有 7 种[23-29]。包括 Bryan 颈椎间盘（Medtronic Sofamor Danek USA Inc.）、Mobi-C 颈椎间盘

（Zimmer Biomet Inc.）、PCM 颈椎间盘（NuVasive Inc.）、Prestige LP 和 Prestige ST 颈椎间盘（Medtronic Sofamor Danek）、ProDisc-C 全椎间盘置换装置（Synthes Spine）和 Secure-C 颈椎人工椎间盘（Globus Medical Inc.）。其中，只有 Prestige LP 和 Mobi-C 被批准用于两个间隙的人工椎间盘置换术。

手术治疗

术前影像学评估

在进行颈椎间盘置换手术前应该完善平片和其他更高级的影像学检查。应该拍摄前后位、张口位（观察齿状突位置）侧位和屈伸位 X 线检查。屈伸位相可以评估术前颈椎活动度。MRI 或 CT 可以更为全面地评估手术节段，尤其是可以判断是否存在以下改变，如脊椎病、神经受压和小关节病变。联合应用脊髓造影可获得其他更多的信息。这些影像检查也可以发现是否存在禁忌证。

手术方法

颈椎前路手术的入路已经在第一章中讨论过。可以放置鼻胃管，以便于识别和保护食管。最好是保持颈椎中立或轻微前凸的位置，可以在颈部下方放置小毛巾垫，而不是垫在肩膀中间或胸椎下方，这样会导致颈椎过度前凸。用头圈放于头下，以防止头部滚动。双肩以胶条固定可进一步稳定手术野，并获得轻度牵引。通过右侧或左侧 Smith-Robinson 入路可以显露手术节段，并完成充分减压。值得注意的是，与前路颈椎间盘切除融合手术相比，颈椎间盘置换术通常需要进行更充分地减压。应切除后纵韧带以最大限度地发挥人工椎间盘的生物力学性能。还应进行广泛的椎间孔切开术，因为任何椎间孔狭窄都可能导致神经根症状复发。应仔细止血并保持手术野清晰，并减少异位骨化的风险。

在进行终板准备之前，应进行侧位片透视确认椎体的矢状面位置。在拍摄前后位相时，应将棘突放置在双侧椎弓根之间的中心位置，以确保冠状面序列正确。然后测量人工椎间盘的尺寸。应根据处理后椎间隙的最大直径选择人工椎间盘型号。可以通过术前模板、X 线片和 CT 来测量人工椎间盘尺寸。术中需要结合试模和透视来确定和调整最后的人工椎间盘的大小。需要根据人工椎间盘的要求处理终板。在应用 Bryan 系统时需要打磨终板；Prodisc-C 由于有终板龙骨，因此需要制备终板骨槽。无论制造商要求如何准备终板，软骨下骨应尽可能保留，以防止沉降。终板准备好后，应再次检查中心位置和神经减压情况。

　　然后植入人工椎间盘,根据植入物的设计确定植入深度。透视确保假体位于合适的冠状面和矢状面位置。在正侧位透视下均应见到假体覆盖终板[30]。最后,采用专用固定物固定人工椎间盘,并进行最终透视成像。伤口闭合时应仔细止血,以预防术后伤口并发症和异位骨化。

术后护理

　　术后无需颈部制动。可以在 PACU 拍摄前后位和侧位 X 线片,随访时还需要拍摄站立前屈后伸位 X 线片。术后影像学检查可评估人工椎间盘位置和活动度。平片,尤其是侧屈和屈伸位相,相对容易拍摄,与 CT 或脊髓造影后 CT 相比减少了辐射暴露,并可了解脊柱的运动能力。MRI 可替代 CT 脊髓造影用于评估术后神经系统状况。有研究比较了几种人工椎间盘术后手术节段及邻近节段影像学伪影和神经结构的成像情况,表明 MRI 在含有钛合金的人工椎间盘中尤其有用[31]。Fayyazi 等人发现,当使用四种钛合金人工椎间盘(ProDisc-C Ti、Prestige LP、Discover 和 Bryan)中的任何一种时伪影量相似,在植入 Prestige-ST(一种不锈钢椎间盘)后伪影量显著增加。在进行 MRI 检查时,钛合金人工椎间盘可以很容易地显示手术节段和相邻节段情况。ProDisc-C 钴铬合金假体仅在手术节段被伪影遮挡,然而,植入 Prestige-ST 后手术节段和相邻节段均无法清楚地看到。术者在术前选择植入物时,必须考虑植入物材料对手术后影像检查的影响。

结果和并发症

　　最近,一些研究评估了颈椎人工椎间盘置换手术(TDA)的长期结果,比较分析了 ACDF 与 TDA 的结果,并比较了不同人工椎间盘间的差异。在一项荟萃分析中,比较了应用 Prestige、Bryan、Kineflex C、Mobi-C 和 ProDisc-C 人工椎间盘进行 TDA 与 ACDF 手术的颈椎间盘退行性疾病患者的手术情况、功能指标和再手术率[32]。与 TDA 相比,ACDF 手术时间和失血显著较少。与 ACDF 相比,使用 Bryan 和 Prestige 椎间盘的 TDA 手术可以更好地改善神经功能,Bryan 人工椎间盘还可以更好地提高颈部功能障碍(NDI)评分。与使用 Mobi-C 人工椎间盘的 TDA 手术相比,ACDF 在手术节段和邻近节段的再手术率和二次手术率更高。ACDF 与 TDA 手术的患者满意度无显著差异。

　　在另一项荟萃分析中,比较了使用 Bryan、Prestige、ProDisc-C 和 PCM 人工椎间盘的 TDA 手术与 ACDF 患者术后 24 个月的临床结果[33]。结果显示,

TDA 手术在患者神经系统改善、假体存活率和总体成功率方面明显优于 ACDF 手术,具有统计学差异。然而,由于这四种假体的评分方式不同、没有进行统计学比较,因此无法比较假体间差异。

Prestige

Burkus 等人[34]比较了 ACDF 和 TDA 术后 7 年的临床结果,88.2% 的 TDA 患者和 79.7% 的 ACDF 患者神经功能状况得到改善或未变化。TDA 组再手术率较 ACDF 组低,两组分别为 4.6% 和 11.9%。两组 NDI 评分、成功率、工作状态、不良事件发生率和邻近节段运动能力等方面相似。

Peng 等[35]进行了一项前瞻性研究,比较 ACDF 和采用 Prestige LP 人工椎间盘进行 TDA 的患者的临床和影像学结果。随访 2 年以上,平均随访 2.9 年。所有患者颈部和四肢疼痛、神经症状、脊髓病变和生活质量评分均显著改善,但 ACDF 组和 TDA 组患者之间没有统计学差异。接受 TDA 手术的患者手术节段运动能力得以维持,相邻节段的运动无明显改变,这一发现与导致相邻节段运动增加的 ACDF 手术形成了鲜明对比。这些运动模式的改变与邻近节段退行性变有关。

PCM 假体

Phillips 等人[36]进行了一项研究,比较 PCM 椎间盘 TDA 手术和 ACDF 术后 5 年的结果,TDA 术后 NDI 评分、颈部和上肢疼痛、患者满意度、吞咽困难发生率和总体健康状况优于 ACDF,影像学结果与此类似,TDA 患者上位椎间盘退变率为 33.1%,而 ACDF 患者上位椎间盘退变率为 50.9%。TDA 患者二次手术次数较少,术后 5 年随访患者颈椎活动度得以保留,屈伸活动范围平均为 5.2°。

ProDisc-C

Zigler 等[37]比较了 ACDF 和 ProDisc-C 颈椎间盘置换术后 5 年的临床结果,两组患者在神经功能、患者满意度和不良事件发生率方面无显著差异。然而,接受 TDA 的患者颈部疼痛强度和频率以及二次手术率较低(TDA 患者为 2.9%,ACDF 患者为 11.3%)。术后 5 年随访,ProDisc-C 患者手术节段的活动能力得以维持。

Kelly 等[38]比较 ProDisc-C 人工椎间盘 TDA 和 ACDF 术后邻近节段的运

动情况,对 199 例患者术后 2 年进行屈伸位 X 线片检查,评估其活动范围。尽管 ACDF 和 TDA 组之间无明显差异,但 ACDF 患者的头尾侧相邻节段的活动范围显著增加。

Mobi-C

Radcliff 等[39]最近报道了一项长达 7 年的 ACDF 和 TDA 的多中心随机临床试验结果。有趣的是,这项研究显示,两节段 TDA 临床结果优于两节段 ACDF,而单节段 TDA 不亚于单节段 ACDF。两节段 TDA 和 ACDF 的总成功率分别为 60.8% 和 34.2%。单节段 TDA 和 ACDF 成功率相似。单节段和两节段 TDA 和 ACDF 组在 NDI 评分、疼痛评分和 SF-12 MCS/PCS 评分方面均有显著改善。在单节段病例中,TDA 患者“非常满意”的比例更高(90.9% vs. 77.8%)。单节段 TDA 患者的相邻节段二次手术率(3.7%)低于 ACDF 患者(13.6%)。两节段 TDA 患者 NDI 改善率更高(79% vs. 58%),对治疗“非常满意”的比例也更高(85.9% vs. 73.9%)。与 ACDF 组相比,两节段 TDA 组手术节段的再手术率显著降低(4.4% vs. 16.2%)。两节段 TDA 患者的相邻节段再手术率(4.4%)明显低于 ACDF 患者(11.3%)。

Park 等[40]对 Mobi-C 人工椎间盘 TDA 手术治疗神经根型颈椎病患者术后异位骨化(HO)发生率进行研究,75 例患者平均随访 40 个月,术后患者 NDI 评分、颈部和上肢疼痛程度均显著改善。在 85 个手术节段中,术后 12 个月时 67 个节段出现 HO,术后 24 个月时 80 个节段出现 HO。尽管受随访时间和入组患者数量限制,该研究单因素和多因素 logistic 回归分析表明,HO 与手术技术显著相关。

Bryan 颈椎间盘假体

Quan 等[41]分析了 Bryan 颈椎间盘置换术后 8 年的临床和影像学结果。21 例患者中没有一例需要翻修手术,19 例患者日常活动无任何限制。78% 的患者手术节段运动范围维持在 10.6° ± 4.5° 之间。近一半的患者出现了异位骨化,且多数为 3 级和 4 级。4 例患者出现邻近节段退变,尽管仅发生于术前已有椎间盘退变征象的患者。

在一项类似的研究中,Dejaegher 等[42]对使用 Bryan 假体进行 TDA 手术的患者进行了 10 年的随访。72 例患者神经功能改善率为 89%,80% 以上的假体保留 2° 以上的活动度。24% 的患者报告了不良事件,尤其是神经根和脊髓症状,其中 8% 的患者需要再次手术来解决新的或复发的症状。在 FDA IDE 试验

（临床试验审批）中，Sasso 等[43]进行了一项 Bryan 颈椎间盘置换术与 ACDF 手术的前瞻性随机对照试验，并对患者进行了 10 年随访。结果显示，人工椎间盘置换手术 NDI 评分改善更为明显（8 分 vs. 16 分）、再手术率更低（9% vs. 32%）。

Secure-C

Vaccaro 等[29]比较了 Secure-C 人工椎间盘 TDA 手术和 ACDF 手术患者 2 年的结果，共纳入 380 例患者。ACDF 平均手术时间明显缩短。TDA 患者术后 NDI 评分和颈部及上肢疼痛改善率较高、患者满意度和神经功能也更好。影像学评估表明 84.6% 的 TDA 患者在 24 个月时仍然保留良好的活动范围，平均屈伸范围为 9.7°。同时，术后 24 个月时 ACDF 的患者植骨融合率为 89.1%。

经验与陷阱

- 颈椎 TDA 是 FDA 批准的脊柱外科手术，但在获得病史和做出术前诊断后，应认真考虑其适应证和禁忌证。
- 考虑进行 TDA 手术之前，应评估单节段和两节段颈椎病患者是否合并感染、骨质疏松、过敏、严重脊柱病变或不稳定、关节突关节病和轴性疼痛，这些都是 TDA 手术的禁忌证。
- 虽然目前还没有诊断关节突病变的"金标准"，但可以通过 CT、MRI 和关节突阻滞技术来辅助诊断。
- 一般来说，椎间盘高度小于 3mm 或颈椎后凸大于 15° 的患者不适宜 TDA 手术。

总结

作为主要局限于椎间盘、相对较少累及小关节的颈椎病变的一种治疗方法，颈椎间盘置换术因为可以保留患者手术节段运动能力，因而变得越来越流行。与 ACDF 相比，这种手术被认为可以降低邻近节段退变和假关节的发生。然而，它不是唯一可保留手术节段运动能力的外科技术；颈椎椎板成形术和椎间孔减压术也可保留患者颈部运动能力。生物力学研究认为，与融合术相比，人工椎间盘置换术后相邻节段应力更低[6,7]。一些随机对照研究或随访 10 年以上的队列研究发现，人工椎间盘的临床效果优于 ACDF 手术。

（蔡思逸 译　陈峰 翟吉良 校）

参考文献

1. Campbell MJ, Carreon LY, Traynelis V, Anderson PA. Use of cervical collar after single-level anterior cervical fusion with plate: is it necessary? Spine. 2009;34(1):43–8.
2. Goffin J, Geusens E, Vantomme N, Quintens E, Waerzeggers Y, Depreitere B, et al. Long-term follow-up after interbody fusion of the cervical spine. J Spinal Disord. 2004;17(2):79–85.
3. Litrico S, Lonjon N, Riouallon G, Cogniet A, Launay O, Beaurain J, et al. Adjacent segment disease after anterior cervical interbody fusion: a multicenter retrospective study of 288 patients with long-term follow-up. Orthop Traumatol Surg Res. 2014;100(6. Suppl):S305–9.
4. Chung J-Y, Kim S-K, Jung S-T, Lee K-B. Clinical adjacent-segment pathology after anterior cervical discectomy and fusion: results after a minimum of 10-year follow-up. Spine J. 2014;14(10):2290–8.
5. Hilibrand AS, Carlson GD, Palumbo MA, Jones PK, Bohlman HH. Radiculopathy and myelopathy at segments adjacent to the site of a previous anterior cervical arthrodesis. J Bone Joint Surg Am. 1999;81(4):519–28.
6. Eck JC, Humphreys SC, Lim T-H, Jeong ST, Kim JG, Hodges SD, et al. Biomechanical study on the effect of cervical spine fusion on adjacent-level intradiscal pressure and segmental motion. Spine. 2002;27(22):2431–4.
7. Fuller DA, Kirkpatrick JS, Emery SE, Geoffrey Wilber R, Davy DT. A kinematic study of the cervical spine before and after segmental arthrodesis. Spine. 1998;23(15):1649–56.
8. Sandhu HS, Grewal HS, Parvataneni H. Bone grafting for spinal fusion. Orthop Clin North Am. 1999;30(4):685–98.
9. Brown CA, Eismont FJ. Complications in spinal fusion. Orthop Clin North Am. 1998;29(4):679–99.
10. Summers BN, Eisenstein SM. Donor site pain from the ilium. A complication of lumbar spine fusion. J Bone Joint Surg Br. 1989;71(4):677–80.
11. Brodke DS, Zdeblick TA. Modified smith-Robinson procedure for anterior cervical discectomy and fusion. Spine. 1992;17(10 Suppl):S427–30.
12. Bohlman HH, Emery SE, Goodfellow DB, Jones PK. Robinson anterior cervical discectomy and arthrodesis for cervical radiculopathy. Long-term follow-up of one hundred and twenty-two patients. J Bone Joint Surg Am. 1993;75(9):1298–307.
13. Cummins BH, Robertson JT, Gill SS. Surgical experience with an implanted artificial cervical joint. J Neurosurg. 1998;88(6):943–8.
14. Stanton P, Eck JC. Materials and design characteristics of cervical arthroplasty devices. Tech Orthop. 2010;25(2):93–6.
15. Rousseau M-A, Cottin P, Levante S, Nogier A, Alexis N, Lazennec J-Y, et al. In vivo kinematics of two types of ball-and-socket cervical disc replacements in the sagittal plane: cranial versus caudal geometric center. Spine. 2008;33(1):E6–9.
16. Barrey C, Mosnier T, Jund J, Perrin G, Skalli W. In vitro evaluation of a ball-and-socket cervical disc prosthesis with cranial geometric center. J Neurosurg Spine. 2009;11(5):538–46.
17. Lee S-H, Im Y-J, Kim K-T, Kim Y-H, Park W-M, Kim K. Comparison of cervical spine biomechanics after fixed- and mobile-core artificial disc replacement: a finite element analysis. Spine. 2011;36(9):700–8.
18. Moatz B, Tortolani PJ. Cervical disc arthroplasty: pros and cons. Surg Neurol Int. 2012;3(Suppl 3):S216–24.
19. Veruva SY, Steinbeck MJ, Toth J, Alexander DD, Kurtz SM. Which design and biomaterial factors affect clinical wear performance of total disc replacements? A systematic review. Clin Orthop Relat Res. 2014;472(12):3759–69.
20. Ding D, Shaffrey ME. Cervical disk arthroplasty: patient selection. Clin Neurosurg.

2012;59:91–7.

21. Amoretti N, Iannessi A, Lesbats V, Marcy P-Y, Hovorka E, Bronsard N, et al. Imaging of inter-vertebral disc prostheses. Diagn Interv Imaging. 2012;93(1):10–21.

22. Leven D, Meaike J, Radcliff K, Qureshi S. Cervical disc replacement surgery: indications, technique, and technical pearls. Curr Rev Musculoskelet Med. 2017;10(2):160–9.

23. Gornet MF, Burkus JK, Shaffrey ME, Argires PJ, Nian H, Harrell FE Jr. Cervical disc arthro-plasty with PRESTIGE LP disc versus anterior cervical discectomy and fusion: a prospective, multicenter investigational device exemption study. J Neurosurg Spine. 2015:1–16.

24. Heller JG, Sasso RC, Papadopoulos SM, Anderson PA, Fessler RG, Hacker RJ, et al. Comparison of BRYAN cervical disc arthroplasty with anterior cervical decompression and fusion: clinical and radiographic results of a randomized, controlled, clinical trial. Spine. 2009;34(2):101–7.

25. Hisey MS, Bae HW, Davis R, Gaede S, Hoffman G, Kim K, et al. Multi-center, prospective, randomized, controlled investigational device exemption clinical trial comparing Mobi-C cer-vical artificial disc to anterior discectomy and fusion in the treatment of symptomatic degen-erative disc disease in the cervical spine. Int J Spine Surg [Internet]. 2014;8. Available from https://doi.org/10.14444/1007.

26. Mummaneni PV, Kenneth Burkus J, Haid RW, Traynelis VC, Zdeblick TA. Clinical and radio-graphic analysis of cervical disc arthroplasty compared with allograft fusion: a randomized controlled clinical trial. J Neurosurg Spine. 2007;6(3):198–209.

27. Murrey D, Janssen M, Delamarter R, Goldstein J, Zigler J, Tay B, et al. Results of the prospec-tive, randomized, controlled multicenter Food and Drug Administration investigational device exemption study of the ProDisc-C total disc replacement versus anterior discectomy and fusion for the treatment of 1-level symptomatic cervical disc disease. Spine J. 2009;9(4):275–86.

28. Phillips FM, Lee JYB, Geisler FH, Cappuccino A, Chaput CD, DeVine JG, et al. A prospec-tive, randomized, controlled clinical investigation comparing PCM cervical disc arthroplasty with anterior cervical discectomy and fusion. 2-year results from the US FDA IDE clinical trial. Spine. 2013;38(15):E907–18.

29. Vaccaro A, Beutler W, Peppelman W, Marzluff JM, Highsmith J, Mugglin A, et al. Clinical outcomes with selectively constrained SECURE-C cervical disc arthroplasty: two-year results from a prospective, randomized, controlled, multicenter investigational device exemption study. Spine. 2013;38(26):2227–39.

30. Anderson PA, Sasso RC, Riew KD. Update on cervical artificial disk replacement. Instr Course Lect. 2007;56:237–45.

31. Fayyazi AH, Taormina J, Svach D, Stein J, Ordway NR. Assessment of magnetic resonance imaging artifact following cervical Total disc arthroplasty. Int J Spine Surg. 2015;9:30.

32. Xu B, Ma J-X, Tian J-H, Ge L, Ma X-L. Indirect meta-analysis comparing clinical outcomes of total cervical disc replacements with fusions for cervical degenerative disc disease. Sci Rep. 2017;7(1):1740.

33. McAfee PC, Reah C, Gilder K, Eisermann L, Cunningham B. A meta-analysis of com-parative outcomes following cervical arthroplasty or anterior cervical fusion. Spine. 2012;37(11):943–52.

34. Burkus JK, Traynelis VC, Haid RW Jr, Mummaneni PV. Clinical and radiographic analysis of an artificial cervical disc: 7-year follow-up from the Prestige prospective randomized con-trolled clinical trial: clinical article. J Neurosurg Spine. 2014;21(4):516–28.

35. Peng CWB, Yue WM, Basit A, Guo CM, Tow BPB, Chen JLT, et al. Intermediate results of the Prestige LP cervical disc replacement. Spine. 2011;36(2):E105–11.

36. Phillips FM, Geisler FH, Gilder KM, Reah C, Howell KM, McAfee PC. Long-term outcomes of the US FDA IDE prospective, randomized controlled clinical trial comparing PCM cervical disc arthroplasty with anterior cervical discectomy and fusion. Spine. 2015;40(10):674–83.

37. Zigler JE, Delamarter R, Murrey D, Spivak J, Janssen M. ProDisc-C and anterior cervical discectomy and fusion as surgical treatment for single-level cervical symptomatic degen-

erative disc disease: five-year results of a Food and Drug Administration study. Spine. 2013;38(3):203–9.

38. Kelly MP, Mok JM, Frisch RF, Tay BK. Adjacent segment motion after anterior cervical discectomy and fusion versus ProDisc-C cervical Total disk arthroplasty. Spine. 2011;36(15):1171–9.

39. Radcliff K, Davis RJ, Hisey MS, Nunley PD, Hoffman GA, Jackson RJ, et al. Long-term evaluation of cervical disc arthroplasty with the Mobi-C© cervical disc: a randomized, prospective, multicenter clinical trial with seven-year follow-up. Int J Spine Surg. 2017;11:31.

40. Park JH, Rhim SC, Roh SW. Mid-term follow-up of clinical and radiologic outcomes in cervical Total disk replacement (Mobi-C). J Spinal Disord Tech. 2013;26(3):141–5.

41. Quan GMY, Vital J-M, Hansen S, Pointillart V. Eight-year clinical and radiological follow-up of the Bryan cervical disc arthroplasty. Spine. 2011;36(8):639–46.

42. Dejaegher J, Walraevens J, van Loon J, Van Calenbergh F, Demaerel P, Goffin J. 10-year follow-up after implantation of the Bryan cervical disc prosthesis. Eur Spine J. 2017;26(4):1191–8.

43. Sasso WR, Smucker JD, Sasso MP, Sasso RC. Long-term clinical outcomes of cervical disc arthroplasty: a prospective, randomized, controlled trial. Spine. 2017;42(4):209–16.

第四章
颈椎后路手术的体位摆放

Joseph Rabe

引言

颈椎后路手术患者的体位摆放是复杂的,需要正确摆放体位,以便于成功开展手术,并避免术中和术后并发症。后路颈椎手术方式多样,具体术式包括椎板成形术、椎板切除术、经椎间孔的神经根减压手术以及结合应用各种内固定器械的融合手术,包括枕颈、寰枢椎和/或下颈椎融合手术。在开展这些手术的过程中,患者被长时间摆放在非生理状态下,此体位在清醒状态下是不能忍受的。为了获得最佳的术后效果,了解颈椎后路体位的各种潜在缺陷、机制和各种并发症的原因至关重要。虽然并发症的总体风险很低,一旦发生,可能是灾难性的。

初步评估

外科医生和麻醉团队都需要进行充分的术前评估,以确保插管和体位摆放安全。术前需要评估患者颈椎运动的安全范围,了解颈椎活动至何种程度不产生或诱发症状,尤其是脊髓型颈椎病的患者。在严重脊髓病的情况下,麻醉团队可能需要考虑清醒状态下纤维支气管镜插管[1]。对于脊髓损伤或脊髓病患者,应尽量避免麻醉过程中出现低血压。麻醉医师应将平均动脉压(MAP)维持在 80mmHg 左右,以确保术中脊髓血供充足。这些病人应该放置动脉血压监测以便更好地监测和控制 MAP。术中颈部的位置由手术方式决定。同时行枕 -C_2 和下颈椎手术的患者需要头部屈曲,以便充分暴露枕颈交界处、减少小关节和下位椎板的重叠以利于减压[1]。在进行融合手术时,患者的颈部应处于中立或轻微后伸位,以便重建融合后的颈前凸[1]。颈椎长时间过屈或过伸都可能导致脊髓损伤。在脊髓病患者中,经常使用感觉诱发电位和运动诱发电位进行神经电生理监测。可在体位摆放前和摆放后获取信号,以确保在颈部操作或颈部过伸时不会出现神经损伤。

手术室准备和基本设备（图 4.1）

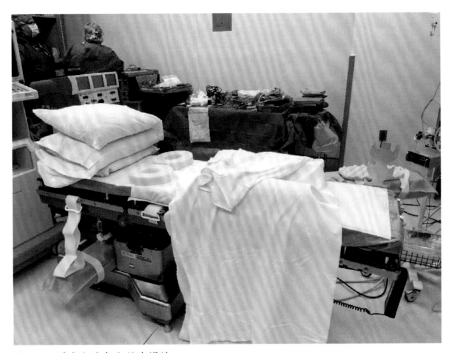

图 4.1　手术室准备和基本设施

　　手术室内的基本设施：
- 可透视床,在头侧准备可折叠的床单
- 两个枕圈
- Mayfield 头架和固定钉,贝他定软膏
- 长 1.22m 的布胶带
- 枕头
- 巾钳
- 4 个小泡沫圈
- 2 个灰色泡沫垫
- 大型 C 形臂 X 射线机
- 长器械台
- 单、双极电刀

体位放置

病人入室后,仰卧于手术床上,麻醉团队为患者插管,需要注意避免颈椎过度活动。神经电生理监测技术人员在患者体表放置监测电极,以便进行围手术期监测。在头部放置 Mayfield 头架。在选择固定钉进针点时,需要确保患者处于俯卧位时 Mayfield 头架可以跨过鼻尖自由旋转。Mayfield 头架的理想位置是将单个头钉尽可能靠近患者头部的中心线,而对侧两个头钉与单枚头钉在患者头部的对侧与之保持相等距离。头架两侧置钉的位置应在耳朵上方,尤其是在颞线上方[2]。应避免将头架放置在颞肌下方,以减少因骨把持力减少而导致的固定钉滑动,并减少固定架取出后钉道出血[2]。单个固定钉应放置在耳郭正上方,同样位于颞线上方,稍微靠前,以帮助控制颈部屈曲,固定钉尽可能与患者颅骨成 90°(垂直方向)固定[2]。重要的是要避免将固定钉放置在不均匀或脆弱的骨骼上,如额窦、异常薄的骨骼、眼眶附近或颞窝[2]。如果固定钉放得太高,它将位于颅骨的最大弧之外,同样会失去把持力[2]。

小心地翻转患者,并将其躯干放在两个被枕套包裹的乳胶卷上,枕套用胶带固定在床上,并置于患者胸部下方。在翻转过程中,外科医生应控制头部,至少有三名助手支撑躯干、骨盆和腿部。重要的是让腹部悬空,以增加静脉回心血流,并减少吸气时肺部的压力[1]。然后将 Mayfield 头架连接到床上,根据手术方式使颈部处于最佳的屈伸角度。病人的膝关节放在两个直径为 7 英寸(17.8cm)的中空泡沫圈上,腿和足下面放两个或三个枕头,以减少坐骨神经的牵拉。在双腿上放置连续加压装置。然后调整手术床,将患者置于反 Trendelenburg 位,以减少硬膜外静脉丛压力从而减少术中出血[1]。然后在膝关节处将手术床屈曲,以防止患者在反 Trendelenburg 时向床尾滑动。肘部(保护尺神经)和腕关节用灰色泡沫垫垫好。然后把床下的白色床单卷起来并将病人包裹于床单内。将床单卷起并用两个巾钳将之固定在床单的对侧,小心不要钳伤皮肤。然后用宽 4 英寸(10.2cm)的胶带固定手臂,从患者肩膀上方开始,在患者背部展开,固定在床的远端。胶带牵拉有利于术中颈椎透视成像,但过度牵引会增加医源性臂丛神经损伤的风险[1]。所有的骨性突起和周围神经都要仔细检查,以确保防止术中皮肤破损和神经损伤。此时,麻醉医师应确认所有静脉和动脉通路通畅。然后进行透视,以确保体位摆放完成后透视效果满意。之后进行皮肤准备,将手术部位毛发剃净至枕骨上方,并放置 4 块 10cm×10cm 的手巾。以常规无菌消毒方式对患者手术区域皮肤进行消毒和铺巾(图 4.2)。

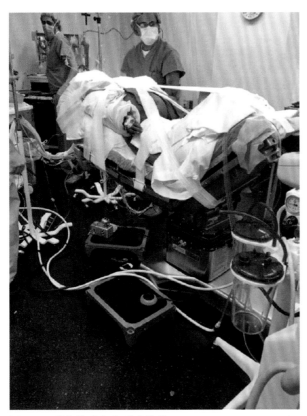

图 4.2　手术前准备和手术体位

　　手术结束后,将患者头部与固定于手术床上的 Mayfield 夹钳脱离,并在 Mayfield 头架保留的情况下翻转到病床上。外科医生应站在床头,并注意在翻转时患者头部与躯干以相同的速度翻转。然后松开 Mayfield 头架,并将头钉从患者头皮上取下。头皮静脉快速出血并不少见。对头钉固定点以 4cm× 4cm 大小无菌纱布进行加压止血,直到静脉出血停止,这可能需要 5min 以上。

　　其他不太常见的潜在并发症包括[3,4]:

- 固定针处皮肤压迫性坏死,需要局部伤口护理
- 因固定针滑脱导致的头皮或眼裂伤,需要加压包扎、缝合或眼科会诊
- 脑膜中动脉撕裂导致硬膜外血肿或房室瘘形成,需要神经外科会诊
- 颅骨骨折
- 空气栓塞或脑脊液漏需要神经外科会诊

（蔡思逸　译　　陈峰　翟吉良　校）

参考文献

1. Wiesel SW. Operative techniques in orthopaedic surgery: Lippincott Williams & Wilkins; 2012.
2. Cohen-Gadol A. Skull clamp placement: introduction. YouTube. 2014:7. www.youtube.com/watch?v=EUevdYSc4ik.
3. Lee MJ, Lin EL. The use of the three-pronged Mayfield head clamp resulting in an intracranial epidural hematoma in an adult patient. Eur Spine J. 2010;19(2):187–9.
4. Mesfin A, Gjolaj J, Lemma MA. A method for intraoperative repositioning of the cervical spine during posterior cervical surgery. Orthopedics. 2011;34:597–9. https://doi.org/10.3928/01477447-20110627-19.

第五章
颈椎后路融合术：从枕骨到 C_2 椎体

R. Tushar Jha, Faheem A. Sandhu

概述

　　枕颈固定融合术（Occipitocervical fusion, OCF）用于治疗先天性、外伤性和获得性的颅颈交界处病变，这些病变可导致脊柱不稳定和神经受压。轻度枕颈不稳定的患者可以无任何症状。随着不稳定以及神经压迫的进展，可能出现包括枕部头痛、颈痛、后组颅神经功能障碍、步态不稳甚至自主神经功能障碍在内的症状。

　　Foerester 于 1927 年首次描述了使用腓骨支撑移植物重建枕颈交界处[5]。在之后的几十年里，出现了各种使用钢丝来稳定和增强后柱的关节融合术。而最近的几十年中，出现了万向螺钉、枕骨板系统和颅骨螺钉技术，目前这些技术已被常规用于 OCF。

适应证

　　颅颈交界处畸形可由先天性、获得性和创伤性因素引起。本节将提到影响颅颈交界处的几种发育异常，但是导致这些异常的胚胎学和发育异常则不在本章的讨论范围之内。

　　14%~24% 的唐氏综合征（Down syndrome）患者患有颅颈交界处不稳定。但是，症状性颅颈不稳定的发生率低于 1%[11]。Grisel 综合征是一种炎性疾病，伴有自发性半脱位，是一种由咽旁感染导致的颅颈交界处不稳定。枕颈融合并非常用的固定方法，因为胸 - 枕骨下颌固定器固定通常已经足够了。寰枕融合是第四枕骨硬化核与第一颈椎骨化中心分节障碍的结果，从而导致继发性颅底凹陷。这会对颈椎施加异常的轴向负荷，并可能导致颅颈不稳定。最初，这种不稳定性是可复原的。随着时间延长，齿状突周围开始形成关节血管翳。15 岁之前颅底凹陷仍然可复原。但到青春期中期以后颅颈不稳定就无法复原。

原发性颅底凹陷指脊柱突入枕骨大孔。在腹侧颅底凹陷中，斜坡短而水平，从而导致枕骨基底部缩短，并使枕骨大孔相对于脊柱向上移动。在旁正中颅底凹陷中，枕骨髁发育不全使斜坡向后移位至后颅窝，所产生的斜坡枢椎角导致颅椎脊髓神经轴的变形。Chiari 畸形与大约 25%~30% 的颅底凹陷相关。

获得性颅颈交界处的异常可分类为类风湿性和非类风湿性两大类。类风湿性疾病患者的早期是颅颈关节的滑膜受累。该类患者寰枕脱位（Atlantooccipital dislocation，AOD）和颅底凹陷发生率分别为 39% 和 11%[18]。由于脊柱不稳定和脊髓受压，患者可出现颈部疼痛和脊髓病。未经治疗的脊髓病变者由于神经功能进行性恶化和行动不便而预后不良。颅颈交界区类风湿性关节炎患者的主要治疗目标是缓解脊髓压迫和重建脊柱稳定性。能否实现这些目标取决于病理性压迫的位置。对于可复性病变，通过体位摆放及枕 - 颈固定恢复颅颈力线获得减压。对于不可复性病变，例如引起腹侧压迫的淋巴结炎，则必须先进行处理，然后再进行后路固定。

非风湿性关节炎引起的颅颈交界处病变很少见，包括强直性脊柱炎、赖特氏综合征（Reiter's syndrome）、银屑病性关节炎、其他传染性疾病等。对此类疾病颅颈关节的评估和枕颈固定的方法与类风湿性疾病类似。

禁忌证

枕颈固定融合术的主要禁忌证是不可复的颈髓前方压迫。不进行前方减压的情况下行枕颈固定融合术将导致患者神经功能进行性恶化。对于枕骨切除术或既往接受这种手术的患者，不能用枕骨螺钉和骨板进行枕颈部固定融合术。对于骨质破坏者，不宜采用 C_1 或 C_2 峡部或 C_2 万向椎弓根螺钉。在某些椎动脉异常的情况下，不能行 C_2 峡部或椎弓根螺钉。

相关手术解剖

枕颈区后方入路需要解剖分离的肌层依次为：最浅为斜方肌，其起自枕外隆凸（EOP）、项韧带以及第七颈椎和所有胸椎的棘突；第二层肌肉包括外侧的肩胛提肌和颈夹肌，以及内侧的头夹肌和头半棘肌。头夹肌下方是竖脊肌，包括髂肋肌、最长肌和棘肌。

椎动脉（vertebral artery，VA）毫无疑问是枕颈区域进行手术时最需要识别的结构。椎动脉损伤可能导致不可逆转的灾难性后果。椎动脉的第三段从 C_1 的横突孔中发出，转向背侧，并在 C_1 侧块旁骨性浅沟中走行，该沟称为椎动脉沟。后寰枕膜走行于椎动脉沟内，8%~15% 的人群可发生后寰枕膜钙化，并在椎动脉表面形成骨性覆盖物[23]。这种解剖学上的变异被称为椎动脉沟环或寰椎后桥,应在手术前进行识别,以防止 C_1 侧块固定时损伤椎动脉。椎动脉而后弯向正中,并上升入枕骨大孔穿过硬脑膜形成硬脑膜内动脉。识别围绕椎动脉的椎静脉丛十分重要。椎静脉丛出血可能发生在分离寰枢关节周围结构的过程中,不应与椎动脉出血相混淆。在分离 C_1 的侧块下方时也可能遇到 C_2 神经根,应在神经根及其背根神经节(DRG)周围小心分离。

颅颈交界处也是一个复杂的由骨性结构与韧带组成的复合体。C_2 齿突通过横韧带与 C_1 前弓的背侧面相连。横韧带将齿突几乎固定在 C_1 的前弓上,并允许 C_2 相对于 C_1 轴向转动。枢椎和枕骨共有四个附着点:翼状韧带起于齿突的后外侧面斜向上止于枕骨髁的前内侧面;齿突尖韧带从枕骨大孔的内侧到齿突尖;覆膜是后纵韧带的延伸;十字韧带的上行束和下行束起于枕骨大孔前缘止于 C_2。

寰枕关节和寰枢关节约占颈部屈伸运动的 25%,寰枢关节占旋转运动的 40%~50%。成人颈部屈曲过程中,十字韧带可防止 C_2 齿突偏移 C_1 前弓超过 3mm。

影像学评估

多个影像学参数和参考线可用于评估颅颈交界处的稳定性和病理改变。颅底凹陷是齿状突尖部突入到枕骨大孔上方,并可能导致脑干受压的一种异常改变。McRae 线是指在颅骨侧位像或 CT 矢状位上枕骨大孔前后缘的连线。正常情况下齿突尖应在 McRae 线以下 5mm,齿突超过此线表明存在颅底凹陷。颅颈交界侧位片上,Chamberlain 线连接硬腭后缘与枕骨大孔后缘。如果齿突尖超过这条线 3mm 以上,则认为存在颅底凹陷。McGregor 线是硬腭后缘与枕骨鳞部最低点的连线,它是侧位像上无法识别枕骨大孔后缘时对 Chamberlain 线的一种改良,齿突尖不应超过该线 4.5mm。

寰枕脱位也可以通过几个影像学参数进行评估。Powers 比值最适合评估 I 型寰枕脱位,即枕骨相对于寰椎向前半脱位。AB 线连接枕骨大孔前缘与 C_1 后弓,而 CD 线连接枕骨大孔后缘与 C_1 前弓。如果 AB/CD>1,则应怀疑寰枕关节前脱位。枕骨大孔前缘枢椎间隙(BAI)是枕骨大孔前缘与从 C_2 椎体后缘向上延伸的线之间的水平距离。BAI>12mm 也提示 I 型寰枕脱位。枕骨大孔前缘齿状突间隙(BDI)是枕骨大孔前缘最下缘与齿突最上缘之间的距离。X线平片上 BDI>12mm 应怀疑 II 型寰枕脱位,即表现为枕骨纵向脱位。枕骨髁-C_1 间隙(occipitalcondyle-C_1 interval,CCI)可在 CT 上测量,即测量枕骨髁最下缘与 C_1 侧块最上缘之间的距离。CCI>2mm 诊断寰枕脱位的敏感性接近 100%。

斜坡枢椎角（CXA）是斜坡背侧面所在线和 C_2 背侧面所在线形成的交角。CXA<130° 可能会在颈髓延髓连接处产生栓系现象，从而导致延髓和上颈椎脊髓纤维受到受拉[4]，并导致患者出现神经系统症状。Chiari 畸形患者枕骨切除术后常会出现 CXA 减小。

上述影像学参数可用于评估先天性、获得性或创伤性病变导致的颅颈交界区不稳定和判断枕颈融合的必要性。

技术

尽管有多种内固定方法可以实现枕颈融合，但是最近的研究表明，使用钉棒系统进行内固定融合可以提供最坚强固定、更高的融合率和更少的内固定失败率[1,6,8,14,16,21]。近年来，颅骨固定系统在设计上进行了许多改良，以降低固定的操作难度和并发症发生率。现代的枕骨板允许在中线枕骨嵴上放置多个螺钉，并实现双皮质固定。螺槽位于新型枕骨板的更外侧，以更好地容纳棒。内 - 外法（inside-outside technique）利用枕骨的侧板和颅骨螺栓系统，通过棒[17,18]将枕骨板连接到颈椎内固定上（图 5.1）。该技术不需要解剖枕骨嵴，并且降低了持续性脑脊液漏或小脑血肿的风险。无论使用何种技术和内固定，外科医生都应仔细检查患者的颈椎 CT 和 MRI，判断是否存在椎动脉异常。

术前注意事项

在整个手术过程中，应使用体感诱发电位（SSEP）和运动诱发电位（MEP）进行神经监护。如果进行 MEP 监测，则不应使用吸入麻醉药。在寰枕脱位的情况下，应考虑摆体位前或后进行监护，以确保体位摆放后 SSEP 或 MEP 不会发生改变。在急性颈髓压迫的情况下可考虑使用激素。切皮前应给予预防性抗生素。最后，寰枕脱位患者应采用纤支镜插管。

体位

全身麻醉诱导和插管后，行动静脉置管和留置尿管。然后给患者安装 Mayfield 固定架并俯卧位固定于手术台上，并使颈部略屈曲。确保患者不要过屈或过伸非常重要，因为过屈可能导致吞咽困难，而过伸可能导致术后强迫仰头位。

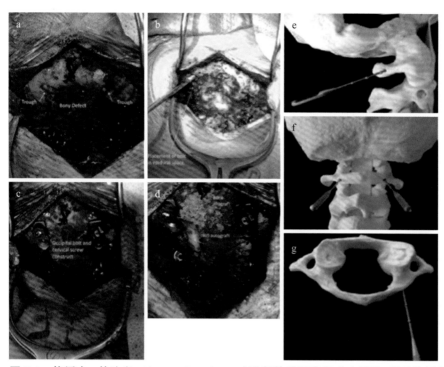

图 5.1　使用内 - 外法（inside-outside technique）进行枕骨固定的术中照片，以及使用备选入钉点的 C_1 侧块螺钉的尸体演示。（a）在颈椎内固定连线的枕骨上用高速磨钻制备骨槽。（b）枕骨螺钉位于硬膜外腔中，并与颈椎螺钉对齐。（c）用板、棒和锁定螺钉将枕骨螺栓固定到颈椎内固定上。（d）自体肋骨和同种异体骨植骨后的最终结构。使用寰椎后弓上的 C_1 侧块螺钉备选入钉点的轨迹的上方（e），侧面（f）和后面观（g）。

定位

　　上颈椎下至 C_3 进行定位以便于枕骨至 C_2 的固定，并标记枕外隆凸（EOP）。切口从枕外隆突标记到 C_3。然后无菌消毒并铺巾。

显露

　　行正中切口，并使用单极电刀在无血管平面内进行分离。识别中线并沿该平面打开颈背筋膜，这样可在失血很少的情况下显露骨性结构。骨膜下剥离显露枕骨下方。对于既往有颅骨切除术缺损的患者，可使用 Cobb 剥离器和刮匙来安全地寻找颅骨缺损的边缘和剩余下方枕骨的外缘。然后显露 C_1 后弓和 C_2 棘突和椎板。显露 C_1 后弓外侧时，应减少单极电刀的使用，以避免对椎动脉造成严重损伤。

C_1 固定

　　Goel 首先描述了 C_1 侧块螺钉固定，然后由 Harms 对其进行了改良和推广[6,8,14,21]。此技术需要显露 C_1 侧块后下缘和 C_2 背根神经节（DRG）。这种方法可能会出现 C_2 神经根及其 DRG 周围静脉丛的大量出血。可通过双极电凝和止血材料（如凝血酶浸泡的吸收性明胶海绵）进行止血。将 C_2 背根神经节向下牵拉以显露 C_1 侧块后下缘的中点。如何处理 C_2 神经根取决于外科医生的习惯。枕神经痛与牵拉 C_2 神经根有关，因此，一些外科医生选择横切 C_2 神经根。此操作会导致枕部麻木感。但是，这种方法对患者报告的效果和生活质量没有影响[3]。不管如何处理 C_2 神经根，下一步都用高速钻在 C_1 侧块后下部缘的中点钻一个导向孔。矢状面的轨迹平行于 C_1 后弓，而轴向面上为垂直或略微内偏。然后用球形探针探查导钉道，以排除穿透骨质。然后进行攻丝，并将合适尺寸的部分螺纹万向螺钉植入侧块。螺钉的表面应光滑，以免刺激 C_2 神经根和 DRG。

　　也可使用 C_1 后弓外侧的备选入钉点置入 C_1 侧块万向螺钉[20]。在显露寰椎和枢椎的后方之后，使用有弧度的直刮匙将椎动脉从 C_1 后弓的上缘分开。探查 C_1 侧块的内侧缘。入钉点刚好位于 C_1 侧块内侧边界的外缘。使用 4 号 Penfield 神经剥离子保护椎动脉的同时，使用高速磨钻对入钉点进行标记。然后在与 C_1 后弓平行、内偏约 $10°$ 的方向上钻一个导向孔。电钻穿透 C_1 侧块皮质骨，然后探查钉道以避免穿透并攻丝。然后置入全螺纹 3.5mm 万向螺钉。这种后弓技术避免了先前描述的 Harms 技术的局限性和危险性——仅需要显露 C_1 后上缘，因此避免了对 C_1-C_2 关节和其上方 C_2 DRG 的广泛暴露，从而降低了神经根损伤的风险，并减少了静脉丛的出血。

C_2 固定

　　C_2 固定可以通过多种方法来完成[6,8,14,15,21]。作者倾向于用峡部万向螺钉固定 C_2。当 C_2 后方结构和 C_2-C_3 小关节显露好之后，便可以使用 4 号 Penfield 神经剥离子来探查和确定 C_2 峡部的内侧。C_2 峡部螺钉的起点大约在 C_2-C_3 关节内下缘头侧和外侧各约 3mm 处。应事先对峡部的长度及其与椎动脉的关系进行测量和研究。高速钻标记入钉点，用电钻钻出导向孔。术中透视时螺钉的矢状面轨迹与峡部相平行。轴向面轨迹呈垂直方向或稍向内成角。

　　C_2 椎弓根螺钉是一种替代性的固定技术。与 C_2 峡部螺钉相比，C_2 椎弓根螺钉的位置更靠内侧。C_2 椎弓根螺钉的入钉点在 C_2 的上下关节突之间。导向孔和螺钉的内倾角度为 15°~30°,而头倾角度为 20°~25°。生物力学研究表明,C_2 椎弓根螺钉的抗拔出力是 C_2 峡部螺钉的两倍[16,19]。然而,这两种方法的临床结果是相似的[8]。此外,在某些患者中,C_2 椎弓根可能不够粗、无法置入万向螺钉。在技术上放置 C_2 峡部螺钉更可行。

　　最后,还可以放置 C_2 椎板螺钉。Wright 等首先在 2004 年描述了这种技术[22]。将螺钉以交叉轨迹置入 C_2 椎板中。一项生物力学研究表明,这种 C_2 椎板螺钉抗拔出力和抗旋转力优于 C_2 峡部螺钉[8]。C_2 椎板螺钉技术简单,同时避免损伤椎动脉。但是,该螺钉尾帽常和颅骨板或 C_1 侧块螺钉不在一条直线上。虽然如此,在 C_2 椎弓根螺钉或峡部螺钉无法置入或椎动脉异常的情况下,C_2 椎板螺钉不失为一种良好的替代方法[13]。

颅骨固定术

　　颅骨固定可以通过多种方法来实现。如果选择螺钉固定,术前则应拍摄 X 线片以确定硬膜窦的位置并测量枕骨或枕骨嵴的厚度。EOP 处枕骨最厚,男性可达 15mm,女性可达 12mm。但是,这种方法会损害窦汇并造成严重后遗症,因此这项技术不常采用。

　　更常用的是在中线上用枕骨嵴螺钉将 Y 形或 T 形板固定在中线上。这些螺钉通常采用双皮质固定,抗拔出力与 EOP 上放置的单皮质螺钉相当[2,16,21]。

　　有学者采用内 - 外技术进行颅骨固定[17,18]。该技术利用硬膜外腔中枕骨下方的垫圈、螺栓和固定板作为头侧颅骨固定的锚定点。应用此技术时,首先在枕骨上做一个标记,并使枕骨螺栓的位置与 C_1 和 C_2 螺钉头的位置一致。然后使用高速钻制备骨槽。然后将枕骨螺栓置于硬膜外腔并滑入其最终位置。每块固定板都用锁定螺钉固定在枕骨上。内外技术避免了枕骨嵴螺钉固定的潜在困难和并发症。内外技术不需要完整的骨嵴,可用于枕骨切除术后的患者。该技术将螺栓和垫圈与 C_1 和 C_2 螺钉头对齐,因而放置连接棒时更容易。与枕骨嵴螺钉系统相比,采用内外技术还可以显著降低脑脊液漏和硬膜窦出血的风险。由于这些原因,内外法是高年资医师推荐的颅骨固定方法。

经关节枕 -C_1 固定

　　经关节枕骨 -C_1 螺钉的入钉点与 Harms 技术中 C_1 侧块螺钉的入钉点相似。先使用高速钻在 C_1 后弓内下缘中心与 C_1 后弓交界处标记入钉点,用手持式电钻沿内倾 10°~20° 和头倾 45° 的方向制备钉道。放置一根克氏针,然后沿克氏针置入万向钉。生物力学研究表明,经关节枕骨 -C_1 螺钉固定可与其他 OCF 技术相媲美。然而,这种方法钉道方向陡峭,因而颈椎过度前凸或肥胖患者可能不能进行[19]。此外,这种方法椎动脉损伤的风险可能更大。

植骨融合材料

有几种植骨融合材料可供使用。我们常规取自体肋骨做植骨材料。用细钻在任一侧获得骨组织,并切成两半以供双侧使用。该植骨材料的供区并发症率低,且易为枕颈交界处结构塑形。对于骨量低的患者,使用自体移植物尤其重要。一旦准备好植骨材料,就将预弯后的棒与各螺钉和枕骨固定系统相连接。

最后锁紧所有螺钉。C_2 椎板、C_1 后弓和枕骨区去皮质。枕骨至 C_2 后外侧行自体肋骨植骨,并用缝线固定于棒的周围。脱矿骨基质可作为自体植骨的补充材料。也可以使用其他植骨材料,例如髂骨三面皮质骨[10]、尸体骨条、骨粒或某些组合从而促进骨融合。然后以常规方法缝合切口。

术后护理

OCF 术后应继续使用硬颈托进一步稳定颈椎。患者通常需睡硬板床,并且根据他们的术前状态、合并症、术后活动能力和疼痛控制情况住院观察 3~7 天。鼓励患者尽早下地活动,理疗、职业疗法,必要时疼痛科医生辅助镇痛,等有助于早期活动。尽管如此,术后 24 小时应进行物理和药物预防深静脉血栓形成。

并发症管理

同其他外科手术一样,OCF 存在多种潜在并发症,包括椎动脉损伤、硬膜撕裂和脑脊液漏、神经损伤、手术部位感染、小脑血肿、内固定和融合失败[7,9,12]。

OCF 最严重的并发症是椎动脉损伤,其可能发生在显露过程中或置入 C_1 侧块螺钉或 C_2 峡部或椎弓根螺钉时。如果在显露过程中怀疑椎动脉损伤,则应分离椎动脉以控制出血并尝试修补。应放弃显露对侧,以避免双侧椎动脉损伤的风险。术后应进行脑血管造影以进一步确定其解剖结构、损伤和修补方案。

据报道,C_1 侧块螺钉的椎动脉损伤发生率为 1%~5.8%[12]。椎动脉异常或存在寰椎后桥的患者会增加椎动脉损伤的风险。C_2 椎弓根细小的患者会增加椎动脉损伤的风险，这些患者应放置 C₂ 侧块螺钉。如果在放置 C₁ 或 C₂ 螺钉时遇到轻度动脉出血，则应将螺钉留在原处以压迫止血，并且不应放置对侧螺钉以避免双侧椎动脉损伤。应立即进行脑血管造影，以评估侧支循环结构和闭塞上游动脉的可行性。对椎动脉解剖、C₁ 侧块以及 C₂ 峡部和椎弓根进行详细的术前影像学检查对避免椎动脉损伤最为重要。

枕骨板放置时可能会损伤颅内静脉窦。通过在术前 CT 上准确测量枕骨嵴的厚度，可以很容易避免这种情况。术中透视或 CT 导航也可以帮助准确放置内固定。尽管如此，静脉窦出血通常可以通过直接加压、止血药物和放置内固定来控制。

OCF 期间可能会发生神经损伤，而存在脊髓病的患者神经损伤的风险更高。脊髓损伤的发生率为 1.3%~2.1%[7,12]。脊髓损伤的患者的平均动脉压应维持在 85mmHg 以上。术后运动或感觉出现任何异常均应进行 MRI 和 CT 扫描。如果因内固定压迫神经，则应适当调整螺钉。

据报道枕骨螺钉置入过程中硬脑膜损伤的风险高达 4.2%。幸运的是，放置螺钉后通常可防止脑脊液漏。内 - 外法置钉可大大降低硬脑膜损伤和脑脊液漏的风险。此外，如果需要修补硬脑膜损伤的话，使用内 - 外法比使用枕骨螺钉更容易进行。

内固定和植骨材料的创新提高了 OCF 术后融合率，但生物力学并发症包括假关节和邻近节段退变仍然可能发生。OCF 术后假关节发生率为 8.6%~16.4%[7]。改善营养、严格控制血糖和戒烟对于降低假关节形成的风险至关重要。延伸到下颈椎的长节段固定会增加邻近节段疾病的风险。因此，在实现稳定的前提下，OCF 应尽量减少固定节段。

（陈峰　贾梓淇　译　杨阳　翟吉良　校）

参考文献

1. Ando K, Imagama S, Ito Z, Kobayashi K, Yagi H, Shinjo R, Hida T, Ito K, Ishikawa Y, Ishiguro N. Minimum 5-year follow-up results for occipitocervical fusion using the screw-rod system in craniocervical instability. Clin Spine Surg. 2017;30(5):628–32.
2. Bambakidis NC, Feiz-Erfan I, Horn EM, Gonzalez LF, Baek S, Yüksel KZ, et al. Biomechanical comparison of occipitoatlantal screw fixation techniques. J Neurosurg Spine. 2008;8(2):143–52.
3. Dewan MC, Godil SS, Saniya S, Mendenhall SK, Devin CJ, McGirt MJ. C2 nerve root transection during C1 lateral mass screw fixation: does it affect functionality and quality of life? Neurosurgery. 2014;74(5):475–80.
4. Felbaum D, Spitz S, Sandhu FA. Correction of clivoaxial angle deformity in the setting of suboccipital craniectomy: technical note. J Neurosurg Spine. 2015;23(1):8–15.

5. Foerster O. Pain pathways and the surgical treatment of pain syndromes. Berlin: Urban and Schwarzenberg; 1927.

6. Harms J, Melcher RP. Posterior C1-C2 fusion with polyaxial screw and rod fixation. Spine. 2001;26(22):2467–71.

7. He B, Yan L, Xu Z, Chang Z, Hao D. The causes and treatment strategies for the postoperative complications of occipitocervical fusion: a 316 cases retrospective analysis. Eur Spine J. 2014;23(8):1720–4.

8. Huang DG, Hao DJ, He BR, Wu QN, Liu TJ, Wang XD, et al. Posterior atlantoaxial fixation: a review of all techniques. Spine J. 2015;15(10):2271–81.

9. Hwang SW, Gressot LV, Chern JJ, Relyea K, Jea A. Complications of occipital screw placement for occipitocervical fusion in children. J Neurosurg Pediatr. 2012;9(6):586–93.

10. Iyer RR, Tuite GF, Meoded A, Carey CC, Rodriguez LF. A modified technique for occipitocervical fusion using compressed iliac crest allograft results in a high rate of fusion in the pediatric population. World Neurosurg. 2017;107:342–50.

11. Hankinson TC, Anderson RCE. Craniovertebral junction abnormalities in down syndrome. Neurosurgery. 2010;66(3 Suppl):32–8.

12. Lall R, Patel NJ, Resnick DK. A review of complications associated with craniocervical fusion surgery. Neurosurgery. 2010;67(5):1396–403.

13. Lapsiwala SB, Anderson PA, Oza A, Resnick DK, et al. Biomechanical comparison of four C1 to 2 rigid fixative techniques: anterior transarticular, posterior transarticular, C1 to C2 pedicle, and C1 to C2 intralaminar screws. Neurosurgery. 2006;58(3):516–20.

14. Menendez J, Wright N. Techniques of posterior C1-C2 stabilization. Neurosurgery. 2007;60(S1):103–11.

15. Mummaneni PV, Lu DC, Dhall SS, Mummaneni VP, Chou D. C1 lateral mass fixation: a comparison of constructs. Neurosurgery. 2010;66(S3):153–60.

16. Nassos JT, Ghanayem AJ, Sasso RC, Tzermiadianos MN, Voronov LI, Havey RM, et al. Biomechanical evaluation of segmental occipitoatlantoaxial stabilization techniques. Spine. 2009;34(25):2740–4.

17. Pait TG, Al-Mefty O, Boop FA, Arnautovic KI, Rahman S, Ceola W. Inside–outside technique for posterior occipitocervical spine instrumentation and stabilization: preliminary results. J Neurosrug Spine. 1999;90(1 Suppl):1–7.

18. Sandhu FA, Pait TG, Benzel E, Henderson FC. Occipitocervical fusion for rheumatoid arthritis using the inside-outside stabilization technique. Spine. 2003;28(4):414–9.

19. Takigawa T, Simon P, Espinoza Orias AA, Hong JT, Ito Y, Inoue N, et al. Biomechanical comparison of occiput-C1-C2 fixation techniques: C0-C1 transarticular screw and direct occiput condyle screw. Spine. 2012;37(12):E696–701.

20. Thomas JA, Tredway T, Fessler RG, Sandhu FA. An alternate method for placement of C-1 screws. J Neurosurg Spine. 2010;12(4):337–41.

21. Winegar CD, Lawrence JP, Friel BC, Fernandez C, Hong J, Maltenfort M, et al. A systematic review of occipital cervical fusion: techniques and outcomes. J Neurosurg Spine. 2010;13(1):5–16.

22. Wright NM. Translaminar rigid screw fixation of the axis. Technical note. J Neurosurg Spine. 2005;3(5):409–14.

23. Young JP, Young PH, Ackermann MJ, Anderson PA, Riew KD. The ponticulus posticus: implications for screw insertion into the first cervical lateral mass. J Bone Joint Surg Am. 2005;87(11):2495–8.

第六章
颈后路 C_3-C_7 椎板切除固定融合术

S. Tim Yoon, Chase Bennett

前言

颈椎后方入路可有效进行多节段中央椎管减压,并可同时进行后方固定。恰当的椎板切除术包括从侧块到侧块之间的减压,达到椎管后方结构的完全解压(图 6.1)。后路颈椎椎间孔扩大术也可以在该技术基础上进行神经根减压。

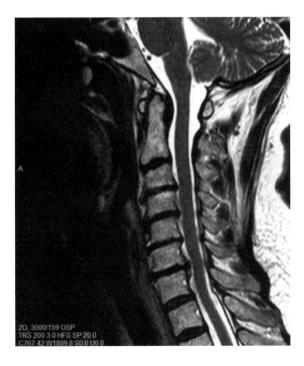

图 6.1　一位脊髓型颈椎病患者的术前 MRI(已获 Wolters Kluwer Health 公司授权)

颈后路椎板切除植骨融合术对于颈椎序列为前凸、中立或虽有后凸但尚柔韧的病例最为有效。该术式联合截骨术还可部分纠正固定的后凸畸形。但是,当脊髓前方有明显的病变时,单纯后路手术常难以达到充分减压,这时往往需要联合前路手术。此外,某些颈椎畸形,尤其是僵硬性后凸畸形,需要辅以前路手术以进行畸形矫正。

由于单纯椎板切除术后发生颈椎后凸畸形的概率相对较高,目前已较少应用。椎板成形术(在本文的其他部分叙述)或椎板切除联合固定融合已替代单纯椎板切除术[1-3]。关于下颈椎固定融合,有多种方法可供选择。过去,钢丝捆绑以及之后的内固定板系统是颈椎后路主要固定方式[4]。但是,这些几乎已完全被万向螺钉和连接棒所取代,它们能提供更好的生物力学性能,同时更容易适应病人的解剖和更容易操作[5,6]。

目前,下颈椎最常应用侧块螺钉进行固定。C₇ 因其侧块较小且没有椎动脉,有时可使用椎弓根螺钉固定。然而,C₇ 水平以上使用椎弓根螺钉概率少于侧块螺钉,因为损伤椎动脉和神经根的风险高。因此,本章将侧重于介绍侧块螺钉固定技术(图 6.2)。

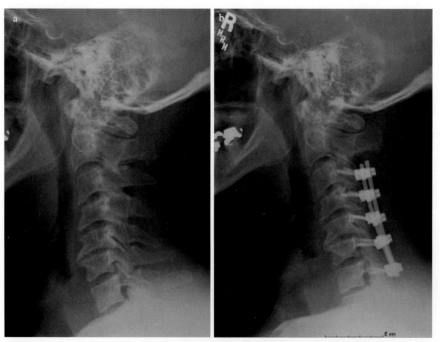

图 6.2   行 C₃-C₇ 椎板切除固定融合术的脊髓型颈椎病患者的术前、术后侧位片。(a) 术前颈椎侧位 X 线片。(b) 术后颈椎侧位 X 线片

显露

大多数患者具有可靠且可触及的解剖标志有助于后路颈椎的显露。枕骨隆凸（枕外结节）可在颅骨底部触及，但女性可能不那么明显。正常情况下，头侧第一个可触及的棘突是 C_2 棘突。C_3-C_6 棘突沿中线会形成骨嵴，但通常不易直接摸到。C_7 棘突比 C_3-C_6 棘突凸起更多，因此很容易触及。当通过触摸解剖标志无法准确规划切口时，可使用 X 线透视进行定位。

在大多数患者中，切口应从 C_2 的棘突水平开始，向下延伸至 C_7 棘突水平以远 1cm，并可以根据需要适当延长切口以充分暴露手术区域。分离时需沿中线进行，这里相对是无血管的。间断触摸棘突有助于定位和寻找中线结构，可显著减少失血。

分离皮下组织直到棘突。在 C_2 到 T_1 每个棘突上的中点处切开筋膜层，然后将这些"点"连接起来形成一个完整的筋膜层切口。皮肤切口在手术区域上下各延长一个椎体水平，将大大有利于显露侧方组织并减少横向撑开的力量。应注意保留 C_2 上方筋膜附着，这对上颈椎后伸和旋转运动很重要。筋膜切开后，对颈后深层肌肉组织进行骨膜下剥离。值得注意的是，C_2-C_6 的棘突有不同程度分叉，因此术者必须先"来回"分离骨性边缘，然后迅速回到中线位置，最后再分离深部组织。如果分离棘突尖端后未能真正回到中线，会导致术者错误的分离进椎旁肌肉内。

颈后深层肌肉附着于棘突和椎板的背侧，识别和松解每个节段附着点将大大减少分离时所需的牵开力。在分离附着在棘突上韧带时应注意避免误入椎管，因为在中线处椎管是开放的。一旦中线区域被安全显露后，可用 Kocher 钳夹在某个棘突上，并使用 X 线透视确认手术节段。

每个节段需要分离至侧块的外侧缘。应注意保留计划融合节段的最头侧和最尾侧的关节囊。小脑牵开器可有效保持该区域视野清晰。

仔细显露后骨面上残留软组织和出血应该很少。也就是说，任何残留的软组织，包括韧带、肌腱、关节囊等均切除，尤其是下方骨块需要留作植骨用的时候。仔细显露椎板 - 侧块交界处的内侧下边将有助于识别侧块的真正中心点，这对于侧块螺钉内固定很重要。

椎板切除方法

用窄的 Leksell 咬骨钳咬开头侧及尾侧椎板间隙。识别黄韧带中线，用轻度弯曲的刮匙将其勾起来，然后用一个小号 Kerrison 咬钳将其咬除至双侧侧块。

　　然后使用 4mm 高速磨钻在椎板 - 侧块连接处打磨椎板至几乎磨除全层椎板。手术医生用磨钻时需来回打磨，这样可以逐层打磨椎板形成骨槽。在每次打磨之后，最好用小刮匙检查和 / 或探查确认磨槽是否磨透。椎板的横截面是细长的椭圆形，中间部分为双皮质的，头侧和尾侧为较厚的单层皮质。此外，头侧皮质更深入腹侧，通常需要更多的精力去除足够量的骨质。使用 2mm Kerrison 咬钳来打开骨槽，以去除椎板 - 侧块交界处的薄骨壳以及残留的黄韧带。

　　对侧进行同样的操作从而完成椎板切除。或者，笔者习惯于在一侧制作一个"铰链"，其中骨槽底部保留少量的骨质，与另一章节中描述的椎板成形术使用的技术相似。在铰链完成后，用一个小的弯刮匙抬起开门的一侧，然后用 Leksell 咬骨钳夹住椎板游离端，然后轻轻折断对侧铰链。每个椎板进行类似操作。然后，用 2mm Kerrison 咬钳沿折断铰链后的骨槽去除槽底残留的黄韧带和任何尖锐的骨组织。

　　此时应该将椎板四周充分游离；然而，黄韧带与硬脊膜之间可能有粘连。用垂体咬钳轻轻提起椎板，并用小号弯剥离子轻轻剥离椎板下面以分离粘连。用 2~3mm 的 Kerrison 咬钳将所有残留的椎板咬除直至侧块水平。减压完成后小神经钩应该能很容易通过硬膜囊外侧。

　　中央脊髓减压完成后，就可以进行椎间孔减压（在本文中其他部分描述）以处理椎间孔狭窄，因为单纯中央椎管减压无法减压椎间孔。

C₃-C₆ 内固定

　　侧块是由头侧上关节突和远端下关节突包围的四边形骨块。为了置钉安全，外科医生必须了解侧块与脊髓、椎动脉和出口神经根的关系。脊髓位于椎管内、左右侧块之间。减压后可显露椎管的整个宽度，这有助于术者识别正确的进钉点和制备钉道，避免伤及重要结构确保安全。

　　椎动脉位于侧块内侧正前方。椎动脉通常穿过 C₁ 到 C₆ 横突孔；然而经常存在变异，所以术前应进行充分的影像学检查，以确定每个节段椎动脉的位置。出口神经根从脊髓腹侧发出，穿过相应的椎间孔，位于椎动脉后方，并沿横突上方走行。

　　全面了解颈椎后侧解剖有助于理解最常用的侧块螺钉内固定方法。每种方法均应保证外科医生和螺钉植入的安全性，避免损伤脊髓、椎动脉、尾侧小关节和出口神经根。目前最常用的三种方法分别由 An、Magerl 和 Roy-Camille[7-9] 进行了报道。每种技术的进钉点、矢状位和轴位方向如表 6.1 所示。

表 6.1　进针点和矢状位及轴位方向

	An	Magerl	Roy-Camille
进钉点	侧块中心内侧 2mm	侧块中心内上方 2mm	侧块中心
头倾角	15°	平行于关节面	螺钉垂直于侧块的后部,刚好位于尾侧关节面腹侧的头端
外倾角	30°	25°	10°

　　Heller 等将侧块分为三个区域[10]。第一个区域从上关节突的上缘延伸到横突的顶部;第二个区域在横突上下缘之间;第三个区域从横突的尾侧向下关节突的尾侧延伸。出口神经根位于第二区,上述每一种置钉方法都是将螺钉的尖端置于第 1 区(An & Magerl 法)或第 3 区(Roy-Camille 法)。当螺钉为双皮质并穿透腹侧皮质时,螺钉尖端的位置更为重要以免损伤神经根。同样,螺钉的指向外侧是为了防止损伤椎动脉。

　　无论使用哪种方法,最重要的技术要点是将螺钉牢固固定于骨组织中,同时尽量减少损伤神经血管等结构。深入了解颈椎解剖比采用哪一种技术更重要。此外,术前应在影像学片子上评估每个侧块的解剖结构以进一步提高侧块螺钉内固定的安全性和有效性。在某些病例中,联合应用上述方法可能很有帮助,因为螺钉置入角度可能受切口显露范围的影响。比如,笔者倾向于在上位下颈椎中使用 Magerl 方法,然后在下位椎体过渡到 Roy-Camille 方法,因为在此处胸椎和尾侧组织显露程度可能会阻碍术者将手充分压低到平行于小关节面进行置钉。

C_7 内固定

　　C_7 可以使用侧块螺钉(如上文所述)或椎弓根螺钉进行固定。与其他节段横突孔内有椎动脉走行不同,C_7 的横突孔通常无血管走行,再加上 C_7 椎弓根直径更大,使其更易进行椎弓根螺钉置入。如果选择椎弓根螺钉,则进钉点位于侧块中心外侧和上方 2mm 处。在矢状面上,螺钉的方向应平行于上终板。轴位上 C_7 椎弓根约有 30° 的内倾角。椎板切除术可探查甚至看见椎弓根内壁,以利于安全置入 C_7 椎弓根螺钉。

融合／去皮质技术

　　一旦确定了螺钉的进针点和方向,就可以在置钉前准备植骨床并植骨。

一旦放置了螺钉,会大大限制侧块和小关节面植骨床的准备。侧块表面去皮质达钉孔外侧,关节面也应去皮质化。去皮质化以后,彻底清除减压时咬除下来的骨质表面软组织,然后咬碎并作为局部自体骨植骨用。若局部自体骨植骨的量不够,可以根据需要增加同种异体骨或自体髂骨。准备好植骨床后,植骨材料可置于去皮质化后的小关节面上和螺钉外侧。

最后步骤

使用球形探针再次探查进针点和钉道,然后置入螺钉。置入棒和螺母并最终拧紧,最后 X 线透视确认内固定位置和颈椎力线。

笔者习惯用 1g 万古霉素粉置于深筋膜深面。筋膜下放置引流管。筋膜层用 #1 薇乔线 8 字缝合,真皮层用 2-0 薇乔线间断缝合,皮肤用 3-0 单丝缝线和皮肤黏合剂(DERMABOND)缝合,最后用无菌敷料覆盖。

并发症

手术部位感染感染率为 1%~3%。吸烟、肥胖、使用免疫调节药和/或类固醇类激素以及营养不良都是感染的高危因素[11,12]。最近研究显示,在关闭切口时直接在术区使用万古霉素粉末可降低术后感染率[11,13,14]。

颈椎后路椎板切除和融合术后可发生假关节,尽管大部分可能症状很少或没有症状[15,16]。椎板切除融合后,植骨床局限在侧块附近,植骨范围相对较小。因此术者仔细进行小关节面去皮质化、制备小关节植骨床非常重要。此外,自体髂骨、生物增强剂或附加颈椎前路手术可进一步提高融合率。

尽管报道的椎板切除术后 C_5 神经根麻痹的发生率差异较大,但一般为 5%~15%[17-19]。C_5 神经根麻痹的病因尚不清楚,但目前有几种假说。一种理论认为 C_4-C_5 椎间孔通常位于颈前凸的顶点附近,因此 C_5 神经根在漂移过程中可能处于最大张力。第二种假说是,三角肌由 C_5 神经单一支配,因此与其他肌群相比,可能更容易被"损伤"。预防性行 C_4-C_5 椎间孔切开减压以预防 C_5 神经根麻痹的证据尚存争议[20,21]。一般来说,C_5 神经根麻痹通常会随着时间逐渐改善,特别是当病情较轻时[22]。

颈部疼痛和僵硬也有一定的发生率。C_7-T_1 邻近节段退变也很常见,所以很多外科医生更喜欢融合至上胸椎。最后,脊髓损伤、神经根损伤和椎动脉损伤相对罕见,但也是颈后路椎板切除融合术的并发症之一。仔细定位、详细了解颈椎解剖和仔细操作可能有助于降低这些并发症的发生率。

总结

颈椎后路手术可有效进行中央椎管减压,并可行后方固定。它通常是安全和有效的,尽管感染率略高于颈椎前路。详细了解颈椎解剖以尽量减少医源性损伤。颈后路椎板切除融合术可以单独使用,也可以联合前路手术,以有效的神经减压、恢复颈椎曲度和提高融合率。

（陈峰 译　杨阳 翟吉良 校）

参考文献

1. Kaptain GJ, Simmons NE, Replogle RE, Pobereskin L. Incidence and outcome of kyphotic deformity following laminectomy for cervical spondylotic myelopathy. J Neurosurg [Internet]. 2000 [cited 2018 Feb 4];93(2 Suppl):199–204. Available from: http://www.ncbi.nlm.nih.gov/pubmed/11012049.

2. Kaminsky SB, Clark CR, Traynelis VC. Operative treatment of cervical spondylotic myelopathy and radiculopathy. A comparison of laminectomy and laminoplasty at five year average follow-up. Iowa Orthop J [Internet]. University of Iowa. 2004 [cited 2018 Feb 4];24:95–105. Available from: http://www.ncbi.nlm.nih.gov/pubmed/15296214.

3. Woods BI, Hohl J, Lee J, Donaldson W, Kang J. Laminoplasty versus laminectomy and fusion for multilevel cervical Spondylotic myelopathy. Clin Orthop Relat Res [Internet]. 2011 [cited 2018 Feb 4];469(3):688–95. Available from: http://www.ncbi.nlm.nih.gov/pubmed/21089002.

4. Omeis I, DeMattia JA, Hillard VH, Murali R, Das K. History of instrumentation for stabilization of the subaxial cervical spine. Neurosurg Focus [Internet]. 2004 [cited 2018 Feb 4];16(1):E10. Available from: http://www.ncbi.nlm.nih.gov/pubmed/15264788.

5. Grubb MR, Currier BL, Stone J, Warden KE, An KN. Biomechanical evaluation of posterior cervical stabilization after a wide laminectomy. Spine (Phila Pa 1976) [Internet]. 1997 [cited 2018 Feb 4];22(17):1948–54. Available from: http://www.ncbi.nlm.nih.gov/pubmed/9306522.

6. Mummaneni PV, Haid RW, Traynelis VC, Sasso RC, Subach BR, Fiore AJ, et al. Posterior cervical fixation using a new polyaxial screw and rod system: technique and surgical results. Neurosurg Focus [Internet]. 2002 [cited 2018 Feb 4];12(1):E8. Available from: http://www.ncbi.nlm.nih.gov/pubmed/16212335.

7. An HS, Gordin R, Renner K. Anatomic considerations for plate-screw fixation of the cervical spine. Spine (Phila Pa 1976) [Internet]. 1991 [cited 2018 Feb 4];16(10 Suppl):S548–51. Available from: http://www.ncbi.nlm.nih.gov/pubmed/1801270.

8. Jeanneret B, Magerl F, Ward EH, Ward JC. Posterior stabilization of the cervical spine with hook plates. Spine (Phila Pa 1976) [Internet]. 1991 [cited 2018 Feb 4];16(3 Suppl):S56–63. Available from: http://www.ncbi.nlm.nih.gov/pubmed/2028342.

9. Roy-Camille R, Mazel C, Saillant G. Treatment of Cervical Spine Injuries by a Posterior Osteosynthesis with Plates and Screws. Cervical Spine I [Internet]. Vienna: Springer Vienna; 1987 [cited 2018 Feb 4]. pp. 163–74. Available from: http://www.springerlink.com/index/10.1007/978-3-7091-8882-8_29.

10. Heller JG, Carlson GD, Abitbol JJ, Garfin SR. Anatomic comparison of the Roy-Camille and Magerl techniques for screw placement in the lower cervical spine. Spine (Phila Pa 1976) [Internet]. 1991 [cited 2018 Feb 4];16(10 Suppl):S552–7. Available from: http://www.ncbi.

nlm.nih.gov/pubmed/1801271.

11. Pahys JM, Pahys JR, Cho SK, Kang MM, Zebala LP, Hawasli AH, et al. Methods to decrease postoperative infections following Posterior cervical spine surgery. J Bone Jt Surg [Internet]. 2013 [cited 2018 Feb 5];95(6):549–54. Available from: http://www.ncbi.nlm.nih.gov/pubmed/23515990.

12. Sebastian A, Huddleston P, Kakar S, Habermann E, Wagie A, Nassr A. Risk factors for surgical site infection after posterior cervical spine surgery: an analysis of 5,441 patients from the ACS NSQIP 2005–2012. Spine J [Internet]. 2016 [cited 2018 Feb 5];16(4):504–9. Available from: http://www.ncbi.nlm.nih.gov/pubmed/26686605.

13. Caroom C, Tullar JM, Benton EG, Jones JR, Chaput CD. Intrawound vancomycin powder reduces surgical site infections in Posterior cervical fusion. Spine (Phila Pa 1976) [Internet]. 2013 [cited 2018 Feb 5];38(14):1183–7. Available from: http://www.ncbi.nlm.nih.gov/pubmed/23474597.

14. Strom RG, Pacione D, Kalhorn SP, Frempong-Boadu AK. Decreased risk of wound infection after Posterior cervical fusion with routine local application of vancomycin powder. Spine (Phila Pa 1976) [Internet]. 2013 [cited 2018 Feb 5];38(12):991–4. Available from: http://www.ncbi.nlm.nih.gov/pubmed/23324930.

15. Leven D, Cho SK. Pseudarthrosis of the Cervical Spine: risk factors, diagnosis and management. Asian Spine J [Internet]. Korean Society of Spine Surgery. 2016 [cited 2018 Feb 5];10(4):776–86. Available from: http://www.ncbi.nlm.nih.gov/pubmed/27559462.

16. Park DK, An HS. Problems related to cervical fusion: malalignment and nonunion. Instr Course Lect [Internet]. 2009 [cited 2018 Feb 5];58:737–45. Available from: http://www.ncbi.nlm.nih.gov/pubmed/19385582.

17. Nassr A, Eck JC, Ponnappan RK, Zanoun RR, Donaldson WF, Kang JD. The Incidence of C5 Palsy After Multilevel Cervical Decompression Procedures. Spine (Phila Pa 1976) [Internet]. 2012 [cited 2018 Feb 5];37(3):174–8. Available from: http://content.wkhealth.com/linkback/openurl?sid=WKPTLP:landingpage&an=00007632-201202010-00004.

18. Gu Y, Cao P, Gao R, Tian Y, Liang L, Wang C, et al. Incidence and risk factors of C5 palsy following posterior cervical decompression: a systematic review. Shamji M, editor. PLoS One [Internet]. Public Library of Science. 2014 [cited 2018 Feb 5];9(8):e101933. Available from: http://dx.plos.org/10.1371/journal.pone.0101933.

19. Nakashima H, Imagama S, Yukawa Y, Kanemura T, Kamiya M, Yanase M, et al. Multivariate analysis of C-5 palsy incidence after cervical posterior fusion with instrumentation. J Neurosurg Spine [Internet]. American Association of Neurological Surgeons. 2012 [cited 2018 Feb 5];17(2):103–10. Available from: http://thejns.org/doi/10.3171/2012.4.SPINE11255.

20. Katsumi K, Yamazaki A, Watanabe K, Ohashi M, Shoji H. Can prophylactic bilateral C4/C5 Foraminotomy prevent postoperative C5 palsy after open-door Laminoplasty? Spine (Phila Pa 1976) [Internet]. 2012 [cited 2018 Feb 5];37(9):748–54. Available from: http://content.wkhealth.com/linkback/openurl?sid=WKPTLP:landingpage&an=00007632-201204200-00006.

21. Bydon M, Macki M, Kaloostian P, Sciubba DM, Wolinsky J-P, Gokaslan ZL, et al. Incidence and Prognostic Factors of C5 Palsy. Neurosurgery [Internet]. Oxford University Press. 2014 [cited 2018 Feb 5];74(6):595–605. Available from: https://academic.oup.com/neurosurgery/article-lookup/doi/10.1227/NEU.0000000000000322.

22. Sakaura H, Hosono N, Mukai Y, Ishii T, Yoshikawa H. C5 palsy after decompression surgery for cervical myelopathy. Spine (Phila Pa 1976) [Internet]. 2003 [cited 2018 Feb 5];28(21):2447–51. Available from: http://content.wkhealth.com/linkback/openurl?sid=WKPTLP:landingpage&an=00007632-200311010-00004.

第七章
颈椎椎板成形术

Ronen Blecher, Emre Yilmaz, Jens R. Chapman

引言

　　椎板成形术的概念非常吸引人,因为这种手术方式既可保留颈椎运动功能,又能进行颈椎管彻底减压,且导致继发畸形或并发症的风险相对较低。这个概念自提出以来,在过去的 1/4 世纪里经历了多次演变,但其核心内容并未改变:即可保留运动功能的后路颈椎神经减压手术,同时保留椎板、棘突、后方韧带复合体(包括棘上韧带、棘间韧带、关节囊)的完整性。传统的颈椎椎板切除术,包括椎板和棘突的切除,可导致颈椎不稳、后凸畸形及疼痛[1],这些都与不良预后相关[2-6]。相比之下,椎板成形术可在保留脊椎后方结构的同时,提供有效的颈椎后路减压,从而降低了术后出现颈椎不稳、后凸畸形、继发性脊髓后方压迫和疼痛的风险。这种手术方式最初由日本神经外科医生提出,旨在更有效地治疗后纵韧带骨化(ossification of the posterior longitudinal ligament,OPLL)引起的症状性颈椎管狭窄症[7]。随着时间的推移,椎板成形术出现了众多的技术演变,最近甚至出现了改良的"微创"手术[8]。进一步的演变包括在后弓扩大成形和跳跃性节段手术之间进行选择性椎板切除术。颈椎椎板成形术的常见适应证主要为颈椎管狭窄的各种临床表现,包括压迫导致的颈脊髓病、多节段颈椎间盘突出和颈椎管狭窄(如OPLL 导致)等。其基本原理是通过后弓扩大成形使脊髓向后方"漂浮"离开前柱约 3mm 或更多[9]。因此,颈椎椎板成形术通常不适用于颈椎后凸畸形、单节段或双节段椎管狭窄、存在局灶性脊髓前方严重压迫和神经根性症状为主的病例[10,11]。有人认为该术式可用于脊柱结构稳定,不伴有大范围骨折、韧带断裂或较大创伤性椎间盘突出的中央型脊髓损伤的治疗。和椎板切除术相比,除可减少发生后凸畸形、脊柱不稳和疼痛的可能性外,椎板成形术也可降低由于背部瘢痕或肌肉卡压导致的后方脊髓压迫的风险[12]。该术式还可允许医生进行椎间孔切开减压,加用后路内固定以增强脊柱后弓重建后的稳定性,以保证重建的后弓在预期的位置达到愈合,尽可能降低继发性塌陷的风险[7]。文献报道的颈椎椎板成形术的缺点主要包括后路脊柱手术所带来的一般问题,如感染及其他伤口并发症、颈椎运动功能的丢失[1,13-21],以及由于肌筋膜疼痛导致的恢复期延长及疼痛,也可引起较为罕见的神经系统并发症,如无痛性的颈 5 神经根麻痹。总的来说,颈椎椎板成形术的疗效已被证明与伴有或不伴有颈椎后路融合的椎板切除术相当,甚至优于椎板切除术。

手术技术（开门技术与法式门技术）

与任何手术一样,术前决策是手术成功的重要基础。一般而言,椎板成形术可用于两个或两个节段以上的症状性颈椎管狭窄的治疗。该手术要求患者无脊柱后凸畸形,脊柱稳定且不伴有炎症性关节病,具有完整的后方韧带复合体,患者能够积极配合术后治疗方案。

所有颈椎椎板成形术的目的均在于有效增加椎管空间的同时,保留所有脊柱后方结构及其肌腱附着,从而减少神经周围瘢痕形成,保持颈椎的稳定性和序列[13]。尽管文献中报道了各种各样的椎板成形术手术方法和改良方案,但它们都可归结为两种基本技术,即“开门技术”或“法式门技术”。

“开门”技术也被称为“平林法”、“铰链法”或“单开门”技术。在 20 世纪 80 年代早期 Oyama 描述的 Z 形椎板成形术的基础上,Hirabayashi 提出了这种单侧扩大开门式椎板成形术[17,22]。手术可在枢椎（C_2）至上胸椎的任何一侧进行,最常用于 C_3 至 C_7 节段。术中采用标准颈椎手术俯卧位,通过颅骨牵引固定头部。可根据患者耐受程度,将头部置于中立位或轻度屈曲位。采用后正中入路,切开项韧带,骨膜下剥离椎旁肌,仔细保留小关节囊、棘间韧带及棘上韧带。在保留关节囊的情况下,在椎板和侧块交界处纵向切除窄小的椎板。强调小关节的完整性是为了减少节段性过度活动和继发性不稳定的风险[11,23,24]。通常建议将症状更明显或神经管受压较严重的一侧椎板全层切开作为开门侧,以最大限度地增加该侧直接减压的效果。在对侧进行类似操作,区别在于保留椎板内层皮质骨的完整性,以形成类似青枝骨折的结构作为铰链,进而完成对侧开门。可在开门侧使用刮匙向上顶起椎板,同时使用夹钳在相应棘突上进行提拉来辅助抬高椎板。椎管开放后,建议切断外侧黄韧带附着点、控制硬膜外静脉丛出血。由于开门后新产生的椎板间隙本身不会保持开放状态,因此人们发明了多种不同的技术、设备来确保开门持续有效,包括在铰链侧采用缝线或钛缆进行拴系,以及在开门侧置入各种“阻塞”装置以防止再闭合。随着时间的推移,文献报道了各种各样的内置物,包括由自体或异体的生物间隔物,以及各种无机装置,如金属、陶瓷和其他材料。有些医生认为开门的维持需要依靠铰链侧的骨愈合,因此对是否需要使用移植物提出了质疑[25,26]。也有医生建议进行更全面的后方结构重建,通过使用节段微型钢板,避免内置物移位[27-31]。铰链侧通常不需要固定,但在开门和固定时应注意避免椎板移位至侧块下方。应特别注意避免开门侧过度撑开,以预防铰链侧神经根症状。两侧的骨槽应尽量靠近椎板和侧块隆起的交界处,以实现椎管的最大扩张,同时减少出现神经根症状的风险[32-35]。

"法式门"技术也被称为"双开门"椎板成形术、"棘突劈开术""中线开门术"或"T形锯"椎板成形术。该式首先由 Kurokawa 描述,与不对称的单开门椎板成形术不同,双开门技术通过对称性正中劈开棘突进行开门。在双侧椎板、小关节交界处进行全层槽状椎板切开后,再在棘突中央纵行劈开椎板从而形成两个半椎板,可对称地向两侧开门以扩大椎管容积。与单开门椎板成形术相似,两个半椎板间通常需要放置内置物或进行拴系以防止关门。与"单开门"技术相似,随着时间的推移,文献中已经报道了包括生物材料、无机材料在内的多种内置物。与"单开门"技术相比,双开门技术中两侧半椎板对内置物的自然压力可能会在一定程度上减少相应椎板进行坚强固定的需求[13,36-41]。

在存在神经根性症状的情况下,两种手术方式都可以根据需要增加椎间孔切开减压术。如果椎板成形术失败,例如存在双侧神经根性症状、机械性不稳定或后凸畸形以及顽固性严重轴性颈痛[13],则可转为后路融合内固定术。一些研究表明,对于这种情况,与单纯椎板切除术相比,椎板成形术能更安全、更方便的转为后路融合术[2,42]。

由于椎板成形术是一种保留颈椎运动功能的手术,可鼓励患者相对早期地进行活动。因此,通常术后佩戴僵硬或柔软的颈托限制活动不超过 2 周,以早期进行运动锻炼,并强调肩胛带肌的恢复和强化。作为重要的出院后护理内容,我们通常鼓励患者逐渐恢复至生理姿势,但目前尚未有正式的研究报道。

植骨材料

椎板成形术中内置物的作用是长久地阻止扩大后的椎板再度闭合。此类内置物是否需要与骨融合尚不明确,因为研究已发现铰链侧能够产生一期骨愈合,因此开门侧椎板的骨融合已不那么重要。尽管如此,大多数医生都推荐使用骨材料以重建稳定的椎板开门,无论是自体骨或异体骨。最近也出现了一些具有多孔表面的植入物允许骨长入,微型钢板也采取了类似的设计,其中内嵌了有助于骨长入的支撑棒。

不同手术方式的比较

文献报道单开门和双开门椎板成形术的手术成功率均很高[43-45],两者的神经系统预后无显著差异[46]。相比之下,Nakashima 等人和 Okada 等人报道了双开门技术的失血量更少、颈椎轴性疼痛发生率降低、颈椎前凸丢失更少以及术后颈椎活动范围更大。相反,Lee 等人认为单开门技术临床疗效和影像学结果可能更佳[47]。总的来说,与多节段前路椎体次全切、融合手术相比,椎板成形术的临床效果类似,对一部分脊髓型颈椎病患者而言,其并发症和再手术率更低、失血量更少、手术时间更短[42,48]。Heller 等人在多节段脊髓型颈椎病患者中,将椎板切除术联合后路融合术与椎板成形术进行比较,发现椎板成形术患者功能改善更大,并发症发生率更低[2]。其他研究显示椎板成形术和椎板切除术联合融合术在长期神经功能预后方面没有差异[40,49,50]。值得注意的是,术中最小范围或完全避免从 C_2 棘突剥离头直肌、头斜肌肌腱,以及从 C_7 棘突剥离颈夹肌,从而尽量减少手术显露所导致的创伤,这是一个总的趋势,这些细致操作有助于减少颈痛的发生[51,52]。

并发症

椎板成形术后的并发症主要有:持续性颈部轴性疼痛、颈椎前凸丢失及力线异常、活动范围缩小、神经功能受损和伤口愈合不良[15,16,20]。伴或不伴后外侧内固定融合术的后路椎板成形术和椎板切除术切口感染率一般高于前路(3%~4% vs. <1%)[53]。尽管如此,研究结果显示总体上疗效令人满意,并发症发生率相对较低[19,21,27,39,42,46,54-57]。术后持续性轴性颈痛的发生率似乎与所采用的椎板成形术无关,而椎板成形术与轴性颈痛之间的因果关系至今尚不清楚。虽然一些作者认为术后轴性颈肩疼痛是椎板成形术患者的常见问题[15,20],但也有人认为椎板成形术"对轴性症状的发展或缓解没有任何显著影响"[58]。Rhee 等认为,以往文献中报道的颈部疼痛与术后长期固定及铰链侧植骨等不同的治疗方法有关[53,59]。这在某种程度上可能与所使用的稳定方法有关。采用刚性固定的植入物可能有利于患者早期安全活动,而非刚性形式的固定,如缝合线,可能需要外固定以减少骨不连和植入物移位的风险。另一个影响术后颈部疼痛的因素可能是软组织剥离的方法。通过保留头直肌、头斜肌肌腱在 C_2 棘突的止点,以及颈夹肌在 C_7 棘突的止点,可能进一步有助于减少围手术期颈部肌筋膜疼痛。然而,尚未有对照研究来证实

这一说法。

椎板成形术后活动范围受限是另一个常见问题。Wada 等人报道椎板成形术后活动范围减少 29%（40.2°~11.6°）。最直接的原因可能是术后制动、颈部/肩带姿势不良、椎板不稳定、瘢痕组织形成和患者适应证选择不当。

自发性融合可能是导致活动度下降的另外一个因素。一项研究结果显示，40% 的患者术后在 C_2-C_3 节段可观察到自发性强直[60]。术后神经根麻痹可出现在任何节段，但最常见的是 C_5 神经根麻痹。据报道，椎板成形术后其发生率为 5%~12%[61]，这可能与 C_5 神经根受牵拉有关。

感染和大出血是后路多节段颈椎手术的常见术后并发症。与椎板切除后路融合术相比，椎板成形术的失血量更低、术后感染发生率也更低[62]。

椎管开门侧术后关门是比较罕见的，特别是在应用坚强内固定的情况下更为少见[63-66]。采用拴系和其他非刚性后方重建技术的患者，在后方椎板骨愈合之前可能容易出现后方结构的骨不连或移位。颈脊髓病症状持续时间超过 12 个月、糖化血红蛋白水平超过 6.5% 以及疾病病程超过 10 年也被认为是导致不良预后的相关因素[67]。

另一项重要且可能令人不安的观察结果是，在成功施行初次手术后一年，椎管内的后纵韧带骨化速度持续加速。有作者发现，尽管没有出现明显的临床症状，5 年内超过 70% 的患者影像学检查提示后纵韧带骨化程度有所加重[68,69]。有学者在后路融合手术中也发现了类似的结果，但程度相对较轻，尚不具有统计学意义[70]。

结果

椎板成形术是一种安全有效的后路颈椎减压术，特别是对多节段颈椎病患者而言。在一项包括 520 名患者的队列研究中，Machino 报道了其中 87.9% 的患者保留了颈椎运动功能，颈椎前凸程度从术前的平均 11.9° 改善到术后的 13.6°，平均损失运动范围约 6.6%。作者将此部分归因于早期活动和避免佩戴颈托、在椎板应用坚强内固定。术前脊髓病的严重程度是能否获得良好结局的最重要预后因素。年龄大于 60 岁、伴有肠道或膀胱功能障碍、严重下肢功能障碍、症状持续时间较长的患者预后较差[13,54,71-73]。尽管如此，研究结果表明，与伴或不伴融合术椎板切除术、多节段前路减压融合术相比，椎板成形术的总体结果令人满意、并发症率相对较低[19,21,27,39,42,46,54-57]。颈椎前凸的消失可导致矢状面序列不佳，进而导致疼痛和功能障碍[74-76]。精准的术前规划，选择合适的患者和预防术后不稳定导致的后凸对于获得良好的术后效果至关重要。

在一项对 505 名接受椎板成形术的患者进行的研究中，评估年龄因素对并发症和神经系统结果的影响，结果显示年龄小于 65 岁的患者、65 岁至 75 岁的患者，以及年龄大于 75 岁的患者之间的并发症发生率无统计学差异，同时神经功能改善方面也无明显差异，包括 JOA 评分（三组患者的评分大约为 3 分）、10s 握力实验和 10s 行走实验[77]。

在一项由 Nakashima 等人进行的前瞻性比较研究中，92 例接受单开门或双开门椎板成形术的患者在手术时间、并发症和神经功能改善等方面无显著差异。单开门手术组的患者颈椎前凸度减少了 5.6°，而双开门手术组的患者颈椎前凸减少了 3°。单开门组患者的活动范围减少了 26°，双开门组患者活动范围减少了 19.3°[44]。在临床实践中，双开门手术要求进行更大范围的后方切除，对后方结构造成的干扰更大，但实际手术效果与单开门手术相差无几，这可能是导致双开门手术不如单开门手术那样普及的原因（图 7.1）。

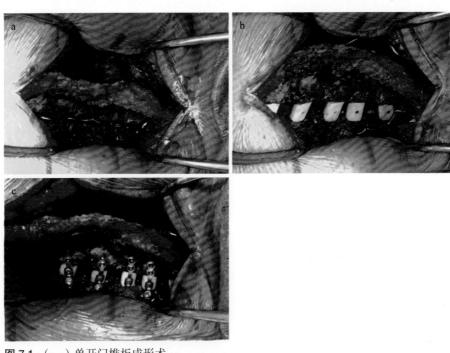

图 7.1　（a-c）单开门椎板成形术。

结论

在亚洲国家，椎板成形术已经有 20 多年的历史，成为治疗症状性压迫性脊髓型颈椎病的首选治疗方法。它在世界其他地区的接受程度则相对较低。

随着时间的推移,椎板成形术有以下明显的优点:

● 椎板成形术可以改善神经系统功能,如有症状的脊髓病和相关的神经根病,同时可以保留运动功能,减少了多节段颈椎椎板切除术引起的不稳定和对线不良。更早的干预可望有更好的机会改善或甚至消除症状,有效的减压也会使严重的病例获益。文献报道的临床症状改善率与椎板切除融合术及前路多节段减压融合手术的效果相同。

● 椎板成形术的适应证包括症状性脊髓型压迫性脊髓病、后纵韧带骨化症(OPLL),以及不伴不稳定骨折、脱位和急性椎间盘突出的中央脊髓综合征患者。后一种适应证仍存在一些争议,因为尽管进行了后路减压,OPLL可能会增加脊髓腹侧的压迫效应,而目前椎板成形术治疗中央脊髓综合征的长期结果好坏不一。

● 椎板成形术的禁忌证自最初引入该术式以来仍未改变:后凸畸形、颈椎不稳、结缔组织疾病和炎症性关节病。椎板成形术可在多种辅助情况下继续应用,如辅助融合手术、代替选择性椎板切除术。更大规模的证据仍然很少,但基于有限的报告,概念上似乎是可行的。

● 与椎板成形术相关的并发症有可能需转为融合手术、颈椎活动度下降、出现后凸畸形和持续的颈部疼痛。总的来说,与后路椎板切除融合术相比,椎板成形术可减少失血量和降低术后感染率。

● 单开门技术和双开门技术比较来说,根据文献综述报道,前者的接受度似乎更大,其原因可能与手术方式相对简单、可重复性高有关。单开门技术同时利于在开门侧进行椎间孔切开减压。应用能够促进骨愈合的后路固定和生物移植物,除了成本提高外没有明显的缺点。然而,与单纯开门手术相比,使用这些坚强内固定及移植物的证据尚不明确[78]。尽管如此,这些作者仍明确支持使用坚强钢板和螺钉进行固定,同时使用定制和预制的同种异体移植物,以便早期进行活动,降低或避免关门的风险。

● 尽管在过去几十年的文献报道中,椎板成形术效果良好,但其在北美和欧洲的使用仍相对较少。造成这种情况的原因可能是多方面的,包括不同的患者群体、医生接受的外科训练不同和保险所涵盖的内容不同等[79]。

● 此外,椎板成形术几乎从诞生之初就出现了很多的变化,这使得进行更系统的评估变得更加困难。尽管如此,如果应用得当,该术式对症状性脊髓型颈椎病患者的手术治疗具有很大的价值[80,81]。

（杨阳　译　　王升儒　翟吉良　校）

参考文献

1. Hirabayashi K, Satomi K. Operative procedure and results of expansive open-door laminoplasty. Spine (Phila Pa 1976). 1988;13(7):870–6.
2. Heller JG, Edwards CC, Murakami H, Rodts GE. Laminoplasty versus laminectomy and fusion for multilevel cervical myelopathy: an independent matched cohort analysis. Spine (Phila Pa 1976). 2001;26(12):1330–6.
3. Butler JC, Whitecloud TS. Postlaminectomy kyphosis. Causes and surgical management. Orthop Clin North Am. 1992;23(3):505–11.
4. Guigui P, Benoist M, Deburge A. Spinal deformity and instability after multilevel cervical laminectomy for spondylotic myelopathy. Spine (Phila Pa 1976). 1998;23(4):440–7.
5. Yasuoka S, Peterson HA, MacCarty CS. Incidence of spinal column deformity after multilevel laminectomy in children and adults. J Neurosurg. 1982;57(4):441–5.
6. Sim FH, Svien HJ, Bickel WH, Janes JM. Swan-neck deformity following extensive cervical laminectomy. A review of twenty-one cases. J Bone Joint Surg Am. 1974;56(3):564–80.
7. Ito M, Nagahama K. Laminoplasty for cervical myelopathy. Global Spine J. 2012;2(3):187–94.
8. Minamide A, Yoshida M, Simpson AK, Yamada H, Hashizume H, Nakagawa Y, et al. Microendoscopic laminotomy versus conventional laminoplasty for cervical spondylotic myelopathy: 5-year follow-up study. J Neurosurg Spine. 2017;27(4):403–9.
9. Sodeyama T, Goto S, Mochizuki M, Takahashi J, Moriya H. Effect of decompression enlargement laminoplasty for posterior shifting of the spinal cord. Spine (Phila Pa 1976). 1999;24(15):1527–31; discussion 31–2.
10. Aita I, Hayashi K, Wadano Y, Yabuki T. Posterior movement and enlargement of the spinal cord after cervical laminoplasty. J Bone Joint Surg Br. 1998;80(1):33–7.
11. Aebi M, Arket V, Webb JK. AO spine manual. Principles and techniques (Vol 1). Thieme Verlag: Stuttgart, New York; 2007.
12. Stamm S, McClellan JW, Knierim A, Suiter IP, Riew KD. Dynamic MRI reveals soft-tissue compression causing progressive myelopathy in postlaminectomy patients: a report of three cases. JBJS Case Connect. 2013;3(1):e17.
13. Mitsunaga LK, Klineberg EO, Gupta MC. Laminoplasty techniques for the treatment of multilevel cervical stenosis. Adv Orthop. 2012;2012:307916.
14. Hosono N, Sakaura H, Mukai Y, Yoshikawa H. The source of axial pain after cervical laminoplasty-C7 is more crucial than deep extensor muscles. Spine (Phila Pa 1976). 2007;32(26):2985–8.
15. Hosono N, Yonenobu K, Ono K. Neck and shoulder pain after laminoplasty. A noticeable complication. Spine (Phila Pa 1976). 1996;21(17):1969–73.
16. Hosono N, Sakaura H, Mukai Y, Fujii R, Yoshikawa H. C3-6 laminoplasty takes over C3-7 laminoplasty with significantly lower incidence of axial neck pain. Eur Spine J. 2006;15(9):1375–9.
17. Hirabayashi K, Watanabe K, Wakano K, Suzuki N, Satomi K, Ishii Y. Expansive open-door laminoplasty for cervical spinal stenotic myelopathy. Spine (Phila Pa 1976). 1983;8(7):693–9.
18. Herkowitz HN. Cervical laminaplasty: its role in the treatment of cervical radiculopathy. J Spinal Disord. 1988;1(3):179–88.
19. Hirabayashi K, Toyama Y, Chiba K. Expansive laminoplasty for myelopathy in ossification of the longitudinal ligament. Clin Orthop Relat Res. 1999;359:35–48.
20. Kawaguchi Y, Matsui H, Ishihara H, Gejo R, Yoshino O. Axial symptoms after en bloc cervical laminoplasty. J Spinal Disord. 1999;12(5):392–5.
21. Satomi K, Nishu Y, Kohno T, Hirabayashi K. Long-term follow-up studies of open-door expansive laminoplasty for cervical stenotic myelopathy. Spine (Phila Pa 1976). 1994;19(5):507–10.
22. Hirabayashi K, Miyakawa J, Satomi K, Maruyama T, Wakano K. Operative results and post-

operative progression of ossification among patients with ossification of cervical posterior longitudinal ligament. Spine (Phila Pa 1976). 1981;6(4):354–64.

23. Zdeblick TA, Zou D, Warden KE, McCabe R, Kunz D, Vanderby R. Cervical stability after foraminotomy. A biomechanical in vitro analysis. J Bone Joint Surg Am. 1992;74(1):22–7.

24. Raynor RB, Pugh J, Shapiro I. Cervical facetectomy and its effect on spine strength. J Neurosurg. 1985;63(2):278–82.

25. O'Brien MF, Peterson D, Casey AT, Crockard HA. A novel technique for laminoplasty augmentation of spinal canal area using titanium miniplate stabilization. A computerized morphometric analysis. Spine (Phila Pa 1976). 1996;21(4):474–83; discussion 84.

26. Rhee JM, Register B, Hamasaki T, Franklin B. Plate-only open door laminoplasty maintains stable spinal canal expansion with high rates of hinge union and no plate failures. Spine (Phila Pa 1976). 2011;36(1):9–14.

27. Mochida J, Nomura T, Chiba M, Nishimura K, Toh E. Modified expansive open-door laminoplasty in cervical myelopathy. J Spinal Disord. 1999;12(5):386–91.

28. Shaffrey CI, Wiggins GC, Piccirilli CB, Young JN, Lovell LR. Modified open-door laminoplasty for treatment of neurological deficits in younger patients with congenital spinal stenosis: analysis of clinical and radiographic data. J Neurosurg. 1999;90(2 Suppl):170–7.

29. Gillett GR, Erasmus AM, Lind CR. CG-clip expansive open-door laminoplasty: a technical note. Br J Neurosurg. 1999;13(4):405–8.

30. Kihara S, Umebayashi T, Hoshimaru M. Technical improvements and results of open-door expansive laminoplasty with hydroxyapatite implants for cervical myelopathy. Neurosurgery. 2005;57(4 Suppl):348–56. discussion -56

31. Itoh T, Tsuji H. Technical improvements and results of laminoplasty for compressive myelopathy in the cervical spine. Spine (Phila Pa 1976). 1985;10(8):729–36.

32. Park JH, Ahn JS, Lee HJ, Shin BK. Comparison between radiological and clinical outcomes of laminoplasties with titanium miniplates for cervical myelopathy. Clin Orthop Surg. 2016;8(4):399–406.

33. Zhang H, Lu S, Sun T, Yadav SK. Effect of lamina open angles in expansion open-door laminoplasty on the clinical results in treating cervical spondylotic myelopathy. J Spinal Disord Tech. 2015;28(3):89–94.

34. Yeh KT, Yu TC, Chen IH, Peng CH, Liu KL, Lee RP, et al. Expansive open-door laminoplasty secured with titanium miniplates is a good surgical method for multiple-level cervical stenosis. J Orthop Surg Res. 2014;9:49.

35. Yeh KT, Chen IH, Yu TC, Liu KL, Peng CH, Wang JH, et al. Modified expansive open-door laminoplasty technique improved postoperative neck pain and cervical range of motion. J Formos Med Assoc. 2015;114(12):1225–32.

36. Kurokawa T, N T HT. Enlargement of the spinal canal by sagittal splitting of the spinous processes: Bessatsu Seikeigeka; 1982.

37. Hase H, Watanabe T, Hirasawa Y, Hashimoto H, Miyamoto T, Chatani K, et al. Bilateral open laminoplasty using ceramic laminas for cervical myelopathy. Spine (Phila Pa 1976). 1991;16(11):1269–76.

38. Nakano K, Harata S, Suetsuna F, Araki T, Itoh J. Spinous process-splitting laminoplasty using hydroxyapatite spinous process spacer. Spine (Phila Pa 1976). 1992;17(3 Suppl):S41–3.

39. Edwards CC, Heller JG, Silcox DH. T-Saw laminoplasty for the management of cervical spondylotic myelopathy: clinical and radiographic outcome. Spine (Phila Pa 1976). 2000;25(14):1788–94.

40. Tomita K, Nomura S, Umeda S, Baba H. Cervical laminoplasty to enlarge the spinal canal in multilevel ossification of the posterior longitudinal ligament with myelopathy. Arch Orthop Trauma Surg. 1988;107(3):148–53.

41. Tomita K, Kawahara N, Toribatake Y, Heller JG. Expansive midline T-saw laminoplasty (modified spinous process-splitting) for the management of cervical myelopathy. Spine (Phila Pa 1976). 1998;23(1):32–7.

42. Yonenobu K, Hosono N, Iwasaki M, Asano M, Ono K. Laminoplasty versus subtotal corpectomy. A comparative study of results in multisegmental cervical spondylotic myelopathy. Spine (Phila Pa 1976). 1992;17(11):1281–4.
43. Okada M, Minamide A, Endo T, Yoshida M, Kawakami M, Ando M, et al. A prospective randomized study of clinical outcomes in patients with cervical compressive myelopathy treated with open-door or French-door laminoplasty. Spine (Phila Pa 1976). 2009;34(11):1119–26.
44. Nakashima H, Kato F, Yukawa Y, Imagama S, Ito K, Machino M, et al. Comparative effectiveness of open-door laminoplasty versus French-door laminoplasty in cervical compressive myelopathy. Spine (Phila Pa 1976). 2014;39(8):642–7.
45. Protopsaltis TS, Choi CE, Kaplan DJ. Double-door or "French-door" cervical laminoplasty. J Spinal Disord Tech. 2015;28(9):319–23.
46. Yue WM, Tan CT, Tan SB, Tan SK, Tay BK. Results of cervical laminoplasty and a comparison between single and double trap-door techniques. J Spinal Disord. 2000;13(4):329–35.
47. Lee DG, Lee SH, Park SJ, Kim ES, Chung SS, Lee CS, et al. Comparison of surgical outcomes after cervical laminoplasty: open-door technique versus French-door technique. J Spinal Disord Tech. 2013;26(6):E198–203.
48. Edwards CC, Heller JG, Murakami H. Corpectomy versus laminoplasty for multilevel cervical myelopathy: an independent matched-cohort analysis. Spine (Phila Pa 1976). 2002;27(11):1168–75.
49. Hukuda S, Ogata M, Mochizuki T, Shichikawa K. Laminectomy versus laminoplasty for cervical myelopathy: brief report. J Bone Joint Surg Br. 1988;70(2):325–6.
50. Nakano N, Nakano T, Nakano K. Comparison of the results of laminectomy and open-door laminoplasty for cervical spondylotic myeloradiculopathy and ossification of the posterior longitudinal ligament. Spine (Phila Pa 1976). 1988;13(7):792–4.
51. Shiraishi T. A new technique for exposure of the cervical spine laminae. Technical note. J Neurosurg. 2002;96(1 Suppl):122–6.
52. Kotani Y, Abumi K, Ito M, Sudo H, Takahata M, Nagahama K, et al. Impact of deep extensor muscle-preserving approach on clinical outcome of laminoplasty for cervical spondylotic myelopathy: comparative cohort study. Eur Spine J. 2012;21(8):1536–44.
53. Rhee JM, Basra S. Posterior surgery for cervical myelopathy: laminectomy, laminectomy with fusion, and laminoplasty. Asian Spine J. 2008;2(2):114–26.
54. Lee TT, Manzano GR, Green BA. Modified open-door cervical expansive laminoplasty for spondylotic myelopathy: operative technique, outcome, and predictors for gait improvement. J Neurosurg. 1997;86(1):64–8.
55. Yonenobu K, Wada E, Suzuki S, Kanazawa A. The dorsal approach in degeneratively changed cervical spine. Orthopade. 1996;25(6):533–41.
56. Seichi A, Takeshita K, Ohishi I, Kawaguchi H, Akune T, Anamizu Y, et al. Long-term results of double-door laminoplasty for cervical stenotic myelopathy. Spine (Phila Pa 1976). 2001;26(5):479–87.
57. Yoshida M, Otani K, Shibasaki K, Ueda S. Expansive laminoplasty with reattachment of spinous process and extensor musculature for cervical myelopathy. Spine (Phila Pa 1976). 1992;17(5):491–7.
58. Yoshida M, Tamaki T, Kawakami M, Nakatani N, Ando M, Yamada H, et al. Does reconstruction of posterior ligamentous complex with extensor musculature decrease axial symptoms after cervical laminoplasty? Spine (Phila Pa 1976). 2002;27(13):1414–8.
59. Kawaguchi Y, Kanamori M, Ishiara H, Nobukiyo M, Seki S, Kimura T. Preventive measures for axial symptoms following cervical laminoplasty. J Spinal Disord Tech. 2003;16(6):497–501.
60. Wada E, Suzuki S, Kanazawa A, Matsuoka T, Miyamoto S, Yonenobu K. Subtotal corpectomy versus laminoplasty for multilevel cervical spondylotic myelopathy: a long-term follow-up study over 10 years. Spine (Phila Pa 1976). 2001;26(13):1443–7; discussion 8.
61. Uematsu Y, Tokuhashi Y, Matsuzaki H. Radiculopathy after laminoplasty of the cervical spine.

Spine (Phila Pa 1976). 1998;23(19):2057–62.

62. Lau D, Winkler EA, Than KD, Chou D, Mummaneni PV. Laminoplasty versus laminectomy with posterior spinal fusion for multilevel cervical spondylotic myelopathy: influence of cervical alignment on outcomes. J Neurosurg Spine. 2017;27(5):508–17.

63. Matsumoto M, Watanabe K, Hosogane N, Tsuji T, Ishii K, Nakamura M, et al. Impact of lamina closure on long-term outcomes of open-door laminoplasty in patients with cervical myelopathy: minimum 5-year follow-up study. Spine (Phila Pa 1976). 2012;37(15):1288–91.

64. Matsumoto M, Watanabe K, Tsuji T, Ishii K, Takaishi H, Nakamura M, et al. Risk factors for closure of lamina after open-door laminoplasty. J Neurosurg Spine. 2008;9(6):530–7.

65. Lee DH, Park SA, Kim NH, Hwang CJ, Kim YT, Lee CS, et al. Laminar closure after classic Hirabayashi open-door laminoplasty. Spine (Phila Pa 1976). 2011;36(25):E1634–40.

66. Wang HQ, Mak KC, Samartzis D, El-Fiky T, Wong YW, Luo ZJ, et al. "Spring-back" closure associated with open-door cervical laminoplasty. Spine J. 2011;11(9):832–8.

67. Machino M, Yukawa Y, Ito K, Inoue T, Kobayakawa A, Matsumoto T, et al. Risk factors for poor outcome of cervical laminoplasty for cervical spondylotic myelopathy in patients with diabetes. J Bone Joint Surg Am. 2014;96(24):2049–55.

68. Iwasaki M, Kawaguchi Y, Kimura T, Yonenobu K. Long-term results of expansive laminoplasty for ossification of the posterior longitudinal ligament of the cervical spine: more than 10 years follow up. J Neurosurg. 2002;96(2 Suppl):180–9.

69. Kawaguchi Y, Kanamori M, Ishihara H, Nakamura H, Sugimori K, Tsuji H, et al. Progression of ossification of the posterior longitudinal ligament following en bloc cervical laminoplasty. J Bone Joint Surg Am. 2001;83-A(12):1798–802.

70. Lee CH, Jahng TA, Hyun SJ, Kim KJ, Kim HJ. Expansive laminoplasty versus laminectomy alone versus laminectomy and fusion for cervical ossification of the posterior longitudinal ligament: is there a difference in the clinical outcome and sagittal alignment? Clin Spine Surg. 2016;29(1):E9–15.

71. Machino M, Yukawa Y, Hida T, Ito K, Nakashima H, Kanbara S, et al. Can elderly patients recover adequately after laminoplasty?: a comparative study of 520 patients with cervical spondylotic myelopathy. Spine (Phila Pa 1976). 2012;37(8):667–71.

72. Machino M, Yukawa Y, Hida T, Ito K, Nakashima H, Kanbara S, et al. Persistent physical symptoms after laminoplasty: analysis of postoperative residual symptoms in 520 patients with cervical spondylotic myelopathy. Spine (Phila Pa 1976). 2012;37(11):932–6.

73. Machino M, Yukawa Y, Hida T, Ito K, Nakashima H, Kanbara S, et al. Modified double-door laminoplasty in managing multilevel cervical spondylotic myelopathy: surgical outcome in 520 patients and technique description. J Spinal Disord Tech. 2013;26(3):135–40.

74. Tang JA, Scheer JK, Smith JS, Deviren V, Bess S, Hart RA, et al. The impact of standing regional cervical sagittal alignment on outcomes in posterior cervical fusion surgery. Neurosurgery. 2012;71(3):662–9; discussion 9

75. Sakai K, Yoshii T, Hirai T, Arai Y, Shinomiya K, Okawa A. Impact of the surgical treatment for degenerative cervical myelopathy on the preoperative cervical sagittal balance: a review of prospective comparative cohort between anterior decompression with fusion and laminoplasty. Eur Spine J. 2017;26(1):104–12.

76. Suda K, Abumi K, Ito M, Shono Y, Kaneda K, Fujiya M. Local kyphosis reduces surgical outcomes of expansive open-door laminoplasty for cervical spondylotic myelopathy. Spine (Phila Pa 1976). 2003;28(12):1258–62.

77. Machino M, Yukawa Y, Imagama S, Ito K, Katayama Y, Matsumoto T, et al. Surgical treatment assessment of cervical laminoplasty using quantitative performance evaluation in elderly patients: a prospective comparative study in 505 patients with cervical spondylotic myelopathy. Spine. 2016;41:757–63.

78. Humadi A, Chao T, Dawood S, Tacey M, Barmare A, Freeman B. A meta-analysis of cervical laminoplasty techniques: are mini-plates superior? Global Spine J. 2017;7(4):373–81.

79. Kaye ID, Hilibrand AS, Morrissey PB, Vaccaro AR. Laminoplasty is the preferred procedure

for a posteriorly based multilevel surgery in a patient with a neutral spine and cervical spondylotic myelopathy: true or false? Clin Spine Surg. 2018;31(1):1–5.

80. Duetzmann S, Cole T, Ratliff JK. Cervical laminoplasty developments and trends, 2003–2013: a systematic review. J Neurosurg Spine. 2015;23(1):24–34.

81. Cho SK, Kim JS, Overley SC, Merrill RK. Cervical laminoplasty: indications, surgical considerations, and clinical outcomes. J Am Acad Orthop Surg. 2018;26(7):e142–e52.

第八章
微创颈椎后路椎间孔切开椎间盘切除术

Joel Z. Passer, Shahin Manoochehri, Bong-Soo Kim

引言

颈椎神经根病是脊柱外科医生常见的问题,它是指由于颈神经根受压而引起的疼痛和/或感觉运动障碍综合征,其常见原因包括颈椎间盘疾病、颈椎病、颈椎不稳定、创伤和肿瘤。典型的颈神经根病症状包括伴有典型皮肤分布的手臂疼痛、颈部疼痛、麻木和无力[1]。

大多数颈神经根病患者(75%~90%)通过保守治疗,包括物理治疗、颈椎牵引和硬膜外类固醇注射等治疗,症状会得到改善。但当患者保守治疗失败或开始出现进行性神经功能损害时,需要进行手术干预。已有多种前路和后路手术技术广泛应用于治疗颈神经根病,每种技术都有其独特的优点和缺点。两种最常见的手术是颈椎前路椎间盘切除融合术(anterior cervical discectomy and fusion,ACDF)和颈椎后路椎间孔切开术(posterior cervical foraminotomy,PCF)。

历史演变

PCF 最早由 Spurling 与 Scoville[2]和 Frykholm[3]所描述。该手术成为治疗颈椎间盘突出症的首选技术,直到 Smith 和 Robinson 引入前路手术[4],Cloward 在 1958 年对前路手术进行了改良[5]。在接下来的几十年里,前路手术的应用越来越普遍。尽管如此,PCF 虽仍然是一种可行的方法,但文献中缺乏高质量的数据[6]。以微创腰椎间盘切除术为范例,在 1998 年[7]和 2000 年[8]文献报道了 PCF 微创技术应用于尸体研究。2001 年,Adamson 报道了 MIS PCF 内镜技术及在其前 100 个连续患者中的临床结果,其中 97% 的患者取得了良好或优异的效果[9]。2002 年,Fessler 和 Khoo 进一步描述了该技术,证明了显微内镜下 PCF 与传统开放式 PCF 的效果相当,两组患者均取得了 87%~92% 的症状改善[10]。

适应证

颈椎后路椎间孔切开术适用于侧方软性椎间盘突出或椎间孔狭窄导致神经根受压并出现进行性或顽固性神经根病的患者[11,12]。虽然 PCF 手术指征狭窄，但对于经过严格筛选的患者而言，可以避免 ACDF 相关的并发症。ACDF 的相对禁忌证，包括既往手术史、放疗史或感染史，可能会影响 PCF 的决策。

虽然前路手术已经普遍流行，但仍具有潜在并发症的风险，如气管或食管损伤、颈动脉或椎动脉损伤、颈静脉损伤、喉返神经损伤等。此外，椎间盘切除和随之而来的脊柱融合会限制脊柱的活动，导致相邻节段的应力增加，出现相邻节段病变以及假关节、植入物下沉和后凸畸形等[13,14]。

该手术禁忌证包括原发性轴性颈痛、中央型椎间盘突出、弥漫性脊椎病导致中央狭窄或伴有双侧神经根性症状。有颈椎不稳或畸形的患者也不能施行此类手术。

手术技术

在手术室内施行气管内插管全身麻醉。使用 Mayfield 头架固定患者头部。整个手术过程中均应进行神经监测，利用体感诱发电位（somatosensory evoked potentials，SSEPs）来监测脊髓的完整性。当处理受累神经根时，可使用肌电图来监测神经的可能潜在的任何损伤。手术体位可选择俯卧位或坐位。

选用俯卧位体位时，小心地将患者翻转到 Jackson 手术床上，使用 C 型头架系统（Allen Medical）固定患者头部，然后将患者手臂收在身体两侧。体位摆放完毕后应检查 SSEPs，以确认神经功能没有受损。俯卧位的优点包括可以降低术中低血压和空气栓塞的风险。其缺点在于即使采用反 Trendelenburg 体位可能会预防术野中血流积聚，该术式的失血量和术野范围内血流增加。

使用内镜系统时应将患者置于坐位。与俯卧位相比，坐位的潜在优势包括减少手术时间和失血量。其缺点包括会增加静脉空气栓塞和术中低血压的风险。

无论采取何种手术体位，均应行侧位 X 线透视以确定正确的手术节段。完成定位后，将患者按照标准方式进行准备和消毒铺巾。在中线旁开约 1.5cm 处做一个 2cm 的切口，穿过筋膜层。在透视引导下，通过管状牵开器系统的扩张器逐级进行扩张，将最终的管状牵开器系统（16~21mm 之间）固定在手术台上，然后开始应用显微镜或内镜系统。

使用 Bovie 电烧和垂体咬钳小心地将软组织从手术野中取出,以避免穿透椎板间隙。在切除软组织、显露骨性结构后,使用弯曲的刮勺来确定椎板 - 关节突复合体的解剖结构,并从椎板下方移除黄韧带。使用 1mm 或 2mm Kerrison 咬钳进行椎板切开术,并向外侧延伸进行椎间孔切开术。通常情况下需要使用高速磨钻去除适量的骨质。为了保持力学稳定性,切除的关节突关节避免大于 50% 是至关重要的。切除黄韧带以方便观察硬膜和近端神经根。在这部分手术中,神经根静脉丛的硬膜外出血是可以预见的,可以用明胶泡沫和棉片来控制。如果确定是静脉丛出血,可以使用低挡位双极电烧凝闭静脉丛,然后进行分离。

在观察到神经根后,用 45 度角的神经钩探查神经根孔,以评估减压是否充分,并识别任何椎间盘碎片或骨赘。为了方便移除椎间盘或骨赘和尽可能减少对神经根的牵拉,可以磨去近端椎弓根内上约 2mm 大小骨质。

在确定为软性椎间盘突出后,使用 11 号刀片切开后纵韧带,再使用微神经钩游离碎片,进一步用垂体咬钳将其取出。当存在骨赘时,使用向下倾斜的刮匙进行刮除,或将其处理成碎片,以方便去除。

当减压满意后,使用抗生素浸泡的大量生理盐水冲洗伤口,仔细止血,移除牵开器系统。然后用可吸收缝合线逐层缝合筋膜层、皮下层和皮肤层,最后外用皮肤胶水黏合伤口。

文献综述

总的来说,PCF 是一种有效的治疗方法。文献报道 85%~100% 的患者神经根病症状得到良好缓解[15-18]。一些研究表明,在 1 年和 2 年的随访中,颈部残疾指数(NDI)、颈部视觉模拟评分(VASN)和手臂视觉模拟评分(VASA)均有显著改善[19,20]。

微创颈椎后路椎间孔切开术已被证明是颈前路椎间盘切除融合术的可行替代选择,特别是对于那些有侧方软性椎间盘突出或椎间孔狭窄的患者。2015 年,McAnany 等人的荟萃分析比较了开放式和微创技术的有效性,结果显示两种手术的结果无统计学差异[21]。Clark 等人通过对纳入的随机临床试验进行系统综述研究[22],发现相比于开放 PCF 手术,采用 MIS PCF 的患者其失血量、止疼药物使用量、住院时间均显著减少[23]。

Lubelski 等人在回顾性研究了 2005 年至 2011 年期间在同一机构接受 ACDF 或 PCF 的患者,两种手术的 2 年后再手术率在统计学上相差无几[24]。Ruetten 等人通过回顾性研究比较了 ACDF 与 PCF 治疗单侧单节段神经根病后外侧或椎间孔椎间盘突出的疗效,结果显示两组患者在总体预后、并发症发生率或翻修率方面无显著差异[25]。一些研究也显示 ACDF 的成本明显高于 PCF（一项研究显示 ACDF 的平均成本为 8 192 美元，PCF 的平均成本为 4 320 美元），主要与手术植入物的成本有关[26,27]。

Bydon 等人的长期随访研究调查了 151 例 PCF 患者，发现首次手术后平均 2.4 年再手术率为 9.9%，随访至少 2 年的患者再手术率为 16.4%。术前存在颈痛的患者其再手术发生率较高。初次手术的相同节段再手术率显著高于相邻节段 / 远端节段再手术率。其中 80% 的患者采用 ACDF 作为再手术方式，13.3% 的患者采用颈椎椎板切除融合术，6.7% 的患者采用 PCF 作为再手术方式[16]。Skovlrj 等人也报道了类似的研究结果，在 PCF 初始手术后平均 55 个月左右，7.1% 的患者采用 ACDF 进行了再次手术[20]。

PCF 已被证明可显著改善患者的整体活动能力、日常活动能力和自我护理能力，可有效减轻患者疼痛以及减轻患者焦虑 / 抑郁[28]。

微创颈椎后路椎间孔切开术已被证明是安全、经济、有效的，可用于治疗侧方椎间盘突出或椎间孔狭窄的患者，可实现与 ACDF 类似的长期结果，并能避免前路手术带来的潜在并发症和脊柱融合对正常脊柱生物力学的干扰。

（杨阳 译　王升儒 校）

参考文献

1. Caridi JM, Pumberger M, Hughes AP. Cervical radiculopathy: a review. HSS J. 2011;7(3):265–72.

2. Scoville W, Whitcomb B, McLaurin R. The cervical ruptured disc: report of 115 operative cases. Trans Am Neurol Assoc. 1951;(56):222–4.

3. Frykholm R. Cervical nerve root compression resulting from disc degeneration and root sleeve fibrosis. Acta Chir Scand. 1951;(Suppl 160).

4. Smith GW, Robinson RA. The treatment of certain cervical-spine disorders by anterior removal of the intervertebral disc and interbody fusion. J Bone Joint Surg Am. 1958;40-A(3):607–24.

5. Cloward RB. The anterior approach for removal of ruptured cervical disks. J Neurosurg. 1958;15(6):602–17.

6. Heary RF, Ryken TC, Matz PG, Anderson PA, Groff MW, Holly LT, et al. Cervical laminoforaminotomy for the treatment of cervical degenerative radiculopathy. J Neurosurg Spine. 2009;11(2):198–202.

7. Roh SW, Kim DH, Cardoso AC, Fessler RG. Endoscopic foraminotomy using MED system in cadaveric specimens. Spine (Phila Pa 1976). 2000;25(2):260–4.

8. Burke TG, Caputy A. Microendoscopic posterior cervical foraminotomy: a cadaveric model and clinical application for cervical radiculopathy. J Neurosurg. 2000;93(1 Suppl):126–9.

9. Adamson TE. Microendoscopic posterior cervical laminoforaminotomy for unilateral radiculopathy: results of a new technique in 100 cases. J Neurosurg. 2001;95(1 Suppl):51–7.

10. Fessler RG, Khoo LT. Minimally invasive cervical microendoscopic foraminotomy: an initial clinical experience. Neurosurgery. 2002;51(5 Suppl):S37–45.

11. Epstein NE. A review of laminoforaminotomy for the management of lateral and foraminal

cervical disc herniations or spurs. Surg Neurol. 2002;57(4):226–33; discussion 233–4.

12. Dodwad SJ, Dodwad SN, Prasarn ML, Savage JW, Patel AA, Hsu WK. Posterior cervical foraminotomy: indications, technique, and outcomes. Clin Spine Surg. 2016;29(5):177–85.

13. Ahn J, Tabaraee E, Bohl DD, Singh K. Minimally invasive posterior cervical foraminotomy. J Spinal Disord Tech. 2015;28(8):295–7.

14. Gala VC, O'Toole JE, Voyadzis JM, Fessler RG. Posterior minimally invasive approaches for the cervical spine. Orthop Clin North Am. 2007;38(3):339–49; abstract v.

15. Harrop JS, Silva MT, Sharan AD, Dante SJ, Simeone FA. Cervicothoracic radiculopathy treated using posterior cervical foraminotomy/discectomy. J Neurosurg. 2003;98(2 Suppl):131–6.

16. Bydon M, Mathios D, Macki M, de la Garza-Ramos R, Sciubba DM, Witham TF, et al. Long-term patient outcomes after posterior cervical foraminotomy: an analysis of 151 cases. J Neurosurg Spine. 2014;21(5):727–31.

17. Kerry G, Hammer A, Ruedinger C, Ranaie G, Steiner HH. Microsurgical posterior cervical foraminotomy: a study of 181 cases. Br J Neurosurg. 2017;31(1):39–44.

18. Jagannathan J, Sherman JH, Szabo T, Shaffrey CI, Jane JA. The posterior cervical foraminotomy in the treatment of cervical disc/osteophyte disease: a single-surgeon experience with a minimum of 5 years' clinical and radiographic follow-up. J Neurosurg Spine. 2009;10(4):347–56.

19. Lawton CD, Smith ZA, Lam SK, Habib A, Wong RH, Fessler RG. Clinical outcomes of microendoscopic foraminotomy and decompression in the cervical spine. World Neurosurg. 2014;81(2):422–7.

20. Skovrlj B, Gologorsky Y, Haque R, Fessler RG, Qureshi SA. Complications, outcomes, and need for fusion after minimally invasive posterior cervical foraminotomy and microdiscectomy. Spine J. 2014;14(10):2405–11.

21. McAnany SJ, Kim JS, Overley SC, Baird EO, Anderson PA, Qureshi SA. A meta-analysis of cervical foraminotomy: open versus minimally-invasive techniques. Spine J. 2015;15(5):849–56.

22. Kim KT, Kim YB. Comparison between open procedure and tubular retractor assisted procedure for cervical radiculopathy: results of a randomized controlled study. J Korean Med Sci. 2009;24(4):649–53.

23. Clark JG, Abdullah KG, Steinmetz MP, Benzel EC, Mroz TE. Minimally invasive versus open cervical foraminotomy: a systematic review. Global Spine J. 2011;1(1):9–14.

24. Lubelski D, Healy AT, Silverstein MP, Abdullah KG, Thompson NR, Riew KD, et al. Reoperation rates after anterior cervical discectomy and fusion versus posterior cervical foraminotomy: a propensity-matched analysis. Spine J. 2015;15(6):1277–83.

25. Ruetten S, Komp M, Merk H, Godolias G. A new full-endoscopic technique for cervical posterior foraminotomy in the treatment of lateral disc herniations using 6.9-mm endoscopes: prospective 2-year results of 87 patients. Minim Invasive Neurosurg. 2007;50(4):219–26.

26. Mansfield HE, Canar WJ, Gerard CS, O'Toole JE. Single-level anterior cervical discectomy and fusion versus minimally invasive posterior cervical foraminotomy for patients with cervical radiculopathy: a cost analysis. Neurosurg Focus. 2014;37(5):E9.

27. Alvin MD, Lubelski D, Abdullah KG, Whitmore RG, Benzel EC, Mroz TE. Cost-utility analysis of anterior cervical discectomy and fusion with plating (ACDFP) versus posterior cervical foraminotomy (PCF) for patients with single-level cervical radiculopathy at 1-year follow-up. Clin Spine Surg. 2016;29(2):E67–72.

28. Faught RW, Church EW, Halpern CH, Balmuri U, Attiah MA, Stein SC, et al. Long-term quality of life after posterior cervical foraminotomy for radiculopathy. Clin Neurol Neurosurg. 2016;142:22–5.

第九章
不伴有脊柱侧凸的胸椎后路固定

Dany Aouad, Oliver Tannous

引言

在 20 世纪,胸椎内固定植骨融合技术获得了明显的进步并得到广泛的应用,这种进步也是在多种其他技术尝试反复失败的基础上获得的[1]。从 20 世纪中叶开始,脊柱内固定时的使用、植骨融合术以及影像学技术的进步大大地提高了术中操作的精准度以及术后的临床疗效。

1953 年,Paul Harrington 医生开始设计发明 Harrington 棒内固定系统用于脊柱侧凸的治疗,该系统由椎板钩以及与之相连的不锈钢内固定棒组成。此后,植骨融合术被用于 Harrington 内固定技术,其在预防内固定相关并发症方面具有重要作用,而内固定并发症是此前文献中报道的最常见的并发症[1]。20 世纪 70 年代,Eduardo Luque 提出了一种新的内固定系统,其由节段性的椎板下钢丝固定于内固定棒组成。该内固定系统固定强度更佳,减少了术后使用支具的必要性,但其神经系统并发症发生率较高[2]。

在同一时期,椎弓根螺钉的应用慢慢地流行起来。椎弓根螺钉最早于 1949 年由 Michele 和 Krueger 报道,其优势在于可以进行脊柱三柱固定、固定强度更大以及内固定节段更短[3]。椎弓根螺钉植入技术经历了一系列的改革并在 20 世纪 80 年代开始得到广泛应用。如今,椎弓根螺钉已经成为治疗胸腰椎退变性疾病、肿瘤、创伤、感染以及畸形等最常采用的内固定方式。

解剖

胸椎是脊柱中相对僵硬的区域。肋椎关节以及胸廓会增加胸椎的稳定性,限制了胸椎的侧屈以及旋转。胸椎的抗压能力是其他部位脊柱的三倍,其刚度的增加有助于抵抗压力以保护心脏以及双肺。

大多数人的胸后凸角度平均为 20°~40°。胸椎椎体以及椎间盘的楔形变以及直立时重力中线位于椎体前方是导致胸椎后凸的原因。需要注意的是，胸椎后凸会随着年龄增长而增加，此外，在强直性脊柱炎患者中也会增加。在强直性脊柱炎患者胸椎外伤后内固定时，医生必须按照术前的胸椎后凸进行棒的预弯，因为脊柱过伸可导致神经系统并发症，并且会导致内固定物张力增大，增加内固定失败风险。

T_4-T_9的椎间孔狭窄，但直径最窄的椎管位于T_{11}水平。因此，这些水平的脊髓对于退变或者转移性肿瘤等占位病变的耐受力较低。

与腰椎相比，胸椎的椎弓根较短，测量结果为15~20mm。胸椎椎弓根的外侧皮质坚密，其中内壁以及下壁的强度最大。椎弓根的直径在上胸椎以及下胸椎最大，而在T_4-T_6水平最窄，在这些狭窄的节段进行椎弓根螺钉置入是具有挑战性的。矢状面上胸椎椎弓根与上终板之间的角度约为头倾15°；椎弓根的横向角在T_1-T_2为20°~30°，中胸椎为10°，在T_{10}-T_{12}为0°~10°。

以往认为胸椎椎弓根是均一的圆柱形结构[4,5]，但随着CT三维重建影像学技术的进步，很多解剖变异被发现[6]。多数椎弓根因内侧壁外凸以及外侧壁凹陷而呈倒泪滴形[6]。最后，对于关节突关节朝向的了解也非常重要。大多数胸椎的上关节突朝向后侧并轻度朝向外侧。在下胸椎，上关节突的朝向逐渐向腰椎过渡，变为朝向内侧。

适应证

后路椎弓根螺钉内固定广泛应用于创伤、肿瘤、感染以及退变性畸形。椎弓根螺钉向前进入椎体，可以同时作用于脊柱的前后柱并获得坚强的节段性固定[7]。此外，后路切口的延长比较容易，在术中可根据需要延长内固定节段。对于骨质疏松患者，可在置入螺钉前在椎体内注入骨水泥或者将骨水泥注射入空心、带有侧孔的椎弓根螺钉来增强固定的强度。这些技术可将抗拔出力提高约30%~90%[8]。在椎弓根解剖发育不佳无法置入螺钉或者固定节段内存在活动性感染时，不能使用椎弓根螺钉。当椎弓根直径小于4mm时，不宜采用椎弓根螺钉，需要使用钉钩混合或者全钩联合内固定棒进行固定。

手术治疗

椎弓根螺钉内固定

当胸椎椎弓根狭窄时，椎弓根螺钉的置入会很具有挑战性。文献报道，胸椎椎弓根螺钉的位置不佳发生率高达3%~55%[9]。文献中螺钉位置不佳发生率变异较大,其主要原因为医生的经验不同、患者是否存在脊柱畸形以及对螺钉位置不佳的定义不同。多数情况下螺钉位置不佳并不会引起症状,且可通过作用于椎弓根、肋骨以及椎体获得足够的骨组织固定。然而,椎弓根螺钉偏内和偏下时可导致脊髓或者出口神经根损伤。因此,了解胸椎椎弓根的解剖变异以及胸椎椎弓根入钉点的标志非常重要。偶尔情况下,胸椎椎弓根过于狭窄,不适合使用椎弓根螺钉,此时需要选择其他的固定手段。

术前计划

在计划进行胸椎后路内固定时,术前计划非常重要,还需做好固定的备选方案。术前 CT 扫描可用来评估骨骼形态、制订手术计划以及测量椎弓根径线。手术前应当考虑到使用骨钩固定的可能性并进行准备,以备术中选择使用。

开放手术

在通常情况下,患者俯卧于中空的体位架上,胸部以及髋部使用体位垫,或者俯卧于平的床面上,胸部使用圆柱形体位垫。对于胸椎后凸过大的患者(例如强直性脊柱炎),Wilson 体位架是一个很好的选择。在体位摆放时,要注意在骨性突起的部位放置衬垫以防压伤。在中下胸椎进行手术时,双上肢应当外展、上举。在切开切口之前,需要使用正侧位 X 线透视确定手术节段。皮肤消毒铺单后,采用正中切口,向外侧剥离椎旁肌显露目标手术节段的横突。在透视确认手术节段准确之前,需要保留脊柱后方张力带结构(棘上以及棘间韧带)的完整性。术者需要避免对固定融合节段近端的关节突关节以及棘间、棘上韧带的医源性破坏,因为这些结构不在融合范围内,对这些结构的破坏会增加术后发生近端交界性后凸的风险。

根据内外以及头尾侧的解剖标志来确定椎弓根螺钉的入钉点,其在胸椎的不同区域是不同的。在 T_1、T_2 以及 T_{10}-T_{12},椎弓根螺钉的入钉点为横突的上 1/3 与峡部外侧缘的交点。在 T_3-T_9,入钉点更加偏头侧,位于横突上缘与上关节突外侧 1/2 的交点(图 9.1)。

在确定入钉点以后,使用高速磨钻磨除入钉点后方的皮质。若入钉点准确,术者通常可看到椎弓根松质骨内流出鲜血。此后,使用椎弓根探针穿过椎弓根的松质骨。在进行这一操作时,需要注意触觉反馈并根据椎弓根边缘的皮质骨产生的阻力来调整钉道的走向。钉道通常与峡部垂直,其横向角度变异较大,T_1 为 25°~30°,T_{12} 为 0°~5°。当椎弓根探针进入 20mm 时,使用球形探针确认椎弓根四壁完整,并确认基底位于椎体内。

在椎弓根螺钉钉道制备完成后,使用比椎弓根螺钉直径小 0.5~1mm 的丝攻进行钉道准备,之后再使用球形探针确认钉道四壁。此时,若对钉道的位置或者走向存在疑问时,可使用椎弓根定位标记插入钉道,采用术中透视对钉道进行确认。

最后,置入椎弓根螺钉。在术前 CT 上对每颗螺钉的直径和长度进行规划对于准确置钉是有帮助的。术者必须小心的按照丝攻完成的钉道的矢状面以及横向角度置入椎弓根螺钉。在拧入螺钉时,最初几圈应当操作轻柔,以使得螺钉的螺纹可自行寻找椎弓根,防止螺钉偏离钉道。在植入所有椎弓根螺钉后,需要进行正侧位 X 线透视以确认椎弓根螺钉的位置是否合适。肋间肌以及腹部肌肉诱发电位监测有助于确认椎弓根螺钉的位置准确与否,但这种方式的敏感性不高。当刺激电流小于 8mA 时,需要怀疑椎弓根内壁或者下壁破裂[6]。

在完成椎弓根螺钉置入之后,选择合适长度的棒并进行预弯。在没有侧凸以及其他畸形的情况下,棒的预弯相对比较简单,与脊柱正常后凸相符合即可。

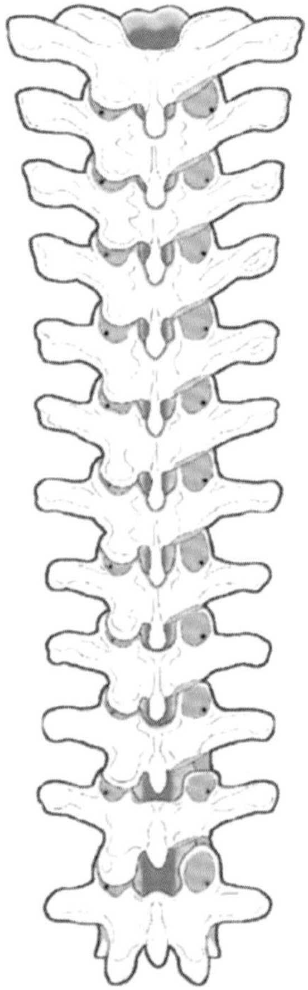

补救措施

在一些患者中,由于椎弓根直径小于 4 或者 5mm 或者多次尝试置钉失败导致椎弓根完整性受到破坏,从而无法使用椎弓根螺钉。在这种情况下,可以采用"内 - 外 - 内"的技术来进行置钉。在横突上选择椎弓根外的入钉点,钉道穿过肋椎关节后再进入椎体的前中部[7]。

作为一种备选方法,在胸椎也可使用固定于椎弓根、椎板或者横突的骨钩来进行固定。在使用胸椎椎弓根钩时,首先使用骨刀切除下关节突。使用椎弓根探子从下一节段上关节突上方进入椎管,从目标节段的峡部椎板下方穿过直至目标椎弓根的下壁。之后使用开口向上的骨钩沿同一路径进入,牢固固定于椎弓根的下部。胸椎所有节段均可安全地使用椎板下骨钩进行固定,使用刮匙或者椎板剥离器从椎板的下缘分离黄韧带。之后将开口向上的骨钩

图 9.1 红点为胸椎椎弓根理想的入钉点。在左侧,关节突被保留。在右侧,下关节突被切除。该图获得 Springer Science and Bus Media BV 授权。

置于该间隙,并将之牢固固定与椎板下面。也可使用同样的方法置入开口向下的椎板上骨钩。在使用该方法时,分离椎板下间隙的时候需要非常的小心,因为这个部位的硬膜已经没有黄韧带保护。可使用垂体咬钳咬除椎板上缘部分骨质为椎板上骨钩的置入创造安全的区域。横突钩可用于不伴有骨质疏松的患者的 T_1-T_{10} 固定。使用刮匙或者横突探子在横突的上内侧制作一个骨膜下间隙,之后使用开口向下的骨钩固定于横突的上缘以获得坚强的固定。

并发症

胸椎椎弓根螺钉技术的并发症比腰椎椎弓根螺钉要常见,而且通常发生于手术中。最可怕的并发症之一是螺钉突破椎弓根内壁导致严重的神经损伤。椎弓根内壁破裂发生率高达 25%[10]。由于胸椎的脊髓张力高于其他部位,螺钉突破内壁是非常危险的。在螺钉突破内壁后,应当进行椎板切除、直视硬膜;若硬膜破裂,应当进行缝合修补。在这种情况下,尽管缺乏证据支持,可以静脉使用糖皮质激素以减轻脊髓的炎症反应。

螺钉突破外壁的发生率高达 30%,有损伤周围重要结构的风险,例如主动脉、肺(导致气胸)以及其他邻近脏器的损伤。另外,螺钉过长突破前壁的发生率为 8%,可能损伤主动脉、下腔静脉或食管。

其他围手术期并发症发生率较低,但也应引起重视,包括椎弓根骨折(1%)、螺钉松动(1.5%)以及感染(高达 4%)[11]。

胸椎经皮椎弓根螺钉内固定

引言

在过去十年,微创胸椎椎弓根螺钉技术变得越来越受欢迎。该技术在透视引导下经皮穿刺进行,可以作为一种备选方案用于前路胸椎减压融合,例如椎间盘切除、椎体切除之后的二期后路固定融合或者应用于脊柱创伤。当需要进行后路减压时,开放手术通常是最好的选择。

经皮胸椎椎弓根螺钉技术的主要优势为减少软组织的剥离从而减少出血及输血的风险[12],还可降低感染的风险并减少术后疼痛、减少麻醉剂的使用、缩短术后恢复时间以及住院时间[12,13]。该技术尤其适用于前路进行肿瘤切除、二期进行后路固定的转移性肿瘤的患者[14]。

经皮胸椎椎弓根螺钉技术的主要缺点为无法进行直视且无法制备确切的植骨床。除此之外,因该技术需要增加术中透视,外科医生射线暴露的增加也需要引发关注[13]。

手术技术

经皮胸椎椎弓根螺钉内固定技术可在术中CT或者X线透视引导下进行[13]。当使用X线透视引导时,需要拍摄与终板平行、棘突位于正中且与双侧椎弓根距离相等的正位。沿椎弓根外缘做皮肤切口标记,皮肤切口长度要足以容纳螺钉的延长杆。使用Jamshidi穿刺针分别在左右侧于9点或者3点的部位进行穿刺。穿刺针自外向内前进约10~25mm,注意不要突破椎弓根内壁。在这个深度时,穿刺针的应当进入椎体的后缘,此时需要进行侧位X线透视确认穿刺针的位置。之后通过穿刺针放置导丝,确保钉道位于椎弓根内。此后,使用空心的丝锥穿过导丝经椎弓根进行攻丝,再置入空心椎弓根螺钉、移除导丝。其他节段可以重复同样的步骤进行椎弓根螺钉置入。每个螺钉均连接有延长杆,合适长度的内固定棒通过延长杆进行筋膜下穿棒并与各螺钉相连固定。

结论

胸椎后路固定技术在过去70年得到了明显的发展,现代后路胸椎固定技术已经成为安全且可重复的技术。对于具有合适适应证的患者来说,经皮椎弓根螺钉技术是一个很好的选择,但该技术不能进行后路椎管减压以及制备确切的后方植骨床。尽管椎弓根螺钉已经成为胸椎内固定的主流技术,年轻的脊柱外科医生不能忘记其他内固定技术,例如已经使用数十年的骨钩以及钢丝技术,这些技术仍有其重要位置,可以作为备选方法或者补救方案。

（王升儒　译　翟吉良　校）

参考文献

1. Mohan AL, Das K. History of surgery for the correction of spinal deformity. Neurosurg Focus. 2003;14(1):Article 1.
2. Singh H, Rahimi SY, Yeh DJ. History of posterior thoracic instrumentation. Neurosurg Focus. 2004;16:1.
3. Cotler JM, Simpson M, An HS. Principles, indications, and complications of spinal instrumentation: a summary chapter. In: An HS, Cotler JM, editors. Spinal instrumentation. Baltimore: Williams & Wilkins; 1992. p. 435–53.
4. Berry JL, Moran JM, Berg WS, Steffee AD. A morphometric study of human lumbar and selected thoracic vertebrae. Spine. 1987;12:362–7.
5. Vaccaro AR, Rizzolo SJ, Allardyce TJ, Ramsey M, Salvo J, Balderston RA, Cotler

JM. Placement of pedicle screws in the thoracic spine. J Bone Joint Surg Am. 1995;77:1193–9.

6. Panjabi MM, et al. Complexity of the thoracic spine pedicle anatomy. Eur Spine J. 1997;6(1):19–24. https://doi.org/10.1007/bf01676570.

7. Wang JC. Advanced reconstruction: spine: American Academy of Orthopaedic Surgeons; 2011.

8. Charles YP, Pelletier H, Hydier P, Schuller S, Garnon J, Sauleau EA, Steib JP, Clavert P. Pullout characteristics of percutaneous pedicle screws with different cement augmentation methods in elderly spines: an in vitro biomechanical study. Orthop Traumatol Surg Res. 2015;101(3):369–74. https://doi.org/10.1016/j.otsr.2015.01.005. Epub 2015 Mar 6.

9. Perna F, et al. Pedicle screw insertion techniques: an update and review of the literature. Musculoskelet Surg. 2016;100(3):165–9. https://doi.org/10.1007/s12306-016-0438-8.

10. Middleditch A, Oliver J. Functional anatomy of the spine: Langara College; 2016.

11. Li G, et al. Complications associated with thoracic pedicle screws in spinal deformity. Eur Spine J. 2010;19:1576–84.

12. Gazzeri R. Percutaneous pedicle screw fixation technique in the thoracic and lumbar spine-tips and tricks. Surg Technol Int. 2016:303–10.

13. Mobbs RJ, et al. Technique, challenges and indications for percutaneous pedicle screw fixation. J Clin Neurosci. 2011;18(6):741–9. https://doi.org/10.1016/j.jocn.2010.09.019.

14. Hsieh PC, Koski TR, Sciubba DM, et al. Maximizing the potential of minimally invasive spine surgery in complex spinal disorders. Neurosurg Focus. 2008;25:E19.

第十章
脊柱侧凸患者的后路胸椎固定

Fred F. Mo, William D. Zelenty, Daniel M. Dean

引言

　　成人脊柱侧凸以及青少年特发性脊柱侧凸是脊柱外科医生经常诊治的疾病。对于畸形严重且进行性发展的患者,可能需要进行长节段脊柱融合,其中包含部分胸椎。与腰椎相比,胸椎的视野更差、椎弓根螺钉更小且更靠近重要脏器,因此胸椎内固定更有挑战性。然而,随着椎弓根螺钉设计的优化,胸椎侧凸患者可以获得更加安全以及生物力学上更加有力的矫形。近年来,椎弓根螺钉成为胸椎内固定最常用的技术,而骨钩以及钢丝技术以及前路手术可以作为椎弓根螺钉技术的补充。

流行病学以及自然史

　　脊柱侧凸可以进一步分为先天性脊柱侧凸、特发性脊柱侧凸(AIS)以及成人脊柱侧凸。先天性脊柱侧凸是发育过程中椎体形成以及分节障碍所导致的少见畸形。先天性脊柱侧凸畸形的进展取决于畸形的类型[1]。AIS 是一个排除性诊断,在 10~16 岁的儿童中的发病率为 1%~3%[2]。AIS 畸形的进展与诊断的时间、畸形的严重程度以及侧凸顶椎的位置有关。多数 AIS 患者治疗方式为随访观察以及支具治疗。但当畸形超过 50° 时会对肺功能造成损害,而当畸形超过 40° 时会对患者的外观以及心理造成不良影响。因此,严重畸形患者往往需要行脊柱融合术。成人脊柱侧凸的定义为骨骼成熟的患者脊柱冠状面 Cobb 角超过 10°,其可由未接受治疗的青少年特发性脊柱侧凸发展而来(AdIS),也可为年龄增长后新出现的成人退变性脊柱侧凸(ADS)[3]。文献报道,在 50 岁以上的患者中,脊柱侧凸的发病率 1.4%~9%,美国可能有约 500 000 人患病[4]。此类患者常因肌肉疲劳、躯干失平衡、椎间盘退变以及小关节病变出现腰痛。如果不进行治疗,AdIS 胸椎侧凸大于 50° 时每年会进展 1°,而 30°

以下的胸椎侧凸是稳定的[4]。ADS 患者侧凸进展认为与椎间盘高度的丢失有关,从而导致小关节病变。再加上老年患者椎旁肌无力,两者共同作用会导致脊柱轴向旋转和周围韧带牵拉,并进而导致椎体侧方滑移。侧弯度数大且伴有侧方滑移的患者畸形进展的风险较高[3]。

评估

对于脊柱侧凸患者的评估首先应当进行全面的病史采集以及体格检查。病史采集需要重点关注症状的部位、畸形进展的速度以及是否存在相关的神经或者心肺功能症状;其他还需要重点考虑的因素包括内科疾病、社会心理疾病以及是否吸烟。

对于脊柱畸形患者需要进行从头到脚的全面体格检查,需要重点关注患者的神经功能状态。对脊柱侧凸的评估需要在站立位以及前屈位进行。

影像学检查以及分类

在脊柱侧凸患者的评估以及治疗过程中,最常用的影像学检查为 X 线片检查,一般采用站立位 36 英寸(91.4cm)脊柱全长 X 线检查。侧方弯曲像有助于评估侧弯的柔韧性。系列脊柱全长正侧位 X 线片可用于监测畸形的进展并评估保守治疗的效果。术前 CT 检查可帮助制订手术计划的并对畸形在不同平面上进行三维重建。MRI 检查对于评估存在神经功能障碍、神经症状以及畸形快速进展的患者非常有用。对于畸形超过 60° 或者存在心肺功能受损症状的患者,需要进行肺功能检查。对于 AIS 患者,确定融合节段的应用最广泛的分型为 Lenke 分型,该分型根据畸形所处的部位以及侧方弯曲像上畸形的柔韧性来确定融合节段[5]。

治疗

非手术治疗

同时存在成人脊柱侧凸和腰痛的患者其治疗策略与其他成人腰痛患者相似。全面的病史采集以及体格检查可帮助判断脊柱侧凸是否与患者的症状相关。非手术治疗可以用来治疗脊柱侧凸所导致的腰痛症状,但是其不能阻止畸形的进展。在患者因伴发疾病以及个人意愿不能接受矫形手术时,也可采用保守治疗。非手术治疗,包括物理治疗、糖皮质激素注射以及神经根阻滞,可改善手术患者的身体状况而使其明显获益。成人脊柱侧凸患者使用支具治疗并不会改善患者的生活质量或疼痛，也不会阻止畸形的进展。对不具有手术指征的患者，支具治疗可能可以帮助缓解症状。支具治疗对于 AIS 是有效的，可以阻止畸形的进展。Nachemson、Peterson 以及 Daneilsson 在 20 世纪 90 年代末至 21 世纪初开展了大规模的 BRAIST 研究，该随机对照研究表明支具治疗比单纯随访观察取得了更好的效果，若佩戴有效，可阻止 20°~40° 的侧弯的进展[2,6-10]。

手术治疗

非椎弓根螺钉内固定系统

在过去二十年，胸椎前路手术的应用明显减少，从之前占所有内固定融合手术的 25% 降到目前的不足 5%[11]。同一时期，骨钩以及其他内固定的使用同样也明显下降。这些手术入路以及方法已经被单纯后路全椎弓根螺钉内固定系统替代[12]。后路全椎弓根内固定系统已经被证明安全性良好、可提供更好的生物力学性能、融合节段更短，且并发症发生率更低。该系统的主要缺点为费用高昂，但在未来其费用会逐渐下降且该缺点可被其显著的优势所抵消[13]。

骨钩目前已经不在常规手术中使用。但在一些情况下，骨钩系统或者钉钩混合系统可以作为一种备选方案使用。骨钩可以在脊柱的多个部位应用。在放置椎弓根钩时，首先切除下关节突显露上关节突。然后将椎弓根钩（中央有凹陷）直接固定于椎弓根，并由上关节突在下方支撑加强固定。椎板钩可以放置在黄韧带内，通常需要切除部分头侧的椎板或者尾侧的关节突进行显露。横突钩需要进行更广泛的显露，且横突容易骨折，其不能单独使用。使用骨钩的目的是减少对硬膜的显露，但是在使用椎板钩时，可能会对硬膜产生一些压迫[14]。骨钩需要放置在脊柱的肌肉组织之下，可通过正中或旁正中切口进行有限的肌肉剥离、显露后安全放置，而放置椎弓根螺钉需完全显露关节突关节，因此放置骨钩对肌肉的剥离明显减少。骨钩与其产生撑开或者加压节段之外的骨结构没有连接。在胸弯矫正以后，骨钩的受力会发生变化，因此其可能发生移位[15]。多枚骨钩可以被放置在相反方向上以产生"爪"型结构，在脊柱的一侧产生加压的力量，以在矫正畸形的同时减少骨钩移位的风险。骨钩与预弯好的内固定棒连接后即开始矫形，并通过转棒至合适位置完成最终矫形。通过内固定棒进行矫形将在椎弓根螺钉章节进行深入讨论。在与内固定棒相连之后，根据骨钩的方向，其可产生撑开或者加压力量来完成矫形[14]。

　　杂合内固定系统可以通过联合使用骨钩以及椎弓根螺钉来完成畸形的矫正。Mousny 等报道了一种特殊的内固定系统,通过在头端使用三个骨钩形成爪形结构、尾侧使用椎弓根螺钉作为锚定点完成冠状面以及矢状面矫形[13,16]。此外,还有其他多种杂合内固定系统,不在本章讨论范围之内。还有一些相对先进的技术出现,例如使用纤维带来代替金属线缆以避免其灾难性的失败[17]。尽管如此,很多此类技术并没有被广泛应用,主要原因为与椎弓根螺钉相比,其获得更难,通用性、力学性能及医生的熟悉程度更差[13]。

椎弓根螺钉内固定系统

椎弓根螺钉系统的生物力学性能

　　与以往其他治疗方式相比,椎弓根螺钉系统有两大力学方面的优势。与其他内固定方式相比,椎弓根螺钉可以提供三柱固定效果,这是其最重要的力学优势。此外,椎弓根螺钉的抗拔出力显著高于骨钩以及钢丝。值得注意的是,由于青少年患者的椎弓根骨结构具有可塑性,在实际手术时可选用比椎弓根型号大的椎弓根螺钉,提高了固定强度和抗拔出力[18]。

椎弓根螺钉的安全性

　　尽管在术后 CT 扫描上可以观察到椎弓根壁破裂的情况,椎弓根螺钉技术是安全的。尽管椎弓根皮质骨边缘破坏的发生率高达 43%,但发生神经损伤的概率为 1.2%[13]。有学者提出在突破椎弓根内壁时有 4mm 的安全区,包括 2mm 的硬膜外间隙以及 2mm 的蛛网膜下间隙[19]。后续有尸体研究对这一观点提出了质疑。无论如何,在胸椎进行准确的椎弓根螺钉置入时内壁突破不能超过 2mm 是很重要的,在极重度畸形患者也是如此[20]。在儿童先天性脊柱侧凸患者中,除了畸形矫正之外,胸椎椎弓根发育的异常也给胸椎椎弓根螺钉的置入带来挑战;对于此类患者,应当更加当心[1]。

椎弓根螺钉技术

　　手术的第一步也是最重要一步是确定融合的节段。手术的目标是恢复脊柱力线(在不同平面上)、矫正畸形并尽可能地保留活动度。对于如何对侧弯进行选择融合,有多种方法可供参考,但是目前尚无一种方法是通用的。通常情况下,对结构性主弯进行融合已经足够了,70% 的患者其代偿弯可自行矫正。但有些患者存在结构性双主弯,对于双主弯融合范围的不足可能会导致术后固定失败[21]。Lenke 分型已经取代 King 分型成为指导融合范围选择的分析系统。Lenke 分型包含 6 个主要类型,并进一步划分为 42 个亚型。该分型系统首先确认主要弯以及次要弯,之后对腰椎以及胸椎进行修正。该分型可以帮助确认哪些弯需要融合以及远端和近端的融合范围[5]。值得注意的是,约有 10% 青少年特发性脊柱侧凸的患者的胸椎数目存在异常,因此在术前计划时需要对脊椎数目进行仔细的计数[22]。

　　确定融合范围、完善术前计划之后,患者就可进入手术室完成矫形内固定植骨融合术。椎弓根螺钉的置入技术有很多种。Kim 等报道了仅使用上关节突、椎板以及横突等解剖标记确认椎弓根螺钉钉道的技术(见图 10.1)。使用弯曲的、钝头的(可有不同型号)开路器进入椎弓根,推进过程中首先将弯曲面朝外以防止穿破内壁。在进入 20mm 之后,他们建议将开路器的弯曲面朝向内侧以进入椎体。他们建议在上、中、下胸椎开路器进入的深度分别为20~25mm、25~30mm 和 30~35mm 时用探针探查钉道是否完整。在他们最早的文章中,螺钉突破椎弓根但无神经损伤的发生率为 6.2%。除解剖标记外,还可使用 X 线透视辅助进行椎弓根螺钉的置入。在使用 X 线透视时需要经常移动透视机器在多个平面上透视,因此需要一位熟练的技师进行操作。要获得清晰的终板以及对称的椎弓根图像需要调整内外以及头尾侧投射角度(见图 10.2)。在获得良好的图像后,可清晰辨别解剖标记并向前推进开路器。在每一节脊椎置钉时均需重复这一流程[23,24]。也有报道采用椎板切除、直接触及椎弓根内壁引导椎弓根螺钉置入,但通常仅限于翻修手术。此外,亦有报道使用带有肌电监测功能的电动椎弓根开路器,但主要用于腰骶段内固定。该技术处于成长阶段,其在胸椎椎弓根螺钉置入中的应用尚需进一步研究。在螺钉置入完成之后,可使用肌电刺激来帮助确认螺钉的位置。在胸椎,当电流阈值为 11mA 时,螺钉突破椎弓根的阴性预测值为 97.5%[25,26]。

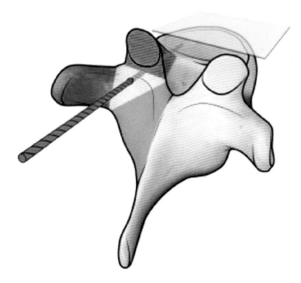

图 10.1　图示为胸椎。红色是上关节突,蓝色是横突,绿色是峡部。获得 Springer Link Publishing 授权使用(图片经 Perna 允许后重绘)。

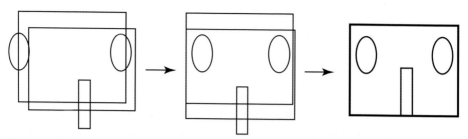

图 10.2   使用术中 X 线透视可帮助确认合适的入钉点。该示意图表示透视的形状。椭圆形为椎弓根,矩形为椎体。当椎体在不同平面均重叠时,椎弓根将位于矩形的上角,且变得更加清晰。当图像中终板重叠时其密度将升高,棘突应位于椎体的中央。通过单纯移动 C 形臂就可轻易获得优质的图像。(例如将棘突置于椎体的中央,然后将终板调整至重叠)。

在完成椎弓根螺钉置钉后,主要精力需要转向重建脊柱正常曲度。有很多措施可帮助进行侧弯的矫正,包括肌肉以及韧带组织的松解、胸廓成形以及截骨术。作为最基础的方法,关节突切除可为脊柱提供额外的活动度。这些操作可能在置入椎弓根螺钉寻找入钉点时已经完成。关节突切除术可对关节进行松解,并有助于融合。切除棘间韧带和彻底剥离肌肉表面软组织同样有助于提高脊柱整体柔韧性,但不会明显的破坏脊柱稳定性。胸廓成形术会将肋骨与脊柱分离,其使用存在一定争议。胸廓成形术会影响患者的肺功能,但是会提高患者的满意度(主要是剃刀背矫正后获得的外观改善)[27,28]。此外,可以使用截骨术以及其他更加广泛的后方骨质切除。Ponte 截骨可在脊柱的中后柱进行截骨,尽管其主要用于腰椎矢状面的矫形,其亦可显著的改善冠状面的矫形效果[29]。

当脊柱柔韧性良好时(可采用或者不采用上述松解技术),可以单纯使用内固定棒来完成矫形。使用内固定棒矫形的方法有很多种。传统上是通过转棒技术来完成矫形。在使用该技术时,内固定棒在预弯后与所有椎弓根螺钉相连,螺钉尾塞锁紧前通过转棒来获得矫形,之后通过进一步弯棒完成最终矫形,最后通过导向器将棒与带尾帽的螺钉相连。可分别于双侧使用单棒获得最大程度的矫形,凸侧可使用短一些的内固定棒,因为矫形后凸侧会短缩。对于双胸弯患者,需要通过多次短棒矫形来进行个体化的矫形[30]。在内固定棒与螺钉连接之后,可使用体内弯棒器在多个节段的螺钉之间进行多次体内弯棒来获得矫形。直接椎体去旋转(DVR)是一个相对新的技术,其在内固定棒与螺钉连接之前,通过与螺钉相连的连接器直接作用于螺钉来进行矫形。椎弓根螺钉可以提供三柱的把持力,与骨钩等其他固定方式相比,其抗旋转效果更好。使用去旋转装置在轴位上直接作用于 1 枚椎弓根螺钉(或多个旋转装置以减少螺钉拔出风险)可获得冠状面及矢状面的矫形。该旋转力的方向与侧弯相反，可从侧弯的顶椎向两侧依次进行。可能需要通过去旋转和上棒等多次操作逐步完成矫形[30,31]。

结果及并发症

椎弓根螺钉内固定系统可以获得良好的影像学以及临床疗效，其对侧弯的矫正率更高（矫正率超过70%，而骨钩以及其他方法的矫正率为50%），且与其他内固定方法以及保守治疗相比，其维持矫形效果的时间更长。使用该技术进行侧凸矫形无需进行前路的松解，避免了额外的手术并发症。

神经体统损伤是所有脊柱外科手术最可怕的并发症，在胸椎手术时尤其要对该并发症予以重视，因为胸椎解剖变异多且脊柱侧凸会增加椎弓根螺钉位置不佳的风险。尽管手术难度大，且有些文献报道椎弓根螺钉穿破椎弓根壁的发生率高达65%，神经根以及脊髓损伤的发生率一直低于1%[32]。Kim和他的团队提出了椎弓根螺钉突破椎弓根壁的分级系统：1级，0~2mm；2级，2~4mm；3级，4~8mm[33]。其他的并发症还包括：螺钉过长导致胸腔积液、硬膜撕裂、假关节形成、内固定松动以及感染（包括浅表感染以及深部感染）。这些并发症的发生率均低于1%，而这部分患者中椎弓根螺钉需要翻修的概率为0.83%~4.3%[34]。

结论

胸椎的后路内固定技术具有一些特殊的挑战。胸椎的解剖变异发生率高，需要术者对脊柱的三维解剖结构有深入的理解，且需要在手术室进行合适的、可重复的影像学检查。很多情况下，内固定是用来矫正侧凸的，而侧凸的扭转使本已复杂的骨结构变得更加复杂，需要标准的软组织松解以及截骨术来完成矫形。最后，内固定和侧凸矫形有多种内固定物可供选择。椎弓根螺钉是胸椎内固定的"金标准"，但也有一些新的技术以及内固定一直处于发展当中。

（王升儒　译　翟吉良　校）

参考文献

1. Hedequist D, Emans J. Congenital scoliosis: a review and update. J Pediatr Orthop. 2007;27:106–16.
2. Weinstein SL, Dolan LA, Wright JG, Dobbs MB. Effects of bracing in adolescents with idiopathic scoliosis. N Engl J Med. 2013;369:1512–21.

3. York PJ, Kim HJ. Degenerative scoliosis. Curr Rev Musculoskelet Med. 2017;10:547–58.

4. Bradford DS, Tay BK, Hu SS. Adult scoliosis: surgical indications, operative management, complications, and outcomes. Spine (Phila Pa 1976). 1999;24:2617–29.

5. Lenke LG, Betz RR, Haher TR, et al. Multisurgeon assessment of surgical decision-making in adolescent idiopathic scoliosis: curve classification, operative approach, and fusion levels. Spine (Phila Pa 1976). 2001;26:2347–53.

6. Nachemson A. Physiotherapy for low back pain patients. A critical look. Scand J Rehabil Med. 1969;1:85–90.

7. Nachemson A. Adult scoliosis and back pain. Spine (Phila Pa 1976). 1979;4:513–7.

8. Teles AR, Mattei TA, Righesso O, Falavigna A. Effectiveness of operative and nonoperative care for adult spinal deformity: systematic review of the literature. Global Spine J. 2017;7:170–8.

9. van Dam BE. Nonoperative treatment of adult scoliosis. Orthop Clin North Am. 1988;19:347–51.

10. Danielsson AJ, Hasserius R, Ohlin A, Nachemson AL. A prospective study of brace treatment versus observation alone in adolescent idiopathic scoliosis: a follow-up mean of 16 years after maturity. Spine (Phila Pa 1976). 2007;32:2198–207.

11. Theologis AA, Sing DC, Chekeni F, Diab M. National trends in the surgical management of adolescent idiopathic scoliosis: analysis of a national estimate of 60,108 children from the national inpatient sample over a 13-year time period in the United States. Spine Deform. 2017;5:56–65.

12. Cuartas E, Rasouli A, O'Brien M, Shufflebarger HL. Use of all-pedicle-screw constructs in the treatment of adolescent idiopathic scoliosis. J Am Acad Orthop Surg. 2009;17:550–61.

13. Rose PS, Lenke LG, Bridwell KH, et al. Pedicle screw instrumentation for adult idiopathic scoliosis. Spine. 2009;34(8):852–7.

14. Cotrel Y, Dubousset J, Guillaumat M. New universal instrumentation in spinal surgery. Clin Orthop Relat Res. 1988;227:10–23.

15. Vereijken IMP, de Kleuver M. Late proximal pedicle hook migration into spinal canal after posterior correction surgery of scoliosis causing neurologic deficit: "proximal junctional scoliosis"? Case series and a review of the literature. Spine Deform. 2013;1(3):229–36.

16. Miladi L, Mousny M. A novel technique for treatment of progressive scoliosis in young children using a 3-hook and 2-screw construct (H3S2) on a single sub-muscular growing rod: surgical technique. Eur Spine J. 2014;23(Suppl 4):S432–7.

17. Sales de Gauzy J, de Gauzy JS, Jouve J-L, et al. Use of the Universal Clamp in adolescent idiopathic scoliosis. Eur Spine J. 2014;23(S4):446–51.

18. O'Brien MF, Lenke LG, Mardjetko S, et al. Pedicle morphology in thoracic adolescent idiopathic scoliosis: is pedicle fixation an anatomically viable technique? Spine (Phila Pa 1976). 2000;25:2285–93.

19. Gertzbein SD, Robbins SE. Accuracy of pedicular screw placement in vivo. Spine (Phila Pa 1976). 1990;15:11–4.

20. Kuklo TR, Lenke LG, O'Brien MF, Lehman RA, Polly DW, Schroeder TM. Accuracy and efficacy of thoracic pedicle screws in curves more than 90 degrees. Spine (Phila Pa 1976). 2005;30:222–6.

21. Suk S-I, Kim J-H, Kim S-S, Lim D-J. Pedicle screw instrumentation in adolescent idiopathic scoliosis (AIS). Eur Spine J. 2011;21(1):13–22.

22. Ibrahim DA, Myung KS, Skaggs DL. Ten percent of patients with adolescent idiopathic scoliosis have variations in the number of thoracic or lumbar vertebrae. J Bone Joint Surg Am. 2013;95:828–33.

23. Lee CS, Kim MJ, Ahn YJ, Kim YT, Jeong KI, Lee DH. Thoracic pedicle screw insertion in scoliosis using posteroanterior C-arm rotation method. J Spinal Disord Tech. 2007;20:66–71.

24. Carbone JJ, Tortolani PJ, Quartararo LG. Fluoroscopically assisted pedicle screw fixation for thoracic and thoracolumbar injuries: technique and short-term complications. Spine (Phila Pa

1976). 2003;28:91–7.

25. Shi YB, Binette M, Martin WH, Pearson JM, Hart RA. Electrical stimulation for intraoperative evaluation of thoracic pedicle screw placement. Spine (Phila Pa 1976). 2003;28:595–601.

26. Isley MR, Zhang XF, Balzer JR, Leppanen RE. Current trends in pedicle screw stimulation techniques: lumbosacral, thoracic, and cervical levels. Neurodiagn J. 2012;52:100–75.

27. Suk SI, Kim JH, Kim SS, Lee JJ, Han YT. Thoracoplasty in thoracic adolescent idiopathic scoliosis. Spine (Phila Pa 1976). 2008;33:1061–7.

28. Kim YJ, Lenke LG, Bridwell KH, Kim KL, Steger-May K. Pulmonary function in adolescent idiopathic scoliosis relative to the surgical procedure. J Bone Joint Surg Am. 2005;87:1534–41.

29. Shufflebarger HL, Geck MJ, Clark CE. The posterior approach for lumbar and thoracolumbar adolescent idiopathic scoliosis: posterior shortening and pedicle screws. Spine (Phila Pa 1976). 2004;29:269–76; discussion 76.

30. Trobisch PD, Ducoffe AR, Lonner BS, Errico TJ. Choosing fusion levels in adolescent idiopathic scoliosis. J Am Acad Orthop Surg. 2013;21:519–28.

31. Lee SM, Suk SI, Chung ER. Direct vertebral rotation: a new technique of three-dimensional deformity correction with segmental pedicle screw fixation in adolescent idiopathic scoliosis. Spine (Phila Pa 1976). 2004;29:343–9.

32. Kwan MK, Chiu CK, Gani SM, Wei CC. Accuracy and safety of pedicle screw placement in adolescent idiopathic scoliosis patients: a review of 2020 screws using computed tomography assessment. Spine (Phila Pa 1976). 2017;42:326–35.

33. Kim YJ, Lenke LG, Bridwell KH, Cho YS, Riew KD. Free hand pedicle screw placement in the thoracic spine: is it safe? Spine (Phila Pa 1976). 2004;29:333–42; discussion 42.

34. Hicks JM, Singla A, Shen FH, Arlet V. Complications of pedicle screw fixation in scoliosis surgery: a systematic review. Spine (Phila Pa 1976). 2010;35:E465–70.

第十一章
胸椎前路减压融合术：开放和微创

Jason Kappa, Jeffrey H. Weinreb, Warren Yu, Joseph R. O'Brien

背景

随着术中影像、肌电监测和新的微创生物技术的发展，脊柱微创手术（minimally invasive surgery，MIS）变得越来越受欢迎[1]。脊柱微创手术的目标是减少组织损伤，从而降低并发症发生率、加速康复和改善术后功能[2]。相对于开放手术，微创手术理论上具有优势，但有关微创和开放手术的高质量对照研究却非常有限。虽然如此，开放和微创手术均可取得良好效果，因此，采用开放或微创手术取决于术者经验和习惯、设备和患者选择等[3-5]。

胸椎前路手术具有其特有的优点和缺点，这种入路可以很好地显露胸椎前方并减少对脊髓的干扰[6]。微创前方入路还具有一些特殊的优势，包括避免切除或牵拉肋骨、减少出血和减轻术后疼痛。然而，微创入路采用单肺通气，因此需要增加麻醉监测，而且微创入路技术要求较高、学习曲线陡峭[7]。

适应证

深入了解胸椎前路手术适应证对取得良好的手术效果非常关键。文献报道，胸椎前路手术的适应证包括 AO 分型为 A1.2、A1.3、A2、A3、B 和 C 型且在矢状位或冠状位上角度变化达 20°以上的胸椎前方骨折、胸椎间盘突出、椎间盘韧带节段不稳、退行性椎管狭窄或畸形、骨髓炎/结核和肿瘤[7,8]。需要注意的是，约 2/3 的脊柱转移瘤位于椎体和椎弓根前方。前方入路可直接减压和恢复脊柱稳定性，而单纯椎板切除不能充分处理前方病灶[6]。掌握胸椎前路手术的禁忌证对取得良好的手术效果同样重要，包括胸部外伤史或手术史、胸部粘连、感染或存在可能使单肺通气出现危险的合并症。

方法／技巧

胸腰段前路减压融合术有多种手术入路,具体选择何种入路取决于如何避开重要结构。传统上采用开放经胸入路[9]。手术时患者取侧卧位,屈髋屈膝以放松同侧腰大肌。透视下确认目标椎体。在手术节段肋骨中央做长约4~6英寸(10.16~15.24cm)的斜切口。胸3至胸10水平选择右侧入路以避开大血管,而胸11至腰1水平选择左侧入路。切开皮下组织然后开胸。放置自动撑开器、小心牵开肺组织。触及尾侧肋骨,分离肋椎韧带后骨膜下切除肋骨根部。识别相应节段的肋间神经,并据此确认切除的椎间盘节段是否正确。确认节段正确后,分离壁层胸膜,在此过程中注意识别目标椎间盘上下椎体之间脂肪组织中的节段血管。然后纵行切开壁层胸膜,并结扎和分离节段血管。骨膜下剥离邻近椎体和尾侧椎体的椎弓根。根据分离的肋间神经识别相应的椎间孔。切除下位椎弓根,显露下方硬膜和突出的椎间盘。这种术野可显露外侧椎间盘。切开纤维环后用垂体咬钳取出椎间盘的中外侧部分。最后用神经剥离子将纤维环后环从硬膜上钝性分离后切除。将突出或脱出的椎间盘组织拽向椎间盘切除后的空隙内并取出。椎间盘处理完毕后,将后纵韧带从脊髓上钝性分离并予以切除。如果需要进行融合术,在椎间盘切除后置入椎间融合器或植骨材料。最后严密缝合壁层胸膜和胸腔中形成的空腔[9]。

除开放手术外,还存在多种微创入路。第一种为后外侧胸腔外入路[10]。患者俯卧于 Jackson 手术床上,腹部避免受压。术中采用 SSEPs 和 MEPs 等神经监测方法。透视下确认目标节段,经皮沿肋骨角放置克氏针至尾侧椎体的横突。经筋膜做长约 2cm 的垂直切口,然后用手指钝性分离和扩张肌纤维直至目标椎体横突和关节面。逐级扩张并放置通道(一般为 22mm),然后通过固定臂将其固定于手术床上。再次正侧位透视确认定位准确。理想情况下,侧位片上目标椎间盘应与工作通道平行并位于其中央。在正位片上,峡部外侧缘位于通道水平线 20% 的位置上,从而确保手术路径足够靠外和倾斜以减少对脊髓的牵拉。手术显微镜下采用电烧和咬骨钳清理横突 - 关节复合体下缘的软组织。磨钻去除横突,显露并锐性切除横突间韧带,从而暴露下方椎间盘。由外向内行神经孔表面的椎板和峡部外缘减压,并用磨钻将下位椎弓根头侧磨平,从而更好地显露椎间盘。切除神经根及脊髓侧索表面的黄韧带。黄韧带切除减压后可接近于从侧面观察脊髓和椎间盘,可完整显露椎间盘结构。切开纤维环从而显露并切除椎间盘。如果需要融合,则需要刮除终板并放置椎间融合器。透视确认椎间融合器位置。在关闭伤口时可能出现出血,因此需缓慢取出撑开器并备好电烧准备随时止血,这点非常重要[10]。

外侧微创入路也可经胸腔进行[11]。与后外侧胸腔外入路一样,患者采取侧卧位,手术区悬空。透视下在皮肤上标记椎间盘中后 1/3 交界处。沿标记线中央作 3~5cm 长切口,并与直接后方入路切口垂直。分离皮下组织和肋间肌,然后经目标椎间盘对应的肋骨上缘到达胸腔,从而避开神经血管束。如果为单节段病变,分离相邻肋骨和肋间肌之间的组织,然后钝性分离并显露胸膜。如果为多节段病变,需切除部分肋骨以获得足够空间。在椎间盘水平放置扩张器以显露胸腔后部,止于肋骨头和椎体交界处。常规方法行椎间盘切除减压。这种入路也可以经胸膜腔进入,此时需纵行切开壁层胸膜。显露并切除覆盖椎间盘后外侧角的肋骨头,从而显露椎间盘。常规缝合切口。经胸膜腔入路术后需放置胸腔引流[11]。

除开放手术外,胸腔镜也可行椎间盘切除[12]。采用双腔管全身麻醉以便于术中单肺塌陷。患者同样采取侧卧位。正侧位透视确定腔镜通道的位置。一般需要放置 3~4 个通道:一个位于腋后线,另外两个位于腋前线。第一个通道通过盲法置于上方肋骨的上缘,另两个通道以手术区为中心、相距 8~10cm,并与手术区形成三角形。放置斯氏针进行定位。将手术床向前旋转 30° 从而牵开肺组织,必要时分离胸膜粘连。切开与目标手术节段相邻肋骨头近端 2cm 上方壁层胸膜,并用磨钻切除近端 2cm 肋骨,从而显露椎弓根外侧、神经孔和椎间盘。磨钻磨除椎弓根及目标椎间盘附近部分椎体,然后在胸腔镜下切除椎间盘并行椎管减压[12]。

术后处理

气管插管拔出后,患者在监护室进行监护。抗生素、镇痛药和引流管的使用在不同的机构存在一些差异。与其他脊柱手术一样,术后预防深静脉血栓一般采用物理措施。由于采用单肺通气,应指导患者使用诱发性肺量计进行肺功能锻炼。患者在物理治疗师指导下尽早下地活动,并拍摄站立位 X 线片[8]。术后 4~6 周内应限制患者脊柱弯曲、扭转或搬重物以免影响骨融合,但一般不需要使用支具。

结果

胸椎前路手术存在一些特有的并发症。由于经胸腔,术后可能出现胸腔积液或血气胸等。如前所述,使用诱发性肺量计进行肺功能锻炼对于减少肺不张和继发性肺炎非常重要。此外,还可能出现血管或淋巴损伤,例如主动脉、腔静脉或胸导管等。这种手术入路只能在有胸外科医师的机构进行。与其他脊柱手术入路一样,应该尽早发现神经损伤。患者出现霍纳综合征(Horner's syndrome)征象、神经监测信号改变以及术后神经功能障碍时应怀疑血肿、硬膜损伤、内固定移位或植骨块移位等,此时应尽快完成 MRI、CT 或 X 线等影像学检查以判断是否存在这些可能[8]。

Wait 等在一项非配对队列研究中,对症状性胸椎间盘突出症患者采用胸腔镜手术治疗,14 年内共治疗 121 例患者,平均随访 2.4 年,结果发现,脊髓症状、神经根症状和背痛改善率分别为 91.1%、97.6% 和 86.5%[13]。此外,97.4% 的患者表示愿意再次接受同样的手术。与开胸手术相比,胸腔镜手术患者住院时间和胸管留置时间更短、出血量和输血量更少、肋间神经痛风险更低。作者还发现,研究前 6 年并发症发生率为 28.3%,而随后的 9 年中并发症发生率降至 5.3%,这些并发症包括胸腔积液、硬膜撕裂、因呼吸窘迫而重新插管、延迟融合和因椎间盘残留而再次手术等[13]。

Khoo 等在一项配对队列研究中,对 13 例患者采用 MIS 入路胸椎椎间盘切除、椎间融合术,与开放手术相比,术后 1 年随访时两者影像学和临床效果相似[10]。MIS 组出血量、手术时间、ICU 住院时间、输血率和总住院时间均显著改善[10]。

胸椎间盘突出很少见,发病率为 0.15%~1.8%。在一项小型回顾性研究中,Ohnishi 等对 12 例胸椎间盘突出症患者进行前路开放手术[14,15],采用胸椎 JOA 评分进行评估,其中 2 例为优,2 例为良,6 例为可,2 例未改善,没有患者症状加重。他们报告的术后并发症包括肺炎、乳糜胸和切口疼痛等,这些并发症均已治愈[14]。

Fujimura 等采用前路胸骨柄劈开、胸膜外入路治疗 33 例后纵韧带骨化导致的胸椎脊髓病[16],平均随访 8 年零 2 个月。作者发现,术后 1 年胸椎 JOA 评分明显改善,并维持至术后第 5 年,但末次随访时显著下降。术后并发症包括 3 例胸椎脊髓病变加重和 4 例胸膜外脑脊液漏[16]。

（翟吉良　译　边焱焱　校）

参考文献

1. Steinmetz MP, Benzel EC. Benzel's Spine Surgery E-Book: Techniques, Complication Avoidance, and Management. Amsterdam: Netherlands: Elsevier Health Sciences; 2016.
2. McAfee PC, Phillips FM, Andersson G, Buvenenadran A, Kim CW, Lauryssen C, et al. Minimally invasive spine surgery. Spine. 2010;35(26S):S273.
3. Foley KT, Smith MM, Rampersaud YR. Microendoscopic discectomy. In: Schmidek HH, editor. Operative neurosurgical techniques: indications, methods, and results. Philadelphia: WB Saunders; 2000.

4. Asgarzadie F, Khoo LT. Minimally invasive operative management for lumbar spinal stenosis: overview of early and long-term outcomes. Orthop Clin North Am. 2007;38(3):387–99.

5. Arts MP, Brand R, van den Akker, Elske M, Koes BW, Bartels RH, Peul WC, et al. Tubular diskectomy vs conventional microdiskectomy for sciatica: a randomized controlled trial. JAMA. 2009;302(2):149–58.

6. Massicotte EM, Witiw CD, Vaccaro AR, Fehlings MG. Anterior and anterolateral thoracic and lumbar spine decompression and fusion. benzel's spine surgery. 4th ed; 2017. p. 645.e3.

7. Heider F, Beisse R. Anterior thoracoscopic approaches, including fracture treatment. Minimally invasive spine surgery—techniques, evidence, and controversies, 1st ed. AO Spine, Thieme-Verlag; 2012. p. 191–210.

8. Baron EM, Vaccaro AR. Operative Techniques: Spine Surgery E-Book. Amsterdam, Netherlands: Elsevier Health Sciences; 2016.

9. Bohlman HH, Zdeblick TA. Anterior excision of herniated thoracic discs. JBJS. 1988;70(7):1038–47.

10. Khoo LT, Smith ZA, Asgarzadie F, Barlas Y, Armin SS, Tashjian V, et al. Minimally invasive extracavitary approach for thoracic discectomy and interbody fusion: 1-year clinical and radiographic outcomes in 13 patients compared with a cohort of traditional anterior transthoracic approaches. J Neurosurg Spine. 2011;14(2):250–60.

11. Nacar OA, Ulu MO, Pekmezci M, Deviren V. Surgical treatment of thoracic disc disease via minimally invasive lateral transthoracic trans/retropleural approach: analysis of 33 patients. Neurosurg Rev. 2013;36(3):455–65.

12. Oskouian RJ Jr, Johnson JP, Regan JJ. Thoracoscopic microdiscectomy. Neurosurgery. 2002;50(1):103–9.

13. Wait SD, Fox DJ Jr, Kenny KJ, Dickman CA. Thoracoscopic resection of symptomatic herniated thoracic discs: clinical results in 121 patients. Spine. 2012;37(1):35–40.

14. Ohnishi K, Miyamoto K, Kanamori Y, Kodama H, Hosoe H, Shimizu K. Anterior decompression and fusion for multiple thoracic disc herniation. J Bone Joint Surg Br. 2005;87(3):356–60.

15. Okada Y, Shimizu K, Ido K, Kotani S. Multiple thoracic disc herniations: case report and review of the literature. Spinal Cord. 1997;35(3):183–6.

16. Fujimura Y, Nishi Y, Nakamura M, Toyama Y, Suzuki N. Long-term follow-up study of anterior decompression and fusion for thoracic myelopathy resulting from ossification of the posterior longitudinal ligament. Spine. 1997;22(3):305–11.

第十二章
胸椎次全切除术：适应证和技术

Steven Spitz, Anthony Conte

概述

胸椎椎体切除重建是神经外科技术要求最高的手术之一。由于邻近重要结构，包括胸膜、肺、纵隔和大血管，以及肋骨头关节造成脊柱僵硬，因此达到胸椎前柱非常困难。在过去的几十年中，已发展多种手术入路以最大限度地接近并减少对胸髓的操作[1-11]。这些入路有其独特的优点和缺点。前方、侧方和后方入路均有不同程度的成功率和并发症发生率。最近，脊柱前柱小切口入路和微创入路得到了长足发展以减少肌肉剥离、失血、切口感染和术后疼痛[9,12-15]。脊柱外科医生在进行胸椎椎体次切除术前必须考虑多个因素，包括患者的整体健康和功能状态、病理改变、手术目标、手术节段以及自身舒适度等。

适应证

多种病变均可导致胸椎前柱损害和不稳定。此外，这些病变可导致脊髓和神经直接受压，从而出现神经根性改变、脊髓病和运动无力。胸椎椎体次全切除术可对脊髓直接减压，而植骨可恢复椎体高度和矫正畸形从而对脊髓进行间接减压[16]。胸椎次全切除、内固定和融合术可纠正胸椎机械性不稳和局部后凸畸形。

肿瘤、创伤、感染和畸形是最常见的需要行胸椎椎体次全切除术的疾病。关节面呈冠状位排列、与肋骨头的连接以及广泛的韧带支撑为胸椎提供坚强支撑，从而避免过度退变或创伤以及广泛椎体次全切除。然而，高能量轴向负荷或屈曲损伤可导致严重的两柱或三柱损伤，常见于胸腰段交界处，因为此处缺乏胸廓和韧带的保护[17]。爆裂性骨折累及椎管、小关节脱位和屈曲牵张损伤时可能都会出现局部后凸畸形，需要进行前柱重建和脊髓减压。此外，胸椎

后凸畸形和退行性 / 医源性脊柱畸形需要部分或全部胸椎椎体截骨术或椎体次全切除术以恢复脊柱矢状位和冠状位序列。

　　胸椎是硬膜外和椎体转移瘤最常见的部位[18]。虽然不太常见,但原发性骨肿瘤也可累及胸椎。在决定进行更广泛的胸椎椎体次切除术或整块切除术,或范围较小的"分离手术"时,需考虑硬膜外压迫程度、肿瘤组织学、肿瘤全身累及范围和局部稳定性。"分离手术"采用后入路、小心将肿瘤从胸段硬膜上分离,并允许安全地进行辅助性放疗[1]。

　　骨髓炎和侵蚀性椎间盘炎也是胸椎椎体次全切除术的适应证。胸椎骨髓炎和硬膜外脓肿通常需要手术治疗,因为骨质破坏导致脊柱不稳定,而且在病变迅速扩大的情况下,胸髓对畸形的耐受性有限[19]。通常,采用抗生素进行治疗无法根除感染,需要手术清创和稳定脊柱。一些感染,例如结核,更多见于胸椎,而且往往累及多个节段。胸椎感染通常在晚期才发现,此时椎体侵蚀已经导致脊柱不稳定、神经功能障碍和后凸畸形,这就需要广泛的清创、椎体次全切除、置入植骨块 / 融合器重建前柱和后路椎弓根螺钉固定。

开放入路

后方和后外侧入路

经椎弓根入路

　　经椎弓根入路主要用于胸髓前外侧病变[1,16,17]。患者俯卧于长条形凝胶体位垫上,并用三点式 Mayfield 架固定。身体受压部位放置软垫,上肢置于身体两侧。采用 SSEP、EMG 和 MEPs 等神经电生理监测,并放置动脉监测以准确测量平均动脉压。沿目标区域上下各 1~2 个节段作纵行切口。切开筋膜,骨膜下剥离椎板及对应的横突上的椎旁肌。切除椎板和单侧小关节从而显露椎弓根(图 12.1)。严重的腹侧病变需要椎体次全切除和前柱重建时,切除双侧小关节和部分横突以显露双侧椎弓根。然后用高速磨钻或刮匙和咬骨钳切除椎弓根。如果胸神经根影响视野,可在邻近背根神经节处将神经根切断。为预防脑脊液漏,可在靠近背根神经节处将神经根结扎。根据病变性质和范围,在病变节段上下各 1~2 个节段放置椎弓根螺钉。放置椎弓根螺钉应在减压和病变椎体次全切除之前进行[17]。切除一侧或双侧椎弓根后,切除椎体前应在一侧放置临时棒以防止不稳定导致神经损伤。临时固定后,采用高速磨钻、刮匙、垂体咬钳和骨刀切除椎体,然后放置可撑开钛笼或植骨块以重建前柱。如果切除椎弓根和横突后的空间不足以放置钛笼,可切断肋骨头关节或

"活门截骨"使肋骨活动,这样不会增加胸膜损伤的风险[3]。椎体次全切除区域放置植骨块后,最终锁紧后方固定,然后逐层缝合筋膜和皮下组织。

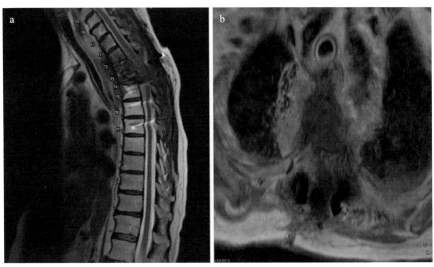

图 12.1 女性,79 岁,肺鳞癌胸椎转移行 T_3-T_4 局部椎板切除、C_5-T_7 后路内固定融合术。(a) T_2 矢状位和(b)增强后 T_1 轴位 MRI。术后患者 T_3-T_4 椎体腹侧出现肿瘤,伴内固定拔出。患者重新接受了手术,手术方式为侧方入路胸腔外 T_3-T_4 椎体次全切除、后路减压、椎弓根螺钉重置术

肋横突切除入路

与经椎弓根入路相比,经肋横突切除入路胸椎后外侧的显露的空间更大、中线腹侧的病变视野更好[2,20]。患者体位和设备与经椎弓根入路相似。一些手术医生采用旁正中入路,距离中线约 2 英寸(5.08cm),切开后直达肋横突关节。除此以外,还可采用中线入路,显露横突达肋横突关节和肋骨头近端。切除横突后行半椎板切除术或全椎板切除术。骨膜下切除肋骨头和约 3cm 长肋骨,注意保护肋骨下方的胸膜和神经血管束。然后将肋骨头从肋横突关节上分离,并用 Leksell 咬骨钳小心地取出或将其骨骼化,以保护下方胸膜。减压前放置后路内固定和临时棒以稳定脊柱。向前牵开胸膜和胸内筋膜,可将背根神经节前方神经根结扎以最大程度显露。对侧椎弓根螺钉可取出以获得更大的椎体工作通道。这种入路可在手术椎体双侧同时进行以最大限度地显露和扩大椎体次全切除范围[21]。椎体切除后,放置可撑开钛笼,其内填充颗粒化肋骨。充分冲洗切口,观察有无气泡,如有气泡则提示胸膜破裂。如果存在胸膜破裂,应首先将其闭合,如果无法闭合,则需放置胸管,然后逐层缝合切口。

外侧胸腔外入路

与经椎弓根入路和经肋横突切除入路相比，外侧胸腔外入路可以更好地显示后外侧，而且在腹侧减压和椎体次全切除时可直接观察到中线腹侧的硬膜[5,6,21]。由于椎体的视野非常满意，因此可以行单侧入路完成整个椎体次全切除或全椎体切除。然而，更广泛地切除肌肉和肋骨使患者胸膜和神经血管束损伤的风险增高，并出现血胸、气胸或肋间神经痛等并发症。患者体位与前述入路一样，中线切开后骨膜下剥离、显露病变节段上下各 2~3 个节段棘突和椎板，同时显露同侧横突和肋骨头。双侧置入椎弓根螺钉，对侧放置临时棒。对于上中胸椎病变，可采用"曲棍球形"切口，曲棍球的横臂延伸至肩胛下缘下方，以便于活动肩胛骨[21]。或者采用弧形切口，病变同侧弧形顶点距离中线7.5cm[4]。在背阔肌筋膜上单独做一个垂直切口至肋骨。将背阔肌和下方的椎旁肌向内侧和外侧整体翻转，进而骨膜下分离肋骨，并仔细分离肋间肌、神经血管束和胸膜。分离时由外侧到内侧进行。从肋骨头开始切除 6~10cm 长肋骨。分离并切除肋骨头和同侧横突及小关节复合体。病变节段及病变下方节段的这些结构均需切除以更好的显露病变椎体。同侧神经根也可以在背根神经节附近结扎和切断。还可以向术者远端旋转手术床以最大程度显露椎体。采用高速磨钻、刮匙和 Kerrison 咬钳切除病变椎体的椎弓根以显露硬膜囊外侧，再用刮匙和咬骨钳取出椎间盘，然后进行椎体次切除术。放置可撑开钛笼，其内填充颗粒化肋骨或进行结构性植骨。冲洗切口，然后进行 Valsalva 试验以判断是否存在胸膜破裂。如果发现气体漏出，首先缝合胸膜，如果缝合不严实，则需留置胸管。逐层缝合切口，筋膜层需严密缝合。

前方入路和前外侧入路

经胸入路：胸膜内入路和胸膜后入路

经胸入路是切除 T_3~T_{10} 椎体而不破坏后方结构常用的入路。经胸入路可对病变椎体进行广泛地次全切除而不需要牵拉硬膜和脊髓，从而降低神经损伤的风险[22]。如果椎体双侧病变都很明显，则倾向于采用右侧入路，因为主动脉位于中胸椎左侧并与其相邻。下胸椎病变应采用左侧入路以避开肝脏和下腔静脉[21]。然而，Adamkiewicz 动脉常起源于左侧，因此注意避免损伤。术中采用双腔气管插管以允许单肺塌陷。考虑到经胸入路的创伤，患有心脏或肺部等严重内科疾病的病人是这种手术入路的禁忌。

患者侧卧位,腋下垫圆枕。通常情况下,选择哪一侧入路取决于病变部位。切口起于棘突外侧 4~5cm,沿肋骨延长至肋软骨交界处[10]。侧位片上可以看到肋骨与椎体重叠,因此一般从手术椎体上两个节段开始,切开浅表和深层肌肉,显露重叠肋骨的外侧骨膜。然后,用 Doyen 剥离器将下方骨膜与神经血管束中分离。切除 8~10cm 长的肋骨,断端涂抹骨蜡以达到止血和避免损伤胸膜的目的。

胸膜内入路时在肋骨头前方胸膜上做一个小切口[22]。向腹侧牵开肺,显露覆盖脊柱的壁层胸膜。沿肋骨头做一个小的横切口,显露节段血管并进行结扎和分离。大血管同样需要从前纵韧带上分离开以最大限度地显露术野。将肋骨头骨骼化后用刮匙和各种咬骨钳将其取出。这样就可以显露同侧椎弓根,并有助于辨别椎体后方皮质和胸段硬膜侧方。然后识别并切除椎间盘以及病变椎体。如果出现硬膜破裂,则需留置胸管,并连接壁式引流或水封瓶。尽可能缝合壁层胸膜。

胸膜后入路的方法与胸膜内入路类似,不过不需要切开胸膜。切除肋骨后,切开胸内筋膜,并钝性分离壁层胸膜直至椎体。其余步骤与胸膜内入路类似。这种入路对既往存在肺部疾病的患者更加适用,因为这种入路不需要将肺部塌陷和留置胸管。然而,这种入路显露椎体和前方硬膜不如胸内入路充分。

经胸骨 / 经胸骨柄入路

经胸骨 / 经胸骨柄入路可用于 T_1-T_4 之间的上胸椎病变。这种入路可直视下切除肿瘤或进行畸形矫正,而不需要破坏后方结构[23]。患者置于中央,颈部轻度后伸。沿胸锁乳突肌内侧做弧形切口,向中线延长并向下达胸骨。沿胸锁乳突肌内侧无血管区分离至椎前筋膜,然后向尾侧分离,在胸骨柄止点前 2cm 切断胸锁乳突肌和舌骨下肌群。显露胸骨柄上下方并向外侧分离至胸锁关节,然后切除胸骨柄内侧。向尾侧牵开大血管和胸骨后脂肪,从而显露上胸椎。采用高速钻和刮匙与咬骨钳切除椎间盘和椎体。

胸腹联合入路

胸腹联合入路是一种腹膜后入路,用于 T_9-T_{12} 下胸椎手术。患者侧卧位,并将手术床折叠,使骨盆和胸廓之间的距离增大。一般采用左侧入路以避免下腔静脉和肝脏遮挡。在肋骨表面沿腋线切开皮肤达腹直肌鞘外侧,然后分离腹外斜肌、腹内斜肌和腹内斜肌。切除肋骨和肋软骨,从而进入腹膜后间隙。

在胸廓止点内侧 1~2cm 处横行切断膈肌。手术结束时再缝合膈肌以恢复其形态和活动。切开壁层胸膜并连同膈肌一起向上推开。向背侧翻转腰大肌从而形成一个工作通道以切除椎间盘和椎体。壁层胸膜和膈肌需严密缝合[9]。

微创入路

胸腔镜辅助椎体次全切除术

与创伤更大的开胸手术相比,胸腔镜辅助椎体次全切除术具有很多优点:手术切口小,因此不需要切除肋骨和肋间肌;避免开胸手术做大的切口,因此出血量非常少而且不影响多个椎体的视野。与开胸手术相似,对于患有严重心肺疾病的患者,应避免使用胸腔镜进行胸椎手术。胸腔镜辅助手术可联合后路椎弓根固定用于外伤性椎体骨折后的前柱重建[15]。对于仅影响椎体和腹侧硬膜外间隙的原发性或继发性肿瘤,胸腔镜辅助手术也是理想的选择,术中根据病变累及椎体的范围决定是否使用侧方接骨板固定。

胸腔镜辅助椎体次全切除术时,患者侧卧位,并用双腔气管插管进行单肺通气。中胸椎病变首选右侧入路,而下胸病变一般采用左侧入路以避开肝脏和下腔静脉。X 线透视确定病变位置,并在皮肤上做好标记。主要工作通道位于病变椎体中央,并延长 3cm。另外 3 个通道分别用于放置相机镜头、吸引/冲洗和牵拉保护肺。清理椎前软组织,结扎并切断覆盖椎体中央的节段性血管。沿肋骨头近端切开壁层胸膜,然后在病变头侧和尾侧椎体内置入万向螺钉,必要时可使用克氏针辅助。螺钉应位于椎体后方皮质前方 10mm、头侧椎体下终板上方 10~15mm 和外侧椎体上终板下方 10~15mm[24]。然后通过各种胸腔镜镜下刮匙、咬骨钳和高速磨钻进行椎间盘切除术和椎体次全切除术。切除椎体前,应先磨除同侧肋骨头和椎弓根以显露硬膜腹侧。然后在椎体切除后的间隙内放置填充自体骨/同种异体骨的可撑开钛笼或结构性植骨块,并用侧方接骨板或金属棒连接万向螺钉。止血和冲洗切口后,取下所有套筒,放置胸管,逐层缝合切口。

"小切口"经椎弓根椎体次全切除术

"小切口"经椎弓根椎体次全切除术是传统经椎弓根手术的一种改良,旨在对创伤、肿瘤或胸椎退行性疾病进行环形减压和前柱重建。这种手术方法尽量减少肌肉和筋膜剥离,从而减少失血量和住院时间[7]。患者俯卧在平坦的 Jackson 手术床或凝胶垫上。在病变椎体上下 2~3 个椎体做正中切口。然而,正中切口开始时不切开筋膜。通过几个小的筋膜切口放置经皮椎弓根螺钉,不需要广泛剥离肌肉。然后切开病变水平的筋膜,通过自动撑开器显露术野。然后进行全椎板切除术,并在一侧放置临时棒以稳定胸椎。切除小关节和横突,结扎并切断神经根,并用高速磨钻和咬骨钳切除双侧椎弓根。彻底切除病变椎体上下椎间盘,然后用垂体咬钳、高速磨钻和骨刀进行椎体次全切除术。对肋骨头进行“活门截骨”使肋骨头活动,从而为放置可撑开钛笼留出操作空间。然后留置引流管并逐层缝合切口。

微创外侧胸膜后椎体次全切除术

微创外侧胸膜后入路的目标是直接行椎体次全切除术,而不破坏椎体后方结构,同时减少开胸手术相关的风险,包括血胸、气胸、肋间神经痛和长时间胸腔引流。微创手术的切口较小,而且切除的肋骨较少,因此可减少术中失血、术后疼痛和并发症等[11,25,26]。

微创外侧胸膜后入路可用于 T_4~T_{12} 病变。肩胛骨会限制这一入路在上胸椎的应用,而下胸椎的病变需要切开膈肌。患者取侧卧位,腋下垫圆枕。从腋中线开始,在与病变椎体重叠的肋骨表面做一个长 5cm 的斜切口[11]。骨膜下分离下方肋骨,使之远离下方胸膜和神经血管束,然后切除 5cm 长的肋骨。钝性分离壁胸膜和胸内筋膜之间的间隙。然后将肺向前方牵开,显露椎体和椎间盘的侧面。结扎并切断椎体中央的节段血管。在病变椎体表面放置管状扩张器并逐级扩张,然后放置自动撑开器。高速磨钻结合咬骨钳切除同侧椎弓根。切除病变椎体上下椎间盘,然后用高速磨钻、咬骨钳和骨刀进行椎体次全切除术。可撑开钛笼或结构性植骨块重建椎体前柱。逐层缝合切口,不需要放置胸管引流,除非出现胸膜破裂。

植骨技术

本章前面已经讨论过椎体次全切除和腹侧减压的必要性。减压后,除后路椎弓根螺钉内固定外,通常需要在椎体切除部位植骨,以预防不稳定并促进骨融合[27]。椎体切除部位必须做好植骨床,以防止内固定下沉或移位并促进骨融合。注意不要破坏椎体终板,否则会大大增加下沉和矫形丢失的风险。可将切除的椎体上下方的椎体撑开,并对终板进行打磨和塑形使之与内置物充分匹配。

以往单独采用局部切除的肋骨或自体髂骨修剪成结构性植骨块植入截骨间隙以重建椎体前柱。对于预后差、椎体破坏严重的患者,稳定(而不是融合)

是手术的主要目的,此时可放置填充骨水泥的硅胶管以重建稳定性。可撑开钛笼和聚醚醚酮(polyetheretherketone,PEEK)椎间融合器使用方便,而且畸形矫正和融合率高于结构性植骨,因此已经取代结构性植骨作为前柱重建的首选。这些融合器可用患者局部切除的肋骨或椎体填充。椎体肿瘤破坏时不能作为自体骨植骨材料的来源。目前不清楚胸椎中应用可撑开融合器的沉降率是否高于非撑开的融合器。一项有关植骨失败的研究发现,融合器垫片大小与椎体终板的比例小于 1/2、感染 / 外伤性疾病和后方重建节段过短预示融合器下沉率较高[27]。

并发症

胸椎椎体次全切除术的并发症因疾病性质和手术方式而不同。胸椎椎体次全切除术最常见的主要并发症是手术节段错误。根据患者体型不同,X 线透视定位胸椎节段可能很困难。必要时,术前可在 CT 引导下放置标记物以帮助术中确认受累的节段。椎体内植物下沉可导致假关节和胸椎不稳定。椎体终板破坏和内植物与椎体接触面小可导致沉降率增加。破坏前纵韧带会增加内植物移位的风险。

胸椎前路手术,包括经胸入路和胸膜后入路,存在神经血管束损伤或肋间神经痛的风险。感染可导致椎体骨髓炎、硬膜外脓肿或脓胸。胸导管损伤可导致乳糜胸以至于需要再次手术。对肺组织的操作可能增加肺功能障碍和肺炎的发生,从而增加并发症发生率,尤其是心肺功能储备不足的老年患者。前路手术出现硬膜撕裂时尤其麻烦,可能出现硬膜胸膜瘘,导致脑脊液持续漏入胸腔。

(翟吉良 译 边焱焱 校)

参考文献

1. Bilsky M, Boland P, Lis E, Raizer J, Healey J. Single-stage posterolateral transpedicle approach for spondylectomy, epidural decompression, and circumferential fusion of spinal metastases. Spine. 2000;25(17):2240–50.
2. Chandra SP, Ramdurg SR, Kurwale N, Chauhan AC, Ansari A, Garg A, Sarkar C, Sharma BS. Extended costotransversectomy to achieve circumferential fusion for pathologies causing thoracic instability. Spine J. 2014;14:2094–101.
3. Chou D, Wang V. Trap-Door Rib-Head osteotomies for posterior placement of expandable cages after transpedicular corpectomy: an alternative to lateral extracavitary and costotransversectomy approaches. J Neurosurg Spine. 2009;10:40–5.
4. Foreman P, Naftel R, Moore T, Hadley M. The lateral extracavitary approach to the thoraco-

lumbar spine: a case series and systematic review. J Neurosurg Spine. 2016;24:570–9.

5. Hartmann S, Wipplinger C, Tschugg A, Kavakebi P, Orley A, Girod PP, Thome C. Thoracic corpectomy for neoplastic vertebral bodies using a navigated lateral extracavitary approach-A single-center consecutive case series: techniques and analysis. Neurosurg Rev. 2017;41:575. https://doi.org/10.1007/s10143-017-0895-z.

6. Holland C, Bass D, Gary M, Howard B, Refai D. Thoracic lateral extracavitary corpectomy for anterior column reconstruction with expandable and static titanium cages: clinical outcomes and surgical considerations in a consecutive case series. Clin Neuro Neurosurg. 2015;129:37–43.

7. Lau D, Chou D. Posterior Thoracic Corpectomy with Cage Reconstruction for Metastatic Spinal Tumors: Comparing the Mini-Open Approach to the Open Approach. J Neurosurg Spine. 2015;23:217–27.

8. Lu D, Lau D, Lee J, Chou D. The transpedicular approach compared with the anterior approach: an analysis of 80 thoracolumbar corpectomies. J Neurosurg Spine. 2010;12:583–91.

9. Park M, Deukmedjian A, Uribe J. Minimally invasive anterolateral corpectomy for spinal tumors. Neurosurg Clin N Am. 2014;25:317–25.

10. Schuschert M, McCormick K, Abbas G, Pennathur A, Landreneau J, Landreneau J, Pitanga A, Gomes J, Franca F, El-Kadi M, Peitzman A, Ferson P, Luketich J, Landreneau R. Anterior thoracic surgical approaches in the treatment of spinal infections and neoplasms. Ann Thorac Surg. 2014;97:1750–7.

11. Yen CP, Uribe J. Mini-open lateral retropleural approach for symptomatic thoracic disc herniation. Clin Spine Surg. 2017;00:00.

12. Adkins D, Sandhu F, Voyadzis JM. Minimally invasive lateral approach to the thoracolumbar junction for corpectomy. J Clin Neurosci. 2013;20:1289–94.

13. Ahmadian A, Uribe J. Mini-open lateral retropleural thoracic corpectomy for osteomyelitis. Neurosurg Focus. 2013;35:17.

14. Moran C, Ali Z, McEvoy L, Bolger C. Mini-open retropleural transthoracic approach for the treatment of giant thoracic disc herniation. Spine. 2012;37(17):1079–84.

15. Shawky A, Al-Sabrout AAR, El-Meshtawy M, Hasan K, Boehm H. Thoracoscopically assisted corpectomy and percutaneous transpedicular instrumentation in management of burst thoracic and thoracolumbar fractures. Eur Spine J. 2013;22:2211–8.

16. Sasanui M, Ozer AF. Single-stage posterior corpectomy and expandable cage placement for treatment of thoracic or lumbar burst fractures. Spine. 2008;34(1):33–40.

17. Hofstetter C, Chou D, Newman B, Aryan H, Girardi F, Hartl R. Posterior approach for thoracolumbar corpectomies with expandable cage placement and circumferential arthrodesis: a multicenter case series of 67 patients. J Neurosurg Spine. 2011;14:388–97.

18. Fang T, Dong J, Zhou X, McGuire R, Li X. Comparison of mini-open anterior corpectomy and posterior total en-bloc spondylectomy for solitary metastases of the thoracolumbar spine. J Neurosurg Spine. 2012;17:271–9.

19. Lubelski D, Abdullah K, Mroz T, Shin J, Alvin M, Benzel E, Steinmetz M. Lateral extracavitary vs. costotransversectomy approaches to the thoracic spine: reflections on lessons learned. Neurosurgery. 2012;71:1096–102.

20. Lau D, Song Y, Guan Z, Sullivan S, La Marca F, Park P. Perioperative characteristics, complications, and outcomes of single-level versus multilevel thoracic corpectomies via modified costotransversectomy approach. Spine. 2013;38:523–30.

21. Lubelski D, Abdullah K, Steinmetz M, Masters F, Benzel E, Mroz T, Shin J. Lateral extracavitary, costotransversectomy, and transthoracic thoracotomy approaches to the thoracic spine: review of techniques and complications. J Spinal Disord Tech. 2013;26:222–32.

22. Gokaslan Z, York J, Walsh G, McCutcheon I, Lang F, Putnam J, Wildrick D, Swisher S, Abi-Said D, Sawaya R. Transthoracic vertebrectomy for metastatic spinal tumors. J Neurosurg Spine. 1998;89:599–609.

23. Pointillart V, Aurouer N, Gangnet N, Vital JM. Anterior Approach to the Cervicothoracic Junction Without Sternotomy: A Report of 37 Cases. Spine. 2007;32(25):2875–9.
24. Kalra R, Schmidt M. Thoracoscopic Corpectomy and Reconstruction. In: Benzel's Spine Surgery. 4th ed; 2016. p. 646–54.
25. Nacar OA, Ulu MO, Pekmezci M, Deviren V. Surgical Treatment of Thoracic Disc Disease Via Minimally Invasive Lateral Transthoracic Trans/Retropleural Approach: Analysis of 33 Patients. Neurosurg Rev. 2013;36:455–65.
26. Petteys R, Sandhu F. Minimally invasive lateral retroperitoneal corpectomy for treatment of focal thoracolumbar kyphotic deformity: case report and review of the literature. J Neurol Surg. 2014;75:305–9.
27. Lau D, Song Y, Guan Z, La Marca F, Park P. Radiologic outcomes of static vs expandable titanium cages after corpectomy: a retrospective cohort analysis of subsidence. Neurosurgery. 2012;72:529–39.

第十三章
胸椎间盘切除术

Jason E. McGowan, Fayed, Marcelle Altschule, Faheem A. Sandhu

背景

椎间盘突出是一种相当常见的疾病,发病率为(40~50)/100 000。然而有症状的胸椎间盘突出症(thoracic disc herniation,TDH)很少见。随着计算机断层扫描(computed tomography,CT)和磁共振成像(magnetic resonance imaging,MRI)等现代影像学的发展,学者们发现无症状 TDH 的发病率约为 11% 至 37%[1],但有症状的 TDH 仍很少见,其在一般人群中的发病率为 1/1 000 000[2]。TDH 占所有椎间盘突出的 0.25% 至 0.75%[3]。它常见于中老年,约 80% 的 TDH 出现在 40 岁至 50 岁之间[4],没有显著的性别差异[5]。

有症状的 TDH 的外科手术仅占椎间盘突出症所有手术的 0.15% 至 4%[6]。TDH 可以发生于胸椎的各个节段。但是在 75% 患者中,TDH 低于 T_7-T_8 椎间盘,因为这部分的胸椎活动度更大,且这部分的后纵韧带(posterior longitudinal ligament,PLL)较薄弱[4]。只有 4% 的患者,TDH 位于 T_3-T_4 上方。TDH 最常见于 T_{11}-T_{12} 间盘,发生率约 26%[7]。94% 的患者为旁中央型椎间盘突出症,剩余 6% 的患者为外侧型椎间盘突出症[7]。11%~25% 的患者可能有外伤史[8]。

临床表现

有症状的 TDH 常常由于症状和突出部位不相符而漏诊[9]。90% 的患者可描述隐匿性症状发作[8]。TDH 最常见的症状包括疼痛,感觉障碍,脊髓病和下肢无力[8]。就诊时有疼痛的患者占 57%[10]。TDH 引起的胸神经根性疼痛的典型特征是刀割样剧痛,并按照皮肤体节分布的方式,从后背开始向胸部一侧或双侧放射[11]。根性疼痛常常伴发脊髓病变,也可单独发生不伴脊髓损伤。由于相邻的肋间神经交叉支配,患者虽然在神经根水平有疼痛发生但并没有运动或感觉功能的丧失[11]。到诊断时,90% 的患者有脊髓受压的体征[10]。早期准确的诊断,加上手术方法的改进,为 TDH 患者提供了更好的预后[10]。

保守治疗

限制活动,后伸支具,非甾体消炎药,口服类固醇和 / 或硬膜外类固醇[11]的治疗方式对单纯胸部放射性疼痛的 TDH 患者通常有效。通过 3~6 个月完整保守治疗仍失败的患者可以考虑手术治疗 TDH[11]。

手术适应证

手术的最强适应证是由压迫性病变引起的脊髓损伤。当存在脊髓病时,手术的目标是防止进一步不可逆转的脊髓损伤并改善功能[11]。就诊时患者病情越严重,病程越长,神经功能恢复的可能性就越小[11]。

需要手术的 TDH 很少见[7]。手术适应证包括放射状或带状分布的顽固性疼痛,进行性脊髓病和轴向背痛也是手术治疗的适应证[4]。TDH 较不常见的症状包括源自椎间盘突出水平的症状性脊髓空洞症。在过去的几十年中,TDH 的治疗发生了较大的变化。TDH 的手术治疗有了很大的进步,除椎板切除术减压外,其他手术方法的成功率均超过 80%[10]。

影像学评估

MRI 是 TDH 诊断的主要手段。由于椎间盘经常钙化,通常需要 CT 以确定椎间盘是软的还是钙化的。椎间盘钙化可能会影响手术方法的选择。CT 还可用于显示骨质细节,以帮助确定是否需要使用特殊器械。

手术注意事项

对于 TDH,术前准备尤其重要。应尽可能明确椎间盘是硬的还是软的,是偏于一侧还是位于中心,因为这些因素将影响手术入路。放置手术标记点并随后进行 CT 脊髓造影可以帮助外科医生在术中正确地确定目标节段,从而避免错误的手术节段。一旦所有的术前检查完成并经过外科医生的反复研究,便可以确定最佳的手术通道,以安全地减压神经结构。

胸椎入路从经椎弓根入路到经胸腔入路以圆周方式排列。我们将在下面详细讨论每种入路。

后方入路

经椎弓根入路

经椎弓根入路是最常用的胸椎间盘切除术入路。它通过切除单侧椎弓根和小关节突,为从后方到达椎间隙提供了最直接的入路。它允许进入椎管的侧面。该技术的优点包括能够保留根动脉,不用对脊髓进行干扰。它的主要缺点是对脊髓硬膜的可视性有限。

病人俯卧在凝胶卷或威尔逊体位架上。中线垂直切口位于手术节段上方。采用单极电刀对胸背筋膜进行锐性解剖直达棘突,然后用电凝以及 Cobb 剥离器进行单侧骨膜下剥离,直到暴露关节突关节的侧面。

软组织暴露完成后,对下位椎体的椎弓根进行钻孔。入点通常在上位椎体下关节的下缘。在对椎弓根钻孔之前,先用高速钻和 Kerrison 咬骨钳进行椎板切除,以便能看到硬膜囊的外侧缘,避免椎弓根钻孔时损伤。在看到并保护出口神经根后,就可将椎弓根钻孔深度达到椎体和椎间盘间隙水平。可以通过首先在椎弓根的下部钻孔来保护神经根,方法是使用椎弓根的上部和内侧皮质来保护神经根,然后用刮匙和咬骨钳将其去除。

椎弓根的切除使外科医生能够看到椎间盘的外侧空间。然后切开纤维环,并用垂体咬钳和刮匙进行椎间盘切除术。减压满意后进行彻底止血,分层关闭深层,间断关闭切口。

肋横突入路

与经椎弓根入路相比,肋横突入路需要更多的侧向操作空间,因此可提供更多进入椎管前的通道。这是一种相对更具侵入性的方法,因为要切除肋骨的内侧部分和横突。

患者俯卧或部分侧卧。皮肤切口在手术节段上方居中,向上方和下方中线弯曲或向旁正中延长两至三个节段。肌层通过锐性和钝性剥离以暴露肋骨和横突。辨别肋骨与下位椎体相关节的部分,并将其从横突和椎体的关节中分离,然后用咬骨钳去除。肋横突关节也一起去除。

去除适当的骨质成分后,可以看到胸膜并向前方缩回。在接近目标椎间盘间隙之前,还应确定该水平的神经血管束以及相应的椎弓根。椎弓根部分钻孔以使突出的椎间盘最大化显露。切开纤维环,并用刮匙和垂体咬钳从外至内切除椎间盘。闭合之前,必须检查胸膜是否有撕裂,这个可以通过在正压通气过程中进行冲洗来进行。根据外科医生的判断,对撕裂可进行修复或放置胸管。采用常规的方式关闭伤口。

经胸腔外外侧入路

经胸腔外外侧入路可最大限度地暴露外侧,从而通过后入路到达内侧及腹侧进行胸椎间盘切除,但是由于肩胛骨阻挡,T_5 水平以上受限。它还需要最大范围的切口及广泛的分离。

患者俯卧或部分侧卧,切口可朝中线弯曲或曲棍球棒样位于患部水平上方。解剖类似于肋横突切除术,但下位肋骨更广泛的切除是必要的。该切口允许前方椎管更大范围的可视。可以进行椎板切除以获得更大的暴露。确认出行根后可将其保留或切断以方便移动硬膜囊。如前所述进行椎间盘切除术和切口闭合。这种入路也可用于更广泛的椎体切除术和椎间融合。

前方入路

外侧胸膜后入路

外侧胸膜后入路对中央型椎间盘突出症患者有优势。由于不再需要在脊髓"周围"操作,因此它避免了更广泛的后路手术剥离。然而,该入路存在肺和大血管受伤的更大风险。在下胸椎中必须考虑到膈肌以及它的附着点。

手术技术

外侧胸膜后入路可采用与外侧经腰大肌入路相似的手术策略。在气管插管和给予吸入全麻后,将患者置于侧卧位,并仔细确保所有压力部位的正确衬垫,然后将患者固定在手术台上。放置神经监测导线以获得体感诱发电位和运动诱发电位。然后使用术中透视来确定手术的节段。在手术节段椎间盘间隙水平(单节段手术切口位于肋骨上方或肋骨之间)计划手术切口。仔细解剖肋间肌后,暴露壁层胸膜。然后使用手指将壁层胸膜和胸壁小心分离。借助于连续扩张,以目标椎间盘间隙为中心将侧向牵开器放置到胸膜后腔。固定到位后,展开牵开器,即可开始暴露突出的椎间盘。如果突出的椎间盘碎片很大,可能有必要去掉与下椎体相对应的肋骨头部的一部分(即 T_8-T_9 椎间盘突出症中的 T_9 肋骨头部)。通过去除一部分椎体和 / 或相应的椎弓根可以获得额外的暴露,以便在去除椎间盘碎片之前更早地识别出后纵韧带和硬脊膜。

获得足够的暴露并确定硬脊膜后,进行椎间盘的减压。这就创造了一个空间,在可以安全地移除突出的间盘之前,可以在其中进行操作。所有操作都应远离硬膜囊,以免损伤下方的脊髓,可以通过使用直的和向下的刮匀来完成。一旦完成了椎间盘的足够切除,就可以确定是否需要融合。在外侧入路中,根据不稳定性的水平或病理学的程度,可采取前外侧钢板或者椎间融合。

在移除侧向牵开器和闭合切口之前,必须确保没有损伤壁层胸膜。万一胸膜受伤,应准备放置胸管以治疗气胸。

经胸腔入路

这种方法与外侧胸膜后入路相似,因为它可以进入中央型突出的椎间盘,而无需绕开或牵拉硬膜囊。但是,这种方法通常需要借助手术方法来使肺缩回,以便通过胸腔到达胸椎。

外科技术

使用双腔气管导管对患者进行插管,并采用侧卧位。注意保护所有骨突处,并使用术中透视来确定手术节段。放置神经监测导线以获得体感诱发电位和运动诱发电位。暴露应由一名胸外科医生完成的。如果计划进行融合,则在暴露过程中取下的肋骨均可保存并被制成自体骨移植物。

一旦到达脊柱,便可采用上述描述的方式切除椎间盘。首先完成骨质的切除,以充分暴露突出的间盘。这包括去除邻近椎体的近端椎弓根和椎体后部。然后进行中央减压,以便为处理突出的碎片留出空间。然后识别后纵韧带和硬脊膜并建立一个垂直于椎间盘突出部分的平面。然后使用直的和向下的刮匙和 Kerrison 咬骨钳小心地切除椎间盘碎片,特别注意避免沿硬膜囊方向移动,否则可能会损伤下方的脊髓。减压完成后,可以决定用侧方钢板、放置椎间融合或单纯依靠肋骨胸廓的完整性来保持稳定性。

由开胸的团队进行伤口关闭,通常需要留置一根胸管以治疗医源性气胸。术后通过连续复查胸片以确认气胸的消除。

并发症

TDH 具有特定的进展,主要是压迫脊髓的风险。由于技术上的困难以及潜在的严重且难以治疗并发症的风险,TDH 的手术历来评价不高[1]。胸椎间盘切除术并发症的发生率为 15% 至 30%[6]。对 545 位接受 TDH 手术治疗的患者进行的荟萃分析发现,并发症发生率为 24%,其中包括 6% 的肺部并发症和 6% 的肋间神经痛[11]。另一项针对 13 387 名接受手术的 TDH 合并有脊髓病的患者的分析表明,术后并发症的发生率为 14.5%[12]。在一项研究中,胸腔镜手术的总并发症发生率为 15%,而在研究实践初期并发症发生率为 23%,这表明 TDH 手术存在相关的学习曲线[8]。

TDH 手术中其他与并发症关包括脑脊液(cerebrospinal fluid,CSF)漏,脊髓损伤以及对手术节段错误的识别。

据报道,脑脊液漏的发生率为 0 至 15%[13]。胸椎间盘手术中脑脊液漏有两个原因:医源性或硬膜内椎间盘突出[13]。高达 12% 的病例报道了硬膜内 TDH,其中大部分为钙化间盘[14]。一项研究发现,手术时 7% 的 TDH 具有硬膜内延伸[15]。脑脊液漏的处理通常需要多种方式如缝合伤口或移植物关闭切口,纤维蛋白胶的应用以及腰椎引流术的结合[13]。

在 TDH 的外科治疗中观察到,当进行胸椎椎板切除术时,由脊髓损伤引起的神经功能减退的发生率很高[13]。有建议提出为了去除脊髓腹侧突出的间盘对脊髓的牵拉可以导致机械性损伤[13]。这种操作也可能会干扰脊髓的血供[13]。椎板切除术继发脊柱后凸畸形引起的脊髓束缚比椎间盘或骨赘未完全清除更会导致神经功能缺损[16]。然而,由于椎板切除术已基本被放弃,麻痹和瘫痪作为手术并发症已变得相对罕见[13]。

胸椎手术节段的准确定位仍然是胸椎手术[17]一个值得关注的问题。2008 年的一项调查显示,50% 的脊柱外科医生在职业生涯中报告过手术节段的错误[18]。肩胛骨的遮挡,肋椎关节数目的变异和骨质疏松症都是使胸椎手术节段术中定位复杂化的因素[17]。在术前和围手术期的 X 线片上对脊柱节段和肋骨计数,以及识别骨刺和特定标志物,可以帮助避免发生此类并发症[13]。此外,在术前影像或 CT 扫描时在手术节段椎弓根放置不透光的标志物也可以避免这种并发症发生[19]。

在比较前 / 前外减压和脊柱融合(anterior/anterolateral decompression and spinal fusion,ASF)、后 / 后外侧减压和脊柱融合(posterior/posterolateral decompression and spinal fusion,PSF)和椎间盘减压 / 切除非融合术时(disc decompression/excision without fusion,DDE),ASF 的并发症率最高,为 24.2%,其次是 PSF 为 15.5%,DDE 为 10.4%[12]。接受 ASF 治疗的患者死亡率为 1.1%,而 DDF 的死亡率为 0.39%,PSF 的死亡率为 0.56%[12]。在分析期间,首选治疗方式已从 DDE(2000 年约 30% 的患者接受此术式)大幅转移到 PSF(到 2010 年几乎 50% 的患者接受此术式)[12]。

（边焱焱 译　吴南 董玉雷 校）

参考文献

1. Court C, Mansour E, Bouthors C. Thoracic disc herniation: surgical treatment. Orthop Traumatol Surg Res. 2018 Feb;104(1S):S31–40.
2. Simpson JM, Silveri CP, Simeone FA, Balderston RA, An HS. Thoracic disc herniation. Spine (Phila Pa 1976). 1993;18(13):1872–7.
3. El-Kalliny M, Tew JM, van Loveren H, Dunsker S. Surgical approaches to thoracic disk herniations. Acta Neurochir. 1991;111:22–32.
4. Yoshihara H. Surgical treatment for thoracic disc herniation: an update. Spine (Phila Pa 1976). 2014;39(6):E406–12.
5. Uribe JS, Smith WD, Pimenta L, Härtl R, Dakwar E, Modhia UM, Pollock GA, Nagineni V, Smith R, Christian G, Oliveira L, Marchi L, Deviren V. Minimally invasive lateral approach for symptomatic thoracic disc herniation: initial multicentral clinical experience. J Neurosurg Spine. 2012;16:264–79.
6. Yoshihara H, Yoneoka D. Comparison of in-hospital morbidity and mortality rates between anterior and nonanterior approach procedures for thoracic disc herniation. Spine (Phila Pa 1976). 2014;39(12):E728–33.
7. Stillerman CB, Chen TC, Couldwell WT, Zhang W, Weiss MH. Experience in the surgical management of 82 symptomatic herniated thoracic discs and review of the literature. J Neurosurg. 1998;88:623–33.
8. Quint U, Bordon G, Preissl I, Sanner C, Rosenthal D. Thoracoscopic treatment for single level symptomatic thoracic disc herniation: a prospective followed cohort study in a group of 167 consecutive cases. Eur Spine J. 2012 Apr;21(4):637–45.
9. Shirzadi A, Drazin D, Jeswani S, Lovely L, Liu J. Atypical presentation of thoracic disc herniation: case series and review of the literature. Case Rep Orthop. 2013;2013:621476.
10. Arce CA, Dohrmann GJ. Herniated thoracic disks. Neurol Clin. 1985;3(2):383–92.
11. Elhadi AM, Zehri AH, Zaidi HA, Almefty KK, Preul MC, Theodore N, Dickman C. Surgical efficacy of minimally invasive thoracic discectomy. J Clin Neurosci. 2015;22:1708–13.
12. Jain A, Menga EN, Hassanzadeh H, Jain P, Lemma MA, Mesfin A. Thoracic disc disorders with myelopathy: treatment trends, patient characteristics, and complications. Spine (Phila Pa 1976). 2014;39(20):E1233–8.
13. McCormick WE, Will SF, Benzel EC. Surgery for thoracic disc disease. Complication avoidance: overview and management. Neurosurg Focus. 2000;9(4):e13.
14. Dietze DD Jr, Fessler RG. Thoracic disc herniations. Neurosurg Clin North Am. 1993;4:75–90.
15. Stillerman CB, Chen TC, Couldwell WT, et al. Experience in the surgical management of 82 symptomatic herniated thoracic discs and review of the literature. J Neurosurg. 1998;88:623–33.
16. Maiman DJ, Larson SJ, Luck E, et al. Lateral extracavitary approach to the spine for thoracic disc herniation: report of 23 cases. Neurosurgery. 1984;14:178–82.
17. Willson MC, Ross JS. Postoperative spine complications. Neuroimaging Clin N Am. 2014;24(2):305–26.
18. Mody MG, Nourbakhsh A, Stahl DL, et al. The prevalence of wrong level surgery among spine surgeons. Spine. 2008;33:194–8.
19. Upadhyaya CD, Wu JC, Chin CT, et al. Avoidance of wrong-level thoracic spine surgery: intraoperative localization with preoperative percutaneous fiducial screw placement. J Neurosurg Spine. 2012;16:280–4.

第十四章
腰椎间盘显微切除术

Ravi S. Nunna, Joshua T. Wewel, John E. O'Toole

介绍

下腰痛(low back pain, LBP)是最常见的疾病之一,影响了多达70%的人口[1]。大部分LBP患者都有与腰椎间盘突出症相关的坐骨神经痛[1,2]。腰椎间盘微创摘除术适用于那些对于非手术治疗无效或出现进行性神经功能损害或马尾综合征的人。传统的开放式小切口间盘切除术和经通道微创(minimally invasive, MIS)间盘切除术是用于治疗这种情况的最常见技术。

病理生理学

椎间盘由以下几部分组成:(1)髓核(富含蛋白聚糖的中央凝胶状结构),(2)纤维环(围绕髓核的同心胶原层,特别是在轴向负荷期间限制其溢出)[3,4]和(3)紧靠椎体的软骨终板。成人椎间盘大部分是无血管的,依靠被动扩散吸收必需的营养[3]。

与年龄相关的髓核脱水以及随后由于累积的生物力学轴向载荷而导致的纤维环缺损可能导致腰椎间盘突出[4,5]。由于后纵韧带(posterior longitudinal ligament, PLL)在中线最厚,而在外侧变薄,因此后外侧突出的发生率更高。尽管对神经根病的病理生理学了解甚少,但普遍认为在本质上是压迫性的[3,6,7]。

临床表现

症状

神经根病的症状与腰椎间盘突出的节段和侧别相关。中央型,旁中央型,后外侧椎间盘突出导致走行根压迫效应和刺激。椎间孔和椎间孔外椎间盘突出会压迫出行根,而且如果存在对背根神经节的压迫,疼痛会更加剧烈。

患者通常在下肢神经根病急性发作后就诊,并且较少与刺激事件在时间上相关。疼痛,感觉异常和(或)麻木常发生在相应的神经根皮肤支配区,可伴有或不伴有运动缺失。

体格检查

应进行完整的神经系统检查,尤其要注意下肢单个运动群组测试,皮肤感觉变化,神经根张力体征和反射。

影像检查

磁共振成像(Magnetic resonance imaging,MRI)是椎间盘突出症的首选诊断成像方式。对于无法获得MRI的患者,可以获得平扫的计算机断层扫描(computed tomography,CT)。对于无法平躺,幽闭恐惧症或有金属内植物的患者,CT成像可以作为一线成像技术。但是,对于无法进行MRI检查的患者,通常需要进行CT脊髓造影检查。

治疗

非手术治疗

腰椎间盘突出症的初始治疗通常需要进行一系列的药物治疗和非手术干预。通常初发的神经根病开始可以采用NSAIDs,肌松剂,短期的皮质类固醇,必要时可以用阿片类药物。改变活动方式是必要的。如果疼痛程度不太高,包括物理治疗,核心肌群的稳定和其他锻炼的机械干预则是有益的[3,6,7]。对于持续性疼痛,可以进行硬膜外类固醇注射。脊椎按摩,针灸和激痛点注射等干预措施也获得了成功[8]。非手术治疗策略旨在减少残疾和疼痛,并使患者恢复日常生活,因为大多数腰椎间盘突出症患者无需手术即可解决。

手术适应证

大多数数据支持至少尝试4周的保守治疗[3,6,7]。尽管早期手术可能会导致症状的更早缓解,但手术组和非手术组的长期结局均显示相似[6,7]。持续和(或)加剧的疼痛是手术干预的主要非紧急指征,由于无法忍受疼痛的严重程度,一些患者需要进行早期减压。马尾综合征、急性致残性运动无力的患者应采取更紧急的手术干预措施[7]。

手术技术

体位

通常患者俯卧于有凝胶卷轴或 Wilson 架的可透射线的手术床上。患者的手臂外旋并在肩部外展至小于或等于 90°,抬起至头顶,并保护骨突受压处,避免臂丛神经损伤。头部靠在泡沫垫上,确保眼睛不受压。还可以使用其他体位方式,包括膝胸位和侧卧位,但用的很少。

中央和后外侧椎间盘突出症

按照标准的无菌皮肤准备和消毒方法,常规的开放式小切口椎间盘切除术是通过在透视下确定正确的手术节段开始,然后进行皮肤中线切口。单极电凝用于解剖皮下组织和筋膜,并沿棘突进行骨膜下剥离,以暴露外侧的关节囊,椎板下缘以及上方关节突关节的峡部。

当然,也可以通过微创通道技术进行。入点同前面所描述的方案,但切口可以向症状侧偏离中线约 1.5cm。用导丝刺穿筋膜,并通过透视将其放置在椎板关节结合处。然后,通过透视逐级扩张将工作通道置于目标椎间隙。对于微创通道下间盘切除术,我们更喜欢使用直径 18mm 的通道。然后将显微镜置入以便观察。

对于传统的开放和 MIS 椎间盘切除术,通常采用高速钻头进行椎板切开。椎板切开从下方和内侧开始,向上至黄韧带止点,向外侧至内侧关节面。为了显露内侧小关节通常是需要切除的,但如果可能的话,注意保留 50% 的小关节。联合使用刮匙和 Kerrison 咬骨钳将黄韧带分离并切除。识别硬脊膜和行走根并将其向内侧牵拉。通过使用咬骨钳,神经钩和球形探针,定位椎间盘,切开外层膜并将突出间盘去除。

用弯的神经剥离子来确认神经结构的减压效果。逐层充分止血,并缓慢移除牵开器。用可吸收的缝合线关闭筋膜和皮下组织,并用局部黏合剂封闭皮肤。

椎间孔 / 椎间孔外椎间盘突出症

真正的椎间孔椎间盘突出症可以通过"椎管交叉"入路到达病灶,该技术包括全椎板切除术或单侧入路（从对侧）进行双侧减压。前者可以开放操作，后者可以微创。任一种都可以从对侧观察到椎间孔，并且可以非常容易地将突出间盘摘除。真正的椎间孔外椎间盘突出症通常需要极外侧入路。微创通道或开放式手术的目标点是外侧关节突和横突的结合处。确认下外侧小关节和峡部，并从骨质上剥离横突间筋膜。下位的椎弓根可被触及，在 Kambin's 三角就可以发现突出的椎间盘。如果想看到出口神经根，可以去掉部分下外侧小关节突。去除椎间盘碎片并再次检查神经根以确保减压充分。

术后护理和疼痛管理

大多数患者可以在手术当天出院。术后护理的重点是疼痛管理，快速恢复活动能力和日常工作[9]。强烈建议早期行走和进行其他低强度的活动。术后多模式镇痛可以减少对阿片类药物的总体需求，从而减少阿片类药物可能会导致的尿潴留，肠梗阻，认知改变和药物依赖。

并发症

偶然的硬膜破裂是腰椎间盘切除术中最常见的并发症，范围从 0.5% 到 18% 不等，其危险因素包括复发性椎间盘突出症或伴随的病变（狭窄，腰椎滑脱，关节突囊肿）[10,11]。接受脊柱手术的非心脏病患者术后视力丧失的发生率极低，为 0.017%-0.92%[12,13]。危险因素包括男性，肥胖，较长的麻醉时间，使用 Wilson 体位架，较大估计失血量，低血压和直接眼部压迫[12]。大血管损伤的发生率为 0.1%-0.17%[14]。不到 1% 的患者发生术后伤口感染[15]。

结果

腰椎间盘突出症的自然病史通常是较好的。Weinstein 等人发表了最大的随机对照研究（SPORT 试验），将手术与保守治疗进行了比较。治疗意向（intention to treat, ITT）分析发现两组之间无显著性差异。然而，高比例的交叉患者混淆了 ITT 分析，以至于接受治疗的分析显示手术优于非手术治疗[7]。腰椎间盘切除术后最常见的并发症是再突出，估计比例为 5% 至 15%[16]。

结论

腰椎间盘突出症是脊柱外科手术中最常见的疾病之一。对初步尝试非手术治疗失败的患者进行手术治疗,结果很好且优于非手术治疗。开放手术和MIS 手术都有相似的长期结果,外科医生应该熟悉这两种方法。

（边焱焱 译　吴南 董玉雷 校）

参考文献

1. Konstantinou K, Dunn KM. Sciatica: review of epidemiological studies and prevalence estimates. Spine. 33:2464.
2. Koes BW, van Tulder MW, Ostelo R, Kim Burton A, Waddell G. Clinical guidelines for the management of low back pain in primary care: an international comparison. Spine. 26:2504–13; discussion 2513-2514, 2001.
3. Raj PP. Intervertebral disc: anatomy-physiology-pathophysiology-treatment. Pain Pract. 2008;8(1):18–44.
4. Roberts S, Evans H, Trivedi J, Menage J. Histology and pathology of the human intervertebral disc. J Bone Joint Surg Am. 2006;88(Suppl 2):10–4.
5. Buckwalter JA. Aging and degeneration of the human intervertebral disc. Spine. 1995;20(11):1307–14.
6. Saal JA. Natural history and nonoperative treatment of lumbar disc herniation. Spine. 1996;21(24 Suppl):2S–9S.
7. Weinstein JN, Lurie JD, Tosteson TD, et al. Surgical versus nonoperative treatment for lumbar disc herniation: four-year results for the spine patient outcomes research trial (SPORT). Spine. 2008;33(25):2789–800.
8. Cohen SP, Argoff CE, Carragee EJ. Management of low back pain. BMJ. 2008;337:a2718.
9. Buvanendran A, Thillainathan V. Preoperative and postoperative anesthetic and analgesic techniques for minimally invasive surgery of the spine. Spine. 2010;35(26 Suppl):S274–80.
10. Albayrak S, Ozturk S, Ayden O, Ucler N. Dural tear: a feared complication of lumbar discectomy. Turk Neurosurg. 26:918.
11. Takahashi Y, Sato T, Hyodo H, Kawamata T, Takahashi E, Miyatake N, et al. Incidental durotomy during lumbar spine surgery: risk factors and anatomic locations: clinical article. J Neurosurg Spine. 18:165.
12. Gabel BC, Lam A, Chapman JR, Oskouian RJ, Nassr A, Currier BL, et al. Perioperative vision loss in cervical spinal surgery. Glob Spine J. 7:91S.
13. Lee LA. Perioperative visual loss and anesthetic management. Curr Opin Anaesthesiol. 26:375. Opin Anae.
14. Altun G, Hemsinli D, Kutanis D, Gazioglu G. Silent killer: a scalpel in the aortic wall after spinal surgery. Neurol Neurochir Pol. 50:294.
15. Shousha M, Cirovic D, Boehm H. Infection rate after minimally invasive noninstrumented spinal surgery based on 4350 procedures. Spine. 40:201.
16. Swartz KR, Trost GR. Recurrent lumbar disc herniation. Neurosurg Focus. 2003;15(3):E10.

第十五章
极外侧椎间盘突出症入路：MIS 观点

Kyle Mueller, Amjad Anaizi

介绍

  腰椎间盘疾病是脊柱外科医生治疗的常见病。脊柱退化过程可能导致椎间盘突出，从而导致严重的疼痛和残疾。根据突出的部位，椎间盘突出可以是中央型，旁中央型或极外侧型。在所有有症状的腰椎间盘突出症中，极外侧椎间盘突出症（FLDH）发生率为 1%~12%[1-3]。有各种保守和手术方式可供治疗[4-8]。在过去的十年中，微创手术技术变得越来越流行。使用这些技术通常可以缩短住院时间，减少失血量并减少麻醉药的使用[9]。本章旨在回顾FLDH，重点是微创外科手术治疗方法。

症状 / 体征

  患有 FLDH 的患者可能会出现疼痛，运动或感觉障碍，具体取决于被压迫的神经根。由于压迫背根神经节（DRG），疼痛通常是症状中的重要组成部分[10,11]。与其他部位的椎间盘突出相比，FLDH 压迫的是出口神经根。体格检查腰椎侧弯时疼痛、直腿抬起时疼痛消失有重要意义；但是，没有任何查体动作是非常敏感或特异的。通常通过影像学与临床的相关性来做出诊断。

  影像检查包括常规腰部磁共振图像（MRI）以及包括腰椎动力位在内的全套腰部 X 射线片。MRI 是一种可以最好地显示包括神经结构在内的软组织结构的成像方式。X 射线用于评估对线并确保不存在潜在的不稳定性。

治疗

  FLD 患者有多种治疗选择[12-19]。与其他腰椎间盘疾病的治疗相似，有保守和手术可供选择。保守治疗通常是物理治疗，类固醇注射或口服止痛药的某类组合。咨询疼痛管理专家可以帮助优化这些疗法。通常在疼痛保守治疗策略失败或出现进行性神经功能缺失后考虑手术。

手术技术：微创极外侧椎间盘切除术

微创通道技术是极外侧椎间盘突出症的首选治疗方法。患者采用全身麻醉，并俯卧在带有 Wilson 体位架的 Jackson 手术台上。所有受压部位都用衬垫保护。标记中线，并拍摄正侧位 X 线片。前后位 X 线片必须清晰地显示出椎弓根且棘突位于中线处。终板边缘应当锐利且无重影。在开始操作之前未能获得高质量的图像可能会导致切口定位不良和轨迹欠佳，从而增加了发生并发症的可能性。借助通道牵开器系统对患者采用单侧入路。在病变同侧偏离中线约 4cm 处切一个 2cm 的切口，该切口以目标椎间盘间隙为中心。这将允许工作通道向内侧成角。在透视的引导下，将斯氏针或初始扩张器放置于横突（TP）和手术节段关节突的结合处。然后通过旋转逐级将软组织扩张器插入以建立手术通道。一个 20mm 的工作通道固定在台式可弯曲臂上，并指向病变间盘。在锁定柔性臂之前，应使用荧光镜成像来确定通道的位置和轨迹（图 15.1）。剩下的手术操作在显微镜下进行。通过用直的刮匙和电凝技术去除表面的软组织，仔细确定横突和关节突关节峡部的外侧面。有时可能会从腰节动脉的脊柱或背侧分支遇到快速的动脉出血。通常可以轻松地用双极电凝对其进行烧灼止血。辨别横突间韧带并用 Kerrision 咬骨钳将其分离。要特别注意暴露和保护出口神经根和神经节。限制对 DRG 的操作对防止术后感觉异常疼痛至关重要。然后识别突出的椎间盘，并以常规方式进行椎间盘切除术（图 15.2）。骶骨翼经常会阻挡 L_5-S_1 极外侧椎间盘突出的入路。这可以通过使用高速磨钻去除骶骨翼来解决。剩余的手术步骤与其他节段类似。然后以标准方式进行止血。硬膜外类固醇可用于减少任何潜在的运动障碍性疼痛的可能性。然后逐层关闭切口。

下面列出了关键步骤。

关键步骤摘要：

1. 患者体位摆放。
2. 正侧位透视。
3. 通道放置在手术节段横突和关节突交界处。
4. 明确横突和峡部外缘。
5. 识别并分离横突间韧带。
6. 识别神经根和 DRG。尽可能减少对 DRG 的操作。
7. 确认突出的椎间盘并以常规方式取出。

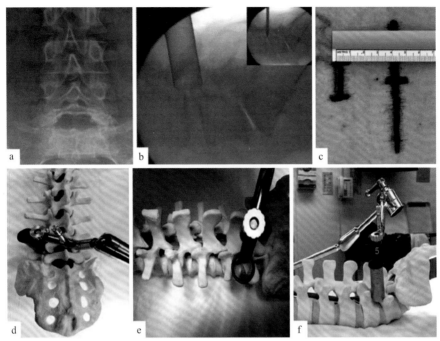

图 15.1　（a）前后位视图显示终板边界清晰，棘突位于中线，椎弓根对称。在进行下一步操作之前建立良好的成像是该手术的关键。（b）侧位图显示了牵开器的最终放置位置。定位针显示了最终工作通道放置之前扩张器的位置。与椎间隙平行很重要。（c）切口通常距中线 3.5~4cm，长为 2cm。（d-f）带有牵开器解剖模型的各种视图，演示了管状牵开器应如何相对于 TP 和椎间盘间隙进行定位。

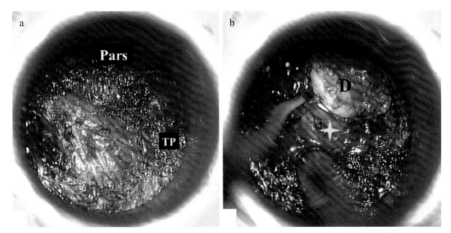

图 15.2　（a,b）L_4-L_5 极外侧椎间盘突出左侧入路术中图片。图中显示了横突和峡部。如图中黄色星号标示，进一步分离显示横突间韧带。在它的内侧可见突出的椎间盘压迫神经根，导致患者左侧 L_4 神经根病。

微创与开放

对于极外侧椎间盘突出的传统开放式手术需要较长的中线切口，并需要广泛的分离肌肉并牵开。这会导致术后严重的肌肉痉挛和肌肉萎缩。此外，为了进入椎间盘突出的外侧间室，必须去除部分骨质。在部分患者，整个小关节都将被去除。这可能导致潜在的不稳定，并需要进行融合手术。与传统的开放技术相比，微创手术技术可减少失血量，减少肌肉剥离，更好地保护小关节并缩短住院时间[4,16,20-25]。在过去的十年中，微创技术在培训计划中变得越来越普遍，从而改善了与微创脊柱外科手术相关的学习曲线。

术后护理

手术后，患者拔除气管插管并送至康复室。术后不需要拍片。通常患者可以在手术当天或第二天（如果需要）回家。围手术期可以使用麻醉药治疗切口疼痛，用肌松剂治疗肌肉痉挛。手术后短时间内通常只需要使用这些药物，术后第一次随访时通常可以停用这些药物。通常疼痛改善是患者最先注意到的，其次是力量的增强和最后麻木的改善。出院患者有 6 周的活动限制，包括弯腰，抬起重物或扭腰（bending，lifting，or twisting BLTs）。在这段时间之后，我们讨论可能的物理疗法。根据患者职业的性质，重返工作时间最早可以在手术后 1~2 周。

结论

极外侧椎间盘突出是腰椎间盘突出症中不常见的类型。可以采用多种保守和手术治疗策略。对于保守治疗失败或出现神经功能缺失的患者，微创技术是一种极好的手术选择。

手术要点
- 在进行手术之前，请确保正侧位 X 线片的解剖结构清晰。
- 明确横突和关节突峡部外侧缘。
- 减少对 DRG 的操作。

（边焱焱 译　吴南 董玉雷 校）

参考文献

1. Abdullah AF, Ditto EW III, Byrd EB, Williams R. Extreme lateral lumbar disc herniations: clinical syndrome and special problems of diagnosis. J Neurosurg. 1974;41:229.
2. Abdullah AF, Wolber PG, Warfield JR, Gunadi IK. Surgical management of extreme lateral lumbar disc herniations: review of 138 cases. Neurosurgery. 1988;22:648.
3. Donaldson WF III, Star MJ, Thorne RP. Surgical treatment for the far lateral herniated lumbar disc. Spine (Phila Pa 1976). 1993;18:1263.
4. Epstein NE. Evaluation of varied surgical approaches used in the management of 170 far-lateral lumbar disc herniations: indications and results. J Neurosurg. 1995;83:648.
5. Garrido E, Connaughton PN. Unilateral facetectomy approach for lateral lumbar disc herniation. J Neurosurg. 1991;74:754.
6. Hazlett JW, Kinnard P. Lumbar apophyseal process excision and spinal instability. Spine (Phila Pa 1976). 1982;7:171.
7. Hood RS. Far lateral lumbar disc herniations. Neurosurg Clin North Am. 1993;4:117.
8. Jane JA, Haworth CS, Broaddus WC, et al. A neurosurgical approach to far-lateral disc herniation: technical note. J Neurosurg. 1990;72:143.
9. Lejeune JP, Hladky JP, Cotten A, et al. Foraminal lumbar disc herniation: experience with 83 patients. Spine (Phila Pa 1976). 1994;19:1905.
10. Maroon JC, Kopitnik TA, Schulhof LAA, et al. Diagnosis and microsurgical approach to far-lateral disc herniation in the lumbar spine. J Neurosurg. 1990;72:378.
11. Schlesinger SM, Fankhauser H, de Tribolet N. Microsurgical anatomy and operative technique for extreme lateral lumbar disc herniations. Acta Neurochir. 1992;118:117.
12. Pirris SM, Dhall S, Mummaneni PV, Kanter AS. Minimally invasive approach to extraforaminal disc herniations at the lumbosacral junction using an operating microscope: case series and review of the literature. Neurosurg Focus. 2008;25(1).
13. Siebner HR, Faulhauer K. Frequency and specific surgical management of far lateral lumbar disc herniations. Acta Neurochir. 1990;105:124.
14. Tessitore E, de Tribolet N. Far-lateral lumbar disc herniation: the microsurgical transmuscular approach. Neurosurgery. 2004;54.
15. Porchet F, Chollet-Bornand A, de Tribolet N. Long-term follow up of patients surgically treated by the far-lateral approach for foraminal and extraforaminal lumbar disc herniations. J Neurosurg. 1999;90:59.
16. Eichholz KM, Hitchon PW. Far lateral lumbar disc herniation. Contemp Neurosurg. 2003;25:1.
17. Darden BV, Wade JF, Alexander R, et al. Far lateral disc herniations treated by microscopic fragment excision. Techniques and results. Spine (Phila Pa 1976).
18. Foley KT, Smith MM, Rampersaud YR. Microendoscopic approach to far-lateral lumbar disc herniation. Neurosurg Focus. 1999;7:E5.
19. Epstein NE, Epstein JA, Carras R, Hyman R. Far lateral lumbar disc herniations and associated structural abnormalities: an evaluation in 60 patients of the comparative value of CT, MRI, and Myelo-CT in diagnosis and management. Spine (Phila Pa 1976). 1990;15:534.
20. Lanzino G, Shaffrey CI, Jane JA, Surgical treatment of lateral lumbar herniated discs, Rengachary SS, Wilkins RH. Neurosurgical operative atlas. Park Ridge: American Association of Neurological Surgeons; 1999. p. 243.
21. Kornberg M. Extreme lateral lumbar disc herniations: clinical syndrome and computed tomography recognition. Spine (Phila Pa 1976). 1987;12:586.
22. Epstein NE. Different surgical approaches to far lateral lumbar disc herniations. J Spinal Disord. 1995;8:383–94.
23. Epstein NE. Foraminal and far lateral lumbar disc herniations: surgical alternatives and out-

come measures. Spinal Cord. 2002;40:491–500.
24. O'Toole. Minimally invasive far lateral microendoscopic discectomy for extraforaminal disc herniation at the lumbosacral junction: cadveric dissection and technical case report. Spine J. 2007;7:414–21.
25. Voyadzis JM. Minimally invasvie approach for far lateral disc herniations: results from 20 patients. Minim Invasive Neurosurg. 2010;53:122–6.

第十六章
开放经椎间孔脊柱后路腰椎内固定和椎间融合术

Sean K. Jandhyala, Saad B. Chaudhary

概述

椎间隙在脊柱融合和稳定方面具有一些生物力学和生物学优势。脊柱的前柱承载着身体 80% 的压缩负荷,椎间隙是一个相对较短的间隔,并且从终板提供的血液供应创造了一个有利于软骨刮除术后融合的环境。相比之下,融合体在侧后方空间则需要承受更大的拉力负荷,骨必须在横突之间完成更远距离的桥接才能愈合,并且血管松质骨的表面积更小。

后路腰椎经椎间孔的前方椎间融合(TLIF)是后路腰椎椎间融合(PLIF)的一种变体,由 Harms 和 Rolinger 在 1982 年[1]首次提出。PLIF 和 TLIF 是具有多种优势的通用技术。这两种技术都是通过单一后路入路实现脊柱三柱的 360° 融合。如果结合标准的后外侧内固定、去皮质和植骨技术,可以达到高于 90% 的影像学融合率[2]。这两种技术都可以直接处理有可能导致椎间盘源性疼痛综合征的椎间盘。此外,它们都可以在一定程度上矫正脊柱畸形,包括脊椎滑脱、后凸和椎间隙塌陷。

解剖

PLIF 手术采用双侧和更靠中间的后路入路,包括牵拉硬膜囊、彻底切除椎间盘、终板准备联合椎间融合术。而 TLIF 技术则采用单侧入路完全切除一个关节突,从而创造更多从侧向进入椎间隙的通道。使用 PLIF 技术损伤走行神经根的风险比较大,而在行 TLIF 操作时,损伤出口神经根风险更大。进入后方纤维环和椎体间区域需要掌握局部神经解剖和进入纤维环的三角形工作区(Kambin 三角)。Kambin 三角由走行神经根和硬膜囊形成内侧边界,由来自上位椎体的出口神经根形成外侧边界,由下位椎体椎弓根的上缘形成三角形的底。经过精确和仔细地暴露,灼烧硬膜外静脉,并可以形成一个达到 1.5cm

的三角形区域。成人未塌陷的腰椎间隙平均高度为 12~14mm,前后径约为 35mm[3]。

生物力学与生物学

脊柱前柱承载压缩力;因此,椎间结构性植骨需要承受压缩负荷,这是有利于融合的。此外,椎间结构性植骨具有分担负荷的功能,可以减少后方脊柱植入物的悬臂弯曲力,有效防止后方脊柱植入物的失败。

椎间隙与退行性椎间盘疾病有关,因为椎间隙的进行性缩短是脊柱退变性疾病过程的一部分。随后的高度缩短导致渐进性微运动,这被认为是导致后柱关节退行性变和不稳定的原因。椎间隙高度的恢复可以间接减轻神经孔的压力,同时解决了矢状面失衡的问题。手术的目标是恢复椎间隙的高度、间接减压和椎间融合。虽然 TLIF 一定程度上恢复了椎间隙高度,但恢复的幅度已被证明小于前路腰椎椎体间融合恢复的椎间隙高度[4,5]。

有研究表明,如果不进行后路加固,前路植骨的沉降率会增加[6,7]。前路增强联合后外侧内固定融合的融合率已被证明大于 95%[8]。

椎间隙为促进关节融合提供了一个理想的环境——那里有大表面积的富血管松质骨,椎间隙是一个相对较短的融合间隙,而且外侧纤维环提供了一个边界,可以减少纤维组织长入融合体。

适应证

低级别峡部裂性腰椎滑脱可采用 TLIF 手术进行治疗,作为前后路联合融合术的替代方法[9]。TLIF 除了通过恢复椎间高度对神经孔进行间接减压外,还可以对椎管和出口神经根直接减压。与单纯后路手术相比,椎间融合术提高了关节融合率。

TLIF 手术已被证明可以有效治疗椎间盘源性背痛综合征和椎间盘切除术后的慢性腰痛[10,11]。这些手术可以直接处理产生疼痛的椎间盘,并展现出比单独后路脊柱融合术更好的临床结果。

TLIF 手术可以作为成人畸形病例如脊柱前滑脱和退行性脊柱侧凸的一种辅助治疗。TLIF 椎间植骨可以在长节段融合结构的下位和腰骶交界处提供前柱支撑,而不需要额外的前路手术。TLIF 可以通过恢复不对称的椎间隙塌陷和提供椎间结构支持来矫正畸形。

禁忌证

由于必要的硬膜囊牵拉,PLIF/TLIF 的使用通常限制在圆锥水平以下。严重的骨质疏松症是这些手术的相对禁忌证,因为椎间隙准备过程可能导致终板破坏,以及随后的植入物下沉。变异的神经解剖如联体神经根则无法使用TLIF 技术。不可复位的高级别脊椎前滑脱可能是一种禁忌证,因为相对的椎体终板表面积是被减少到了最小。对于严重的局部后凸最好的治疗方法可能是前路松解前纵韧带。

非手术治疗

在考虑手术之前,应该尝试所有标准的非手术治疗。非手术治疗通常包括消炎 / 镇痛药物治疗、物理治疗和活动 / 生活方式的改变。以触发点、关节突阻滞和硬膜外类固醇注射的形式进行的介入性疼痛治疗在特定的情况下可以作为一种有用的辅助手段。

手术步骤

术前规划包括获取适当的影像以确定椎间隙高度、相邻椎间隙高度和腰椎整体的排列以帮助确定椎间植入物的大小。此外,合适的椎弓根螺钉大小和轨迹也很重要。应仔细评估神经结构和减压程度。当使用 TLIF 技术时,应选择患者有症状的一侧或最大受压侧(如果两侧症状严重程度相同)作为椎间入路。

患者应俯卧位放置在允许透视成像的手术台上,如 Jackson 脊柱架。膝盖稍微弯曲以尽量减少神经根的张力,臀部伸展以保持前凸。腹部没有压迫,以降低下腔静脉压力和减少硬膜外静脉出血。常规使用 Foley 导管导尿和序贯压缩装置。应在消毒铺巾前进行影像采集,以确保适当的视野和定位。

手术入路

应该采用标准正中切口切开皮肤和皮下组织,以标准方式对脊柱进行骨膜下剥离。应暴露头部和尾部水平的横突和脊椎峡部。应注意不要侵犯头侧关节突和关节囊。应获取术中局部的影像来确定节段无误。

椎弓根钉植入

显露完成后,在上关节突和横突的交界处确定椎弓根的进入点。通常,用高速钻或尖椎进入每个椎弓根,然后使用丝锥来确保螺钉的正确路径。再按标准方式双侧放置多轴椎弓根螺钉。透视和肌电图反应可以用来确定螺钉的适当位置,并帮助发现任何无意的椎弓根壁破裂。一旦置钉后,横突的暴露会受限制,所以建议在放置椎弓根螺钉前将横突去皮质,以促进后外侧融合。通常的做法是,在椎间隙处理好、放置完 TLIF 椎间融合器后再放置同侧的椎弓根螺钉。

椎间隙撑开

腰椎间盘在生理情况下是前凸的,这会使进入椎间盘很困难。后方撑开能够用于帮助进入椎体间区域。撑开可以通过几种方式实现,包括:使用棒和螺钉,棘突撑开,以及使用椎间扩张器。当使用钉棒技术时,使用棒的两侧和撑开器撑开。建议避免通过椎弓根螺钉强力撑开,因为这会削弱其生物力学固定强度。棘突撑开可通过利用棘突之间的椎板展开器来实现。这种技术还可以降低椎弓根螺钉松动的风险。椎间扩张器也可以将其放置到椎间隙并旋转来恢复椎间隙高度,但该技术只能在进入椎间隙后才能被使用。

完全单侧关节面切除术

进入经椎间孔间隙需要有效地去除一侧的整个关节突关节。这可以使用骨刀和咬骨钳去除头侧水平的下关节突来实现。在截骨术前,应把黄韧带从椎板下游离,以减少意外硬膜囊破裂的风险。将尾侧椎椎体上关节突与椎弓根齐平切除。可以对侧隐窝进行减压,切除脊椎峡部的尾部部分,以便能够进入神经孔和后外侧纤维环。

应确定出口神经根和走行神经根和椎弓根上部之间的三角形工作区(Kambin 三角)(图 16.1)。

出口神经根位于头侧椎体椎弓根的下方。定位神经根时应注意不要损伤出口神经根,特别是敏感的背根神经节。走行神经根和硬膜囊外侧位于三角形的内侧,可以使用神经根拉钩小心地牵开。一旦确定了所有的神经结构和三角形工作区的边界,要使用双极电凝烧灼任何阻碍的硬膜外静脉以达到止血的作用。

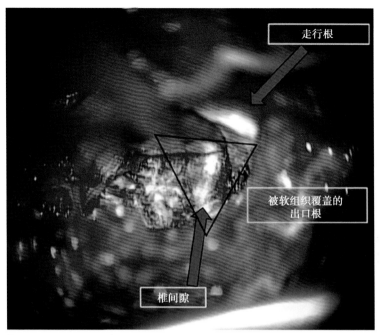

走行根

被软组织覆盖的
出口根

椎间隙

图 16.1　Kambin 三角

椎间隙准备

一旦确定了椎间隙并实现了止血,然后使用手术刀在走行神经根外侧的纤维环切一个矩形区域,以形成进入椎间隙的窗口。通常,将逐渐增大尺寸的绞刀或扩张器放入椎间隙并旋转。重要的一步是利用侧位透视来确定穿透椎间隙的深度和确定必要的植骨的大小。关键是千万不要破坏前方纤维环,这可能会导致灾难性的血管损伤。在扩张和刮削后,通常使用刮匙和垂体咬钳进行充分的椎间盘切除术。在不破坏终板的情况下,将椎间隙准备成松质骨性出血骨也是很重要的。

最小化神经损伤的技术

在椎间隙准备过程中,重要的是要尽量降低神经损伤和术后感觉迟钝性疼痛的风险。应尽量减少神经成分的牵拉或间断地予以放松。硬膜囊应加以保护,不得牵拉越过中线。选择植入物应尽量减少神经根牵拉,并在植入过程中防止损伤神经根。应选择一个适当大小的椎间融合器。

植入物 / 椎间融合器的放置

终板准备完成后,应使用试模来确定椎间融合器合适的尺寸,并用透视成像来确定试模的正确尺寸。间隙应采用指定的材料进行植骨。椎间隙的前侧和外侧应填充颗粒状植骨。应使用骨塞来紧密填充前方椎间隙。在放置真正的植入物前,应放置一个试模以确认适当的位置,且在放置的路径上没有阻挡。然后,应将植入物放置于椎间隙,并尽可能放置在前面和中央。研究表明,放置在前方的椎间融合器在生物力学上优于放置于后方的[12]。然后应将其他植骨置于融合器后面。

后外侧植骨

融合床应完全去皮质,骨移植物应放置在后外侧植骨床,而棒应该被测量、切割和弯曲成前凸形状。然后对椎弓根螺钉进行加压,最后锁紧螺钉。应获得术中最终的透视图像,以确认所有植入物的位置合适。

结果

TLIF 手术提供了一个有效的椎间和后外侧融合,其融合率大于 90%[9,13,14]。使用 VAS 和 ODI 评分评估 PLIF 和 TLIF 手术临床结果的研究结果表明,患者总体满意度约为 80%[13,15,16]。

并发症

与腰椎前后路椎间融合术相比,TLIF 的并发症发生率相对较低[17]。在 TLIF 手术过程中,椎弓根螺钉错位的发生率约为 5%。据报道,短暂性神经功能障碍的发生率在 2%~7% 之间。术后神经根疾患的病例中,最常见的受累神经根是 L_5[2]。最近的研究表明,术后顽固性神经根疾患与用同种异体骨形态生成蛋白移植物生长的神经孔骨长入之间存在解剖学上的关联[17]。124 例大型连续的 TLIF 手术报告显示开放性病例中脑脊液漏发生率为 20%[17]。术后感染的发生率约为 5%[2]。

总结

已经证实，腰椎前路椎间融合术可以提高融合率，恢复矢状面平衡，和间接减压神经。经椎间孔后路入路至椎间隙与前路方法相比更具生物力学优势，同时避免了前路的入路相关并发症。TLIF 为寻求解决退行性椎间盘疾病、峡部裂性腰椎滑脱和复发性椎间盘突出问题的外科医生提供了一种可行的选择。

（吴南 译　梁锦前 董玉雷 校）

参考文献

1. Harms J, Rolinger H. A one-stage procedure in operative treatment of spondylolisthesis: dorsal raction-reposition and anterior fusion. Z Orthop Ihre Grenzgeb. 1982;120:343–7.
2. Potter BK, Freedman BA, Verwiebe EG, et al. Transforaminal lumbar interbody fusion: A safe technique with satisfactory three to five year results. Eur Spine J. 2005;14:551–8.
3. Herkowitz HN, Rothman RH, Simeone FA, editors. The spine. 6th ed. Philadelphia: Saunders Elsevier; 2011.
4. Hsieh PC, Koski TR, O'Shaughnessy BA, et al. Anterior lumbar interbody fusion in comparison with transforaminal lumbar interbody fusion: Implications for the restoration of foraminal height, local disc angle, lumbar lordosis and sagittal balance. J Neurosurg Spine. 2007;7:379–86.
5. Kim JS, Kang BU, Lee SH, et al. Mini-transforaminal lumbar interbody fusion versus anterior lumbar interbody fusion augmented by percutaneous pedicle screw fixation: A comparison of surgical outcomes in adult low-grade isthmic spondylolisthesis. J Spinal Disord Tech. 2009;22:114–21.
6. Resnick DK. Lumbar interbody fusion: Current Status. Neurosurg Q. 2008;18:77–82.
7. Dennis S, Watkins R, Landaker S, et al. Comparison of disc space heights after anterior lumbar interbody fusion. Spine (Phila Pa 1976). 1989;14:876–8.
8. Kwon BK, Hilibrand AS, Malloy K, et al. A critical analysis of the literature regarding surgical approach and outcome for adult low-grade isthmic spondylolisthesis. J Spinal Disord Tech. 2005;18.(Suppl:S30–40.)
9. McAfee PC, Devine JG, Chaput CD, et al. The indications for interbody fusion cages in the treatment of spondylolisthesis: analysis of 120 cases. Spine. 2005;30:S60–5.
10. Lin PM. Posterior lumbar interbody fusion (PLIF): past, present, and future. Clin Neurosurg. 2000;47:470–82.
11. Moskowitz A. Transforaminal lumbar interbody fusion. Orthop Clic North AM. 2002;33:359–66.
12. Kwon BK, Berta S, Daffner SD, et al. Radiographic analysis of transforaminal lumbar interbody fusion for the treatment of adult isthmic spondylolisthesis. J Spinal Disord Tech. 2003;16:469–76.
13. Lauber S, Schulte TL, Liljenqvist U, et al. Clinical and radiologic 2 to 4 year results of transforaminal lumbar interbody fusion in degenerative and isthmic spondylolisthesis grades 1 and 2. Spine. 2006;31:1693–8.

14. Hackenberg I, Halm H, Bullmann V, et al. Transforaminal Lumbar Interbody fusion a safe technique with satisfactory three to five year results. Eur Spine J. 2005;14:551–8.
15. Villavicencio AT, Burneikine S, Bulsara KR, et al. Perioperative complications in transforaminal lumbar interbody fusions versus anterior-posterior reconstruction for lumbar disc degeneration and instability. J Spinal Disord Tech. 2006;19:92–7.
16. Hee HT, Castro FP Jr, Majd ME, et al. Anterior/posterior lumbar fusion versus transformainal lumbar interbody fusion: analysis of complications and predictive factors. J Spinal Disord. 2001;14:533–40.
17. Ahn J, Jorgenson AY, Bohl DD, et al. Neuroforaminal Bone growth following minimally invasive transforaminal lumbar interbody fusion with BMP: a computed tomographic Analysis. 30:E754.

第十七章
腰椎椎体次全切除术

Danny Lee, Ryan Lee, Jeffrey H. Weinreb, Uchechi Iweala, Joseph R. O'Brien

概述

对于腰椎矢状面畸形和与之相关的神经压迫有许多有效的手术治疗形式。尽管脊柱融合术从 20 世纪初开始使用,椎体次全切近些年才被重视。椎间盘退行性疾病是一类复杂的涉及椎体和脊柱高度受损的疾病,因此,脊柱融合术通常不能够很好地改善椎间盘退行性疾病(degenerative disc disease,DDD)带来的背痛症状[1-3]。除了椎间盘退行性疾病外,椎体次全切还可以解决因椎体高度降低带来的神经根压迫。此外,腰椎椎体次全切除还可以用于对如爆裂性骨折、椎体骨髓炎进行腹侧减压。

腰椎椎体次全切处理脊柱病灶的手术指征包括:神经功能障碍、轴向不稳定性疼痛和顽固性神经根性疼痛,疼痛可能由椎体恶性肿瘤、感染和外伤/骨折引起的,这些疾病需要进行椎管直接减压来防止病理性后凸进展[4,5]。其他手术治疗指征要针对肿瘤病人的整体预后、稳定性、原发灶病理以及神经功能进行综合考虑[6]。腰椎椎体次全切的禁忌证和融合手术相似,包括:由于低骨密度、感染、恶性肿瘤等造成的邻近节段质量不佳,可能无法恢复椎体高度和矫正脊柱畸形[6]。在这些患者中,应该进行保守治疗,因为手术的风险可能大于获益。此外,由于大血管解剖因素,对 L5 腰椎的次全切会导致更多的出血,腹主动脉瘤(AAA)患者不应该接受腰椎椎体次全切除术(特别是经腹膜后入路),术中可能导致灾难性出血,所以手术应该在腹主动脉瘤问题解决后进行[6,7]。

腰椎椎体次全切除有多种入路可以选择,包括单独前路入路、前后联合入路以及后路入路,都曾被报道可以解决爆裂性骨折、椎体骨髓炎、肿瘤以及放射性骨坏死所致症状[5,8-20]。然而,这些入路都有手术风险和并发症,传统的开放性前路手术可能有大血管、输尿管、腹壁损伤以及更大的切口带来的疼痛的风险,而后路手术则可能损害椎旁的肌肉[4,21]。此外,前路手术中因内固定长时间压迫搏动的血管造成的动脉糜烂也是我们应该关心的问题[4]。如果能选择合适的患者,侧路的腰椎椎体次全切除理论上可以避免这些并发症。随着脊柱微创手术的出现,新的微创入路因更少的软组织损伤、更少的术后疼痛、更少的术中失血以及更短的固定的优点越来越受欢迎[22-30]。然而,在胸腰段实行这种微创的侧入路是有风险的。Baaj 等人报道了这种入路的良好的结果,同时有许多并发症,包括硬脑膜撕裂、肋间神经痛、深静脉血栓(DVT)和内固定失败—同时强调了手术的效率和技术要求[31]。这一章重点讨论腰椎椎体次全切除的侧方入路及其文献中报道过的相关结果。

手术步骤

术前规划

前路腰椎椎体次全切除有许多入路选择。患者侧卧位时可以通过前侧腹膜后入路或者前外侧入路。仰卧位时,可以通过前侧经腹膜或前侧经腹膜后入路显露腰椎。所有的前入路,根据外科医生的经验,手术团队可以考虑配备血管外科医生。具体的入路水平和侧方,需要考虑病人的解剖结构,如在 L_2 以上需要考虑膈肌,在 L_5 以下,需要考虑髂嵴,一般更倾向使用左侧入路,因为可以避开肝脏和减少损伤下腔静脉的可能,主动脉相对移动性较大,但如果主动脉有明显的动脉瘤、钙化或者其他疾病,左侧入路可能是一个相对禁忌。

此外,应该事先考量腹部或者腹膜后手术史,如肾部手术史,特别是部分肾切除,会使得此入路非常困难。腹膜内手术通常不是一个禁忌证,子宫全切术因为子宫特殊的腹膜内位置,也不是入路的难点。此外,对于 L_5 的入路,前列腺的放疗可能造成腹膜后大血管的瘢痕。

体位

主要叙述左侧前侧腹膜后入路。推荐使用有运动诱发电位和感觉诱发电位的神经监测[6]。根据外科医生的偏好,患者首先采取右侧卧位,使用豆袋、胶带来支撑和固定身体。放置腋窝卷,用带衬垫的胶带将患者固定于手术台上,屈髋以放松臀部屈肌以及腰丛神经[4]。手术床的腰桥有助于暴露目标椎体,但是这在不稳定骨折中是禁忌证[6]。利用 X 线透视,可以利用金属标记物通过 X 线透视确认节段,切口应位于计划椎体的中央,这个步骤对于避免不需要的错误水平椎体的暴露至关重要。对于年轻脊柱外科医生,要和有经验的血管或显露医生合作,这点应该在手术开始前重点强调。对于胸腰段的椎体次全切除,最佳选择应该是切除腋中线外侧直对的肋骨。如果计划使用髂骨作为移植骨,则应在皮肤消毒之前或之后在同侧髂嵴标记切口[4]。

切口应该在恰当水平位置的腹直肌外缘以及椎旁肌肉的外缘,对腹膜后结构进行解剖,一旦进入腹膜后间隙,把包含肾脏和输尿管的腹膜向前分离。接下来重要的一步是辨认出术野中位于内外斜肌肌层之间重要的3根神经,髂腹下神经、髂腹股沟神经以及肋下神经是术中可能受损的重要的运动和感觉神经,在开放手术入路中,神经的受损可能也是难以避免的。然而,其中两条神经的损伤可能导致假性疝气或同侧腹壁张力丧失。

术前放置输尿管支架可以帮助识别输尿管从而避免损伤输尿管,然而,资深的主刀医生认为这不是必要的,即使在先前部分肾切除的患者中。一旦到达椎体,必须结扎受累椎体表面的节段血管,对于更远端的腰椎椎体次全切除,髂腰静脉可能在 L_4-L_5 水平拴住主动脉,它应该被识别并在近端结扎。然后主动脉和髂动脉可以从左向右侧移动。如果左侧的髂静脉压在 L_5 椎体上,可能被误当作软组织[4],因此,在切开清除覆盖在椎体上的软组织之前,在暴露的时候牵拉动作应该轻柔。

在确认位于正确的椎体节段后,切除椎弓根的外侧以暴露、识别以及保护硬脊膜以及神经[6]。然后切除上方及下方的椎间盘,可以考虑用一个临时试模间隔器,以帮助在暴露椎体的过程中进行 C 臂定位。高速磨钻可以用于进入骨性终板的同时不破坏他们,然后用高速磨钻和咬骨钳切除椎体。可以根据外科医生的喜好,选择 Gelfoam™ 或者 Surgiflo™ 对大的松质骨出血进行止血。对侧和前方的皮质以及前纵韧带要保持完整,可以保护大血管。如果在骨折的情况下进行椎体次全切,则应将凸入椎管内的骨折碎片切除[4]。一旦完成充分的减压,就可以进行重建。不同的技术可以用到不同的植入物,但通常情况下,采用自体或同种异体骨填充的椎间融合器,通常用钢板、棒或螺钉固定相邻的椎体,在最后锁紧固定之前,任何牵拉都应该放松,病人在手术台上的位置应该确认在预定位置,同时植入物不能和有侵蚀风险的任何重要结构相邻[4]。

止血完成后,应该检查重要的结构,如果在入路过程中膈肌被切开应该缝合膈肌,根据外科医生喜好放置胸管和引流管。逐层关闭筋膜层和腹壁。根据喜好的方式来缝合皮肤[4]。

预后

Adkins 等报道过一例 58 岁的急性 L_1 爆裂性骨折的女性患者,伴有明显神经功能受损,经微创侧入路的腰椎椎体次全切除治疗成功[32]。术后并发中度的左侧胸腔积液,通过胸腔穿刺进行治疗。在 1 年随访的时候,患者的神经功能良好,仅残余中度的双侧足部感觉障碍,需要口服普瑞巴林来维持,但是没有内固定物失败或脊髓受压[32]。在同一个报道中,Adkins 等人同时报道了一位 T_{12} 爆裂性骨折的 68 岁女性患者,骨折位于胸腰段,使用了同样的手术方式成功治疗,仅有少量的出血。6 个月的随访表示仅有非常轻微的背痛、神经功能完整、没有内固定物失败或下沉[32]。类似地,Amaral 等报道了一个55 岁的伴随 32% 椎体高度丧失的 L_2 爆裂性骨折的男性患者,进行了一个小开口的侧入路椎体次全切除[33]。没有术中和术后并发症,术后住院仅 1 天,且出院前患者可以行走。如同 Adkin 等和 Amaral 等都报道了相似的术后随访结果,术后 1 年和 2 年的影像学揭示了冠状面和矢状面良好的排列和满意的融合[33]。在一系列包含 52 名使用小切口的侧入路椎体次全切除的胸腰段骨折病人的研究中,Smith 等也报道了良好的结果,13.5% 的病人(n=7)发生了并发症,包括硬脊膜撕裂、肋间神经痛和深静脉血栓(DVT)。然而,仅有一位病人因术后假体下沉引发疼痛而需要进一步治疗。在术后 12 个月和术后24 个月的随访中,所有病人的美国脊柱损伤协会(ASIA)评分都有显著改善($P<0.001$)[34]。Gandhoke 等报道了在两个胸腰椎爆裂性骨折的病人接受微创极外侧入路的腰椎椎体次全切除后有相似的良好结局[35]。Patel 等报道了 6位患有椎间盘炎和骨髓炎的同时存在多种合并症的老年患者在接受了微创的侧入路手术后具有非常好的结局[36]。所有的患者术后接受了 6 周的静脉抗生素加上 6 周的口服抗生素治疗,尽管有一位患者接受了抗生素治疗,术后 2个月因为难治性感染造成了内固定失败,所有的患者在 1 年随访时都有稳定的脊柱内固定和满意的融合。

在最近的一项针对 19 位患者的回顾性研究中,Tan 等人报道了利用微创直接侧入路的椎体次全切除治疗胸腰段转移肿瘤引起的脊髓压迫的良好结果[37]。所有的患者随访 1 年时术后减压效果良好,疼痛视觉模拟量表(VAS)均得到显著改善($P<0.05$);36.1% 的患者 Frankel 评分改善大于等于 1 分。没有关于患者的神经功能障碍的报道[37]。Knoeller 等在一项前瞻性和回顾性研究中,研究了 45 名接受单侧侧方入路的腰椎椎体次全切除的转移瘤患者,结局和之前报道类似,在平均 3 年的随访中,Frankel 评分改善 0.65 分($P<0.05$),ODI 评分改善了 40.69($P<0.05$)[18]。Serak 等回顾性研究了 8 位接受侧入路椎体次全切除治疗胸腰段椎体转移瘤患者,也报道了相似的结果[38]。

结论

在正确选择患者的情况下,腰椎椎体次全切除联合融合可以恢复椎体高度和减轻神经压迫。许多可以导致椎体受损的病灶如创伤、恶性肿瘤、感染和放射性骨坏死都可以应用腰椎椎体次全切除来解决。个案报道、病例系列报道和小型的机构回顾性研究都报道了腰椎椎体次全切除在处理椎体损害引起的腰背痛和预防后凸加剧中的可行性和有效性。然而，还需要更大型的前瞻性/回顾性研究和荟萃分析来更准确地评价手术的有效性。

　　脊柱的微创手术治疗是一门迅猛发展的领域，因为其更少的软组织损伤、术后疼痛、失血以及更快的恢复活动，最终可以减少住院时长等优点越来越受欢迎。微创侧方入路腰椎椎体次全切除术有显著优势，因为它能避免损伤腹部脏器的风险，同时避免前方入路的腹膜后神经和血管损伤的风险，相对于后入路来说，它也能减少软组织损伤和椎旁肌肉的损伤。这些微创侧方入路的优点使患者有更少的并发症，可以使患者更快地恢复。然而，已有报道称此入路仍然有硬脊膜撕裂、肋间神经痛、深静脉血栓和内固定失败的风险。未来的倾向评分匹配分析可能进一步比较侧方入路、前方入路、后入路以及联合入路腰椎椎体次全切除的结局和并发症发生率。

（吴南 译　梁锦前 董玉雷 校）

参考文献

1. Badrinath R, Sullivan TB, Garfin SR, Allen RT. Posterolateral and lateral Corpectomies. In: Garfin SD, Eismont FJ, Bell GR, Fischgrund JS, Bono CM, editors. Rothman-Simeone and Herkowitz's the spine. 7th ed. Philadelphia: Saunders, Elsevier; 2018.
2. Mixter WJ, Barr JS. Rupture of the intervertebral disc with involvement of the spinal canal. NEJM. 1934;211(5):210–5.
3. Barr JS. Ruptured intervertebral disc and sciatic pain. J Bone Joint Surg Am. 1947;29(2):429–37.
4. Waters JD, Ciacci JD. Anterior lumbar Corpectomy. In: Jandial R, McCormic PC, Black PM, editors. Core techniques in operative neurosurgery. 1st ed. Philadelphia: Saunders, Elsevier; 2011.
5. Metcalfe S, Gbejuade H, Patel NR. The posterior Transpedicular approach for circumferential decompression and instrumented stabilization with titanium cage Vertebrectomy reconstruction for spinal tumors – consecutive case series of 50 patients. Spine. 2012;37(16):1375–83.
6. Murray-Ortiz G, Park MS, Uribe JS. Anterior and lateral lumbar instrumentation. In: Winn HR, editor. Youmans and Winn neurological surgery. 7th ed. Philadelphia: Sunders, Elsevier; 2017.
7. Shousha M, El-Saghir H, Boehm H. Corpectomy of the fifth lumbar vertebra, a challenging procedure. J Spinal Disord Tech. 2014;27(6):347–51.
8. Richardson B, Paulzak A, Rusyniak WG, Martino A. Anterior lumbar Corpectomy with expandable titanium cage reconstruction: a case series of 42 patients. World Neurosurg. 2017;108:317–24.
9. Schnake KJ, Stavridis SI, Kandziora F. Five-year clinical and radiological results of combined anteroposterior stabilization of thoracolumbar fractures. J Neurosurg Spine. 2014;20:497–504.
10. Keshavarzi S, Newman B, Ciacci JD, Aryan HE. Expandable titanium cages for thoracolum-

bar vertebral body replacement: initial clinical experience and review of the literature. Am J Orthop. 2011;40(3):E35–9.

11. Yang X, Song Y, Liu L, Liu H, Zeng J, Pei F. Anterior reconstruction with nano-hydroxyapatite/ polyamide-66 cage after thoracic and lumbar Corpectomy. Orthopedics. 2012;35(1):e66–73.

12. Joubert C, Adetchessi T, Peltier E, Graillon T, Dufour H, Blondel B, Fuentes S. Corpectomy and vertebral body reconstruction with expandable cage placement and Osteosynthesis via the single stage posterior approach: a retrospective series of 34 patients with thoracic and lumbar spine vertebral body tumors. World Neurosurg. 2015;84(5):1412–22.

13. Carminucci A, Assina R, Hernandez RN, Goldstein IM. Direct midline posterior Corpectomy and fusion of a lumbar burst fracture with Retrosponyloptosis. World Neurosurg. 2017;99:809. e11–4.

14. Palejwala SK, Lawson KA, Kent SL, Martirosyan NL, Dumont TM. Lumbar corpectomy for correction of degeneration scoliosis from osteoradionecrosis reveals a delayed complication of lumbar myxopapillary ependymoma. J Clin Neurosci. 2016;30:160–2.

15. Mulbauer M, Pfisterer W, Eyb R, Knosp E. Minimally invasive retroperitoneal approach for lumbar corpectomy and anterior reconstruction. Technical note. J Neurosurg. 2000;93(1 Suppl):161–7.

16. Eck JC. Minimally invasive corpectomy and posterior stabilization for lumbar burst fracture. Spine J. 2011;11(9):904–8.

17. Elnady B, Shawky A, Abdelrahman H, Elmorshidy E, El-Meshtawy M, Said GZ. Posterior only approach for fifth lumbar corpectomy: indications and technical notes. Int Orthop. 2017;41(12):2535–41.

18. Knoeller SM, Huwert O, Wolter T. Single stage corpectomy and instrumentation in the treatment of pathological fractures in the lumbar spine. Int Orthop. 2012;36(1):111–7.

19. Choi JI, Kim BJ, Ha SK, Kim SD, Lim DJ, Kim SH. Single-stage Transpedicular Vertebrectomy and expandable cage placement for treatment of unstable mid and lower lumbar burst fractures. Clin Spine Surg. 2017;30(3):E258–64.

20. Pham MH, Tuchman A, Chen TC, Acosta FL, Hseih PC, Liu JC. Transpedicular Corpectomy and cage placement in the treatment of traumatic lumbar burst fractures. Clin Spine Surg. 2017;30(8):360–6.

21. Dimar JR, Fisher C, Vaccaro AR, Akonkwo DO, Dvorak M, Fehlings M, Rampersaud R, Carreon LY. Predictors of complications after spinal stabilization of thoracolumbar spine injuries. J Trauma. 2010;69(6):1497–500.

22. Dhall SS, Wang MY, Mummaneni PV. Clinical and radiographic comparison of mini-open transforaminal lumbar interbody fusion with open transforaminal lumbar interbody fusion in 42 patients with long-term follow-up. J Neurosurg Spine. 2008;9(6):560–5.

23. Foley KT, Gupta SK. Percutaneous pedicle screw fixation of the lumbar spine: preliminary clinical results. J Neurosurg. 2002;97(1 Suppl):7–12.

24. Guiot BH, Khoo LT, Fessler RG. A minimally invasive technique for decompression of the lumbar spine. Spine (Phila Pa 1976). 2002;27(4):432–8.

25. Jaikumar S, Kim DH, Kam AC. History of minimally invasive spine surgery. Neurosurgery. 2002;51(5 Suppl):S1–14.

26. Khoo LT, Plamer S, Laich DT, Fessler RG. Minimally invasive percutaneous posterior lumbar interbody fusion. Neurosurgery. 2002;51(5 Suppl):S166–81.

27. Ozgur BM, Aryan HE, Pimenta L, Taylor WR. Extreme Lateral Interbody Fusion (XLIF): a novel surgical technique for anterior lumbar interbody fusion. Spine J. 2006;6(4):435–43.

28. Peng CW, Yue WM, Poh SY, Yeo W, Tan SB. Clinical and radiological outcomes of minimally invasive versus open transforaminal lumbar interbody fusion. Spine (Phila Pa 1976). 2009;34(13):1385–9.

29. Dakwar E, Cardona RF, Smith DA, Uribe JS. Early outcomes and safety of the minimally invasive, lateral retroperitoneal transpsoas approach for adult degenerative scoliosis. Neurosurg Focus. 2010;28(3):E8.

30. Anand N, Rosemann R, Khalsa B, Baron EM. Mid-term to long-term clinical and functional outcomes of minimally invasive correction and fusion for adults with scoliosis. Neurosurg Focus. 2010;28(3):E6.
31. Baaj AA, Dakwar E, Le TV, Smith DA, Ramos E, Smith WD, Uribe JS. Complications of the mini-open anterolateral approach to the thoracolumbar spine. J Clin Neurosci. 2012;19(9):1265–7.
32. Adkins DE, Sandhu FA, Voyadzis JM. Minimally invasive lateral approach to the thoracolumbar junction for corpectomy. J Clin Neurosci. 2013;20(9):1289–94.
33. Amaral R, Marchi L, Oliveria L, Coutinho T, Pimenta L. Acute lumbar burst fracture treated by minimally invasive lateral corpectomy. Case Rep Orthop. 2013;2013:953897.
34. Smith WD, Dakwar E, Le TV, Christian G, Serrano S, Uribe JS. Minimally invasive surgery for traumatic spinal pathologies. Spine. 2010;35(26S):S338–46.
35. Gandhoke GS, Tempel ZJ, Bonfield CM, Madhok R, Okonkwo DO, Kanter AS. Technical nuances of the minimally invasive extreme lateral approach to treat thoracolumbar burst fractures. Eur Spine J. 2015;24(Suppl 3):S353–60.
36. Patel NB, Dodd ZH, Voorhies J, Horn EM. Minimally invasive lateral transpsoas approach for spinal discitis and osteomyelitis. J Clin Neurosci. 2015;22(11):1753–7.
37. Tan T, Chu J, Thien C, Wang YY. Minimally invasive direct lateral Corpectomy of the thoracolumbar spine for metastatic spinal cord compression. J Neurol Surg A Cent Eur Neurosurg. 2017;78(4):358–67.
38. Serak J, Vanni S, Levi AD. The extreme lateral approach for treatment of thoracic and lumbar vertebral body metastases. J Neurosurg Sci. 2015;63(4):473–8.

第十八章
微创经椎间孔腰椎间融合术

David Vincent, J. Alex Thomas

背景

　　腰椎融合术是治疗腰椎退行性病变继发腰痛的有效方法[1]。Cloward 在 1952 年提出的后路腰椎间融合术(posterior lumbar interbody fusion，PLIF)一直被认为是最受欢迎的腰椎融合术。事实上，这些椎间融合的方法，如今辅以后路内固定器械，仍然是常规运用的。遗憾的是，这些技术都有很高的并发症发生率：ALIF 有内脏、血管和男性生殖方面并发症，PLIF 有双侧神经牵拉相关的并发症[2]。

　　单侧 PLIF，最先由 Blume 提出，后来被 Harm 推广为 TLIF，降低了 PLIF 相关的神经过度牵拉的风险。与 PLIF 相比，TLIF 可以侧方入路椎间盘间隙和椎间孔，减少神经暴露和牵拉，同时保留了对侧的解剖结构。尽管 TLIF 比 PLIF 有这些潜在的优势，与其他通过中线切口进行的开放脊柱手术一样，开放 TLIF 仍然具有相当的破坏性。开放 TLIF 的正中切口和较长的牵拉时间会造成显著的支撑性解剖结构的医源性损伤，因此可能导致不良的临床结果[3-8]。

　　MIS-TLIF 由 Foley 等人于 2003 年引入，作为一种减轻开放性 TLIF 中常见的支撑性解剖结构附带损伤的手术方式[9]。虽然最初的学习曲线很陡，但 MIS-TLIF 的手术经验增长很快，且这种方法已被广泛接受[10-13]。与其他微创、保留肌肉的技术一样，MIS-TLIF 具有失血量少、感染风险低、恢复行走更快、住院时间更短等优势[14-16]。此外，尤为重要的是，在以价值为基础的医疗时代，已经证明 MIS-TLIF 比开放式 TLIF 更具成本效益[17,18]。当然，360° 融合术改善了临床预后，并且与后外侧融合术相比更具成本效益[19,20]。

　　如今，影像导航、手术机器人、可调节式椎间融合器和先进的融合器材料等技术仅增加 MIS-TLIF 的易用性和有效性。在这里，我们讨论 MIS-TLIF 的适应证、技术细微差别和临床效果。

适应证

MIS-TLIF 与类似开放手术具有相同的适应证,即脊柱滑脱/不稳定、单侧椎间孔狭窄、复发性椎间盘突出、局灶性后凸畸形和椎间盘源性疼痛[21]。由于MIS-TLIF 伤口/切口尺寸显著减小,对于肥胖和难以愈合的患者(如糖尿病、风湿病等)来说,MIS-TLIF 被证实是一种更好的选择[22-24]。

手术治疗

体位

这种手术通常是在全麻气管插管下进行的,由于手术时间较短,对于单节段和两节段的病例很少需要插导尿管。术前给予抗生素,放置连续加压装置。神经监测是常用的方法,它显著提高了手术的安全性和可预测性。

麻醉插管后,将患者采用俯卧位放置于手术台上(我们更喜欢开放式Jackson 手术台),髋部伸展,膝盖轻微弯曲,以最大限度地增加脊柱前凸。

减少辐射

MIS-TLIF 是一种透视较多的手术。文献中有大量的研究记录了患者和治疗团队受到过度辐射所致的健康风险[25]。ALARA(在合理的情况下尽可能低)是尽可能降低治疗过程中的辐射照射所采取的措施。对于大多数现代的 C 臂,有一些简单的方法可以显著降低患者和治疗团队的辐射暴露。一些简单的措施可以实现 90%~95% 的剂量减少,如关闭自动对比度、激活低剂量模式和转到脉冲模式(将脉冲数降低到图像仍可诊断和可用的最低数量)。LessRay®等新技术可以进一步减少辐射暴露并提高图像质量。在手术过程中,站在图像增强器一侧,主要使用前后位成像(更少使用侧位成像)有助于进一步降低对治疗团队的辐射暴露。

椎弓根螺钉放置

因为在肥胖和腰围较宽的患者中,旁正中切口有时比最初预期的离中线更远,所以需要对皮肤进行广泛的消毒预处理。然后引入 C 形臂,并使用前后位成像来标记椎弓根的边界。然后,在中线外侧 3 至 5cm 处标记出双侧旁正中切口。这个切口是灵活可变的，因为很大程度上取决于患者的腰围，腰围较大的患者需要更偏侧方的切口来实现椎弓根置钉所需的从外到内轨迹。然后，把 Jamshidi 穿刺针分别放置在左侧和右侧椎弓根的 9 点和 3 点位置。这一步骤有一些常见的变化。对有些人来说，不需要解剖周围组织，切开切口后就能正确放置穿刺针。另一些人则需要进行 Wiltse 入路解剖，以达到外侧关节突和横突的交界处。取出 Jamshidi 针后放置克氏针，进行连续扩张。接下来，通常要攻丝这些孔，然后放置螺钉。在 Jamshidi 针放置、攻丝和螺钉放置过程中经常使用触发肌电图，以降低螺钉位置不佳和神经损伤的风险。

TLIF 中使用的微创牵引器系统有两种基本变体：管状牵拉器系统（如 Quadrant®，Medtronic 公司）和基于椎弓根的折射系统（如 MAS TLIF®，Nuvasive 公司）。对于管状牵拉器系统来说，椎弓根螺钉通常在减压和放置融合器后放置，以避免干扰管状扩张器的正确对接。对于基于椎弓根的折射系统来说，要在减压前放置椎弓根螺钉，以便作为头、尾部牵开器叶片的锚点。如果需要，可放置内侧和外侧牵引器叶片，以便于手术通道更广泛地暴露在椎间盘的工作区域。

减压

此时，通常会用到手术显微镜。用电烧和垂体咬骨钳清除剩余的软组织，暴露椎板和关节突复合体。首先，使用高速磨钻或骨刀通过一系列操作来移除下关节突：(a) 水平穿过峡部，(b) 纵向切开小关节复合体内侧的椎板，(c) 分离小关节突关节。这一系列操作松解了下关节突，随后小心地分离滑膜和黄韧带，用垂体咬骨器将其整体切除。然后使用 Kerrison 咬钳将上关节突一小块一小块切除或者用磨钻磨除。可以收集碎骨作为自体骨移植物。最后，去除黄韧带以暴露硬膜囊和神经根。虽然不是必须，但我们提倡显露发出神经根和行走神经根，以便在准备和置入融合器时能清楚地看到和避免损伤它们。只有从上位椎体椎弓根的下缘和下位椎体椎弓根的上缘进行完全骨减压后，才能显露两根神经根和 Kambin 三角内的椎间盘间隙。在严重的中央管狭窄的病例中，将牵开器倾斜过中线后也可以进行对侧减压。

融合器的放置

进入椎间盘间隙的入路通道位于 Kambin 三角内，其外侧缘为发出神经根，内侧缘为行走神经根，下缘为下位椎体椎弓根。进行彻底的纤维环切除术，并准备好椎间隙。垂体咬骨钳、剃刀、刮刀和旋转式剃刀都用来帮助完成这一步。还必须小心避免破坏终板，以减轻下沉风险，因为融合器通常放置在终板最薄弱的部位。同时，由于这些表面是主要的融合面，必须彻底清除终板软骨成分。MIS-TLIF 中最常见的不愈合或融合器错位的原因之一就是椎间隙准备不足。因此，外科医生必须花时间进行完整的椎间盘切除和充分的终板准备。然后，用剃刀或融合器试模来确定间隙的大小。

植骨通常被填塞到准备好的椎间隙中，并压实到对侧，以避免阻碍椎间植骨的放置。大多数 MIS TLIF 系统都有一个漏斗，可以填充植骨并将其引入椎间隙，以便留给植骨足够大空间。我们通常的目标是使用 12mL 或更多的植骨材料。将植骨压到椎间隙的对侧。然后用植骨材料填充椎间植骨或融合器，并将其压到椎间隙中。

与开放式 TLIF 一样，存在各种大小和形状的椎间融合器。子弹型融合器可能是最容易通过 MIS 通道的融合器。虽然香蕉或回旋镖融合器在技术上要求更高，但有两个理论上的优势：(A)移植物更紧密的靠在骨骺环前方，从而降低了下沉的风险；(B)由于融合器的位置更靠前，节段性前凸的恢复潜力更大。最后，可扩张型椎间融合器在椎间隙狭窄时可能非常有优势，因为这时候可能需要较大的牵拉力来放置静态移植物。这些装置还可以更好地矫正椎间孔高度和节段前凸。然后，用植骨材料回填间隙和 / 或融合器是一种选择。

棒的放置

用卡尺测量棒的大小。对棒进行预弯。使用组织刀片来帮助穿棒。棒通过时要特别注意保持棒处于筋膜下的棒槽内。同样重要的是避免棒过长，以避免上关节突撞击。适当的弯棒可以帮助增大前凸。

恢复腰前凸

如前所述，体位对前凸的保持和恢复有重要影响。Jackson 手术台和类似的支架有助于腰椎的过度伸展。使用枕头伸展髋部和屈曲膝关节可以进一步对腰椎施加前凸力。有两种方式可以最大限度地发挥椎间融合器的支点作用：椎间融合器的前置和避免型号过大（因为完整的前纵韧带可以抵抗前凸）。现有的 MIS 系统加压钳有一定的实用性，但往往不能提供最大的角压缩力。

多节段案例

可以进行多节段 MIS-TLIF 手术。两个节段的情况很常见,使用管状牵开器时,外科医生只需将通道放置在目标融合节段的各个关节突上并扩张。在基于椎弓根的系统中,只需将椎弓根上的叶片旋转 180° 即可治疗每个节段。MIS-TLIF 治疗三个或更多节段也是可行的,但通常不会这样做。通常,MIS-TLIF 在 L_5-S_1 节段作为二期手术进行,用来放置椎弓根螺钉从而支持 L_4-L_5 及更多头侧椎体水平的侧路腰椎间融合术(lateral lumbar interbody fusions,LLIF)。

脊椎滑脱复位术

单节段椎体滑脱的矫正具有挑战性。通过椎间植骨撑开椎间隙通常至少可以纠正部分滑脱。同样,俯卧位也会影响滑脱。在单节段病例中,在使用融合器(特别是可扩张型融合器)时,将头侧椎弓根螺钉向后提拉非常有用。在多节段病例中,将棒预弯成较小的曲度,然后依次复位中间椎体是矫正脊椎滑脱的有效方法。

植骨融合

如上所述,虽然预期的主要融合发生在椎间隙内,对侧小关节融合和椎板融合也是常见的辅助方式。扩张器通常对接在小关节面或椎板表面上,使用显微镜来观察术野。使用高速钻头磨平骨皮质,并在表面上填充植骨材料。

结果和并发症

MIS-TLIF 已被证明是一种替代开放 TLIF 的安全有效的手术方式[26,27]。文献中已经证实其有减少失血、感染率、住院时间、术后麻醉剂使用和加速返岗等优势[14-16]。其融合率已经被证明可以与传统的融合技术相媲美[28]。

一般来说,微创脊柱手术,特别是 MIS-TLIF 手术具有挑战性的学习曲线[29,30]。较长的工作距离,狭窄的视野,定向结构的匮乏以及螺钉放置技术(经皮螺钉放置与开放螺钉放置)的差异可能会造成学习障碍。根据经验,外科医生的经验通常会认为这项微创技术是对自身体力条件要求较低。

这种手术所具有的有限切口和肌肉分离的方式最大限度地减少伤口并发症。这对于愈合困难的人群,特别是肥胖和糖尿病患者非常有帮助[22-24]。

　　日前有一种普遍的趋势,即将外科治疗转移到门诊治疗。与开放融合相比,MIS-TLIF 在门诊模型中已被证明是一种安全、有效和低成本的手术[31]。

　　虽然脊柱畸形最初被认为是一个手术相对禁忌证,但越来越多的 MIS-TLIF 被用于矫正策略中。在脊柱畸形的微创治疗中,如果结合侧路椎间融合和长节段经皮内固定,MIS-TLIF 可能是一种有用的辅助手段。这在 L_5-S_1,甚至 L_4-L_5 那些因腰大肌前部解剖不能采用侧方入路的病例中尤其如此。

　　MIS-TLIF 的并发症总体上与开放手术相似,包括形成假关节、内固定失败、脑脊液漏、融合器下沉、神经损伤和血管 / 内脏损伤。由于 MIS-TLIF 的暴露范围有限,其中一些潜在的并发症具有独特的特点,值得特别关注。假关节在这项手术中是一个令人担忧的问题,因为移植物表面比开放手术所提供的表面受更多的限制。如前所述,在椎间盘准备过程中必须非常小心,以确保终板干净和毛糙但要保持完整。在大多数情况下,椎间隙是该手术中唯一的融合面。生物制品的进步不能弥补主刀医生技术的劣势。小关节突 / 椎板融合术是另一种有助于实现稳固的关节融合术的辅助手段,但椎间隙仍然是主要的融合面。虽然彻底的直接减压是 MIS-TLIF 的一部分,椎间隙撑开也是一个间接的组成部分。下沉可以导致椎管狭窄复发,通过患者的适当选择(避免骨质量差的患者)、终板的仔细准备和避免移植物过大(包括可扩展型融合器的过度扩张)能够很好地避免。值得庆幸的是,脑脊液漏在 MIS-TLIF 中并不常见,但由于手术通道又窄又深,解决起来很有挑战性。修复技术与开放式手术中使用的技术大致相同,不同之处在于,由于存在前面提到的手术通道,一次性缝合通常是不可行的。缝合的不便增加了损伤神经根的风险。只要在硬脑膜内放置一小片吸收性明胶海绵 ®,就可以阻止脑脊液的流动,并使神经远离缝合线。这项技术即使在无法缝合的情况下也很有用,因为它为硬脑膜密封剂(DuraSeal®)提供了一个可以黏附的表面。腰椎引流通常不是必需的,但最重要的是仔细地关闭筋膜直到皮肤。根据主刀医生们的经验,假性脊膜膨出并不是一个问题。

提示

- 术前在磁共振成像(MRI)或计算机断层扫描(CT)上测量椎弓根螺钉长度可能非常有帮助,并且有助于考虑螺钉放置时的小关节病理改变。通过用枕头充分伸展髋部和弯曲膝关节来最大化脊柱前凸是至关重要的,因为大多数用于加压的 MIS 装置不如的开放手术的有效。
- 将手术台向远离外科医生的方向旋转对增加术野非常有帮助,尤其是对侧。如果需要减压对侧,在骨切除完成前保持黄韧带完整,有助于硬膜囊牵拉也降低脑脊液漏的风险。

- 同样,椎间盘切除和终板准备的重要性怎么强调都不为过。椎间盘切除不充分是正确插入和定位椎间融合器最常见的阻碍。尤其是在学习阶段的早期,外科医生必须确保花足够的时间从椎间隙内取出尽可能多的椎间盘成分。必须特别注意从椎间隙的对侧、背侧象限清除椎间盘成分,因为这种椎间盘的可视性差。

总结

MIS-TLIF 是一种治疗脊椎滑脱、椎间孔狭窄、复发性椎间盘突出以及需要融合的其他适应证的安全和可重复的技术。与传统的开放式技术相比,它导致的组织损伤明显减少,文献证明,失血、感染、术后麻醉使用和住院时间均有所减少。由于减小了切口尺寸和组织损伤,它特别适用于肥胖和糖尿病患者。这项技术是治疗退行性脊柱疾病的重要工具。

(梁锦前 叶朝阳 译　董玉雷 校)

参考文献

1. Carreon LY, Glassman SD, Howard J. Fusion and nonsurgical treatment for symptomatic lumbar degenerative disease: a systematic review of Oswestry Disability Index and MOS Short Form-36 outcomes. Spine J. 2008;8:747–55.
2. Teng I, Han J, Phan K, Mobbs R. A meta-analysis comparing ALIF, PLIF, TLIF and LLIF. J Clin Neurosci. 2017;44:11–7.
3. Datta G, Gnanalingham KK, Peterson D, Mendoza N, O'Neill K, Van Dellen J, et al. Back pain and disability after lumbar laminectomy: is there a relationship to muscle retraction? Neurosurgery. 54:1413–20; discussion 1420, 2004.
4. Gejo R, Matsui H, Kawaguchi Y, Ishihara H, Tsuji H. Serial changes in trunk muscle performance after posterior lumbar surgery. Spine (Phila Pa 1976). 1999;24:1023–8.
5. Gille O, Jolivet E, Dousset V, Degrise C, Obeid I, Vital J-M, et al. Erector spinae muscle changes on magnetic resonance imaging following lumbar surgery through a posterior approach. Spine (Phila Pa 1976). 2007;32:1236–41.
6. Kawaguchi Y, Matsui H, Tsuji H. Back muscle injury after posterior lumbar spine surgery. A histologic and enzymatic analysis. Spine (Phila Pa 1976). 1996;21:941–4.
7. Kawaguchi Y, Matsui H, Tsuji H. Changes in serum creatine phosphokinase MM isoenzyme after lumbar spine surgery. Spine (Phila Pa 1976). 1997;22:1018–23.
8. Styf JR, Willén J. The effects of external compression by three different retractors on pressure in the erector spine muscles during and after posterior lumbar spine surgery in humans. Spine (Phila Pa 1976). 1998;23:354–8.
9. Foley KT, Holly LT, Schwender JD. Minimally invasive lumbar fusion. Spine (Phila Pa 1976).

2003;28:S26-35.

10. Isaacs RE, Podichetty VK, Santiago P, Sandhu FA, Spears J, Kelly K, et al. Minimally invasive microendoscopy-assisted transforaminal lumbar interbody fusion with instrumentation. J Neurosurg Spine. 2005;3:98–105.

11. Mummaneni PV, Rodts GE. The mini-open transforaminal lumbar interbody fusion. Neurosurgery. 2005;57:256–61; discussion 256-61.

12. Ozgur BM, Yoo K, Rodriguez G, Taylor WR. Minimally-invasive technique for transforaminal lumbar interbody fusion (TLIF). Eur Spine J. 2005;14:887–94.

13. Schwender JD, Holly LT, Rouben DP, Foley KT. Minimally invasive transforaminal lumbar interbody fusion (TLIF): technical feasibility and initial results. J Spinal Disord Tech. 2005;18(Suppl):S1–6.

14. Goldstein CL, Macwan K, Sundararajan K, Rampersaud YR. Perioperative outcomes and adverse events of minimally invasive versus open posterior lumbar fusion: meta-analysis and systematic review. J Neurosurg Spine. 2016;24:416–27.

15. Khan NR, Clark AJ, Lee SL, Venable GT, Rossi NB, Foley KT. Surgical outcomes for minimally invasive vs open transforaminal lumbar interbody fusion: an updated systematic review and meta-analysis. Neurosurgery. 2015;77:847–74.

16. Villavicencio AT, Burneikiene S, Roeca CM, Nelson EL, Mason A. Minimally invasive versus open transforaminal lumbar interbody fusion. Surg Neurol Int. 2010;1:12.

17. Parker SL, Mendenhall SK, Shau DN, Zuckerman SL, Godil SS, Cheng JS, et al. Minimally invasive versus open transforaminal lumbar interbody fusion for degenerative spondylolisthesis: comparative effectiveness and cost-utility analysis. World Neurosurg. 2014;82:230–8.

18. Singh K, Nandyala SV, Marquez-Lara A, Fineberg SJ, Oglesby M, Pelton MA, et al. A perioperative cost analysis comparing single-level minimally invasive and open transforaminal lumbar interbody fusion. Spine J. 2014;14:1694–701.

19. Soegaard R, Bünger CE, Christiansen T, Høy K, Eiskjaer SP, Christensen FB. Circumferential fusion is dominant over posterolateral fusion in a long-term perspective. Spine (Phila Pa 1976). 2007;32:2405–14.

20. Videbaek TS, Christensen FB, Soegaard R, Hansen ES, Høy K, Helmig P, et al. Circumferential fusion improves outcome in comparison with instrumented posterolateral fusion: long-term results of a randomized clinical trial. Spine (Phila Pa 1976). 2006;31:2875–80.

21. Holly LT, Schwender JD, Rouben DP, Foley KT. Minimally invasive transforaminal lumbar interbody fusion: indications, technique, and complications. Neurosurg Focus. 2006;20:E6.

22. Lau D, Khan A, Terman SW, Yee T, La Marca F, Park P. Comparison of perioperative outcomes following open versus minimally invasive transforaminal lumbar interbody fusion in obese patients. Neurosurg Focus. 2013;35:E10.

23. Rosen DS, Ferguson SD, Ogden AT, Huo D, Fessler RG. Obesity and self-reported outcome after minimally invasive lumbar spinal fusion surgery. Neurosurgery. 2008;63:956–60.

24. Terman SW, Yee TJ, Lau D, Khan AA, La Marca F, Park P. Minimally invasive versus open transforaminal lumbar interbody fusion: comparison of clinical outcomes among obese patients. J Neurosurg Spine. 2014;20:644–52.

25. Kim CH, Lee C-H, Kim KP. How high are radiation-related risks in minimally invasive transforaminal lumbar interbody fusion compared with traditional open surgery? Clin Spine Surg. 2016;29:52–9.

26. Adogwa O, Parker SL, Bydon A, Cheng J, McGirt MJ. Comparative effectiveness of minimally invasive versus open transforaminal lumbar interbody fusion: 2-year assessment of narcotic use, return to work, disability, and quality of life. J Spinal Disord Tech. 2011;24:479–84.

27. Sulaiman WAR, Singh M. Minimally invasive versus open transforaminal lumbar interbody fusion for degenerative spondylolisthesis grades 1-2: patient-reported clinical outcomes and cost-utility analysis. Ochsner J. 2014;14:32–7.

28. Isaacs RE, Sembrano JN, Tohmeh AG. Two-year comparative outcomes of MIS lateral and MIS transforaminal interbody fusion in the treatment of degenerative spondylolisthesis. Spine

(Phila Pa 1976). 2016;41:s133–44.

29. Lee K, Yeo W, Soeharno H. Learning curve of a complex surgical technique: minimally invasive transforaminal lumbar interbody fusion (MIS TLIF). J Spinal Disord Tech. 2014;27:E234–40.
30. Silva PS, Pereira P, Monteiro P, Silva PA, Vaz R. Learning curve and complications of minimally invasive transforaminal lumbar interbody fusion. Neurosurg Focus. 2013;35:E7.
31. Emami A, Faloon M, Issa K, Shafa E, Pourtaheri S, Sinha K, et al. Minimally invasive transforaminal lumbar interbody fusion in the outpatient setting. Orthopedics. 2016;39:e1218–22.

第十九章
L₃-L₄、L₄-L₅ 外侧入路腰椎间融合术

Kurt E. Stoll, Daniel A. Marchwiany, Daniel L. Cavanaugh,
Gurvinder S. Deol

直接外侧入路的历史

第一例腹腔镜腰椎间盘切除术出现于 1991 年[1,2],微创腰椎手术也在不断发展。最初的腹腔镜腰椎间盘切除术源于腹腔镜腰椎前方入路手术和小切口腰椎前路椎间融合术,这些手术会并发性功能障碍、内脏损伤和大血管出血[3,4]。外侧入路腰椎间融合术(lateral lumbar interbody fusion,LLIF)于 2001 年首次被报道,也被称为极外侧椎体间融合术(extreme lateral interbody fusion,XLIF),因为它避免了上述前路入路腹内手术的并发症而变得越来越受欢迎[3,5]。自从引入 LLIF 技术以来,报道的结果包括减少失血,减少手术时间,缩短住院时间,减少术后疼痛[3,6,7],融合率与前路腰椎间融合术相当(anterior lumbar interbody fusion,ALIF)[8,9]。此外,其优点还包括间接减压、冠状面和矢状面矫正,以及通过侵入性较小的入路进行稳定[2]。与后入路相比,LLIF 不需要神经根或马尾神经的牵拉,且保留完整的骨性和韧带结构[10]。

解剖和解剖学方面的考虑

LLIF 入路需要采用外侧腹膜后经腰大肌入路[11],了解髂腰肌和腰丛神经的解剖结构是避免并发症的关键。直接外侧入路主要涉及髂腰肌的腰大肌和腰小肌[10]。腰大肌起源于 T₁₂-L₅ 椎体的横突和侧缘[10]。尸体研究表明,腰丛一般位于横突和椎体之间的腰大肌内,位于椎体后 1/4 的背侧[12,13]。神经根从腰大肌内侧缘伸出,向远端沿腰大肌走行于其前方[11,13]。髂血管在更远端的水平[11]在更外侧走行。通过尸体解剖已经发现了椎间盘间隙的安全解剖区,研究表明 L₃-L₄ 椎间盘间隙的前 3/4 和 L₄-L₅ 椎间盘间隙的前 2/3 通常没有运动神经[2,10,14]。生殖股神经在 L₃-L₄ 和 L₄-L₅ 椎体的前四分之一处特别危险,而总体来说腰丛在 L₄-L₅ 水平处风险最大[12]。此外,在皮肤切开后,需要注意

避开支配腹壁肌肉的肋下神经[10]。

手术室设置与手术技术

C 形臂跨过术者,监视器放在旁边。病人被置于侧卧位,放在一张可透视的手术台上,膝盖稍微弯曲以放松腰大肌。大粗隆处于手术台腰桥处。将病人固定在手术台上。然后折弯手术台以增加髂骨和肋骨融合器之间的距离,这在接近 L$_4$-L$_5$ 时尤为重要。使用直接外侧入路进行神经监测是必须的[6],在初次切开前应进行电刺激测试,以确保没有使用过神经肌肉阻滞剂。透视检查时,应在棘突位于中线且椎弓根对称的情况下获取前后位影像。接下来,C形臂应旋转 90°,以获得真正的侧位,当椎弓根相互重叠且终板和后皮质呈线性时即可确认。应该调整工作台而不是 C 形臂,以获得真实的前后位和侧位图像。

接下来,准备好手术部位,并在侧位片上确定合适的水平。两根克氏针在 L$_3$-L$_4$ 或 L$_4$-L$_5$ 的中点稍后交叉,该区域标记在患者的外侧。如果第二个切口用于内固定,这个切口应该在竖脊肌和腹斜肌之间的外侧切口的后方。切开一个约 2cm 的后外侧切口,然后用钝剪和手指剥离进行钝性分离。手指穿过腹壁肌肉组织,进入腹膜后间隙。接下来,轻轻地把腹膜从腹壁上扫下来,让腹壁的内容物向前下坠。然后沿着腰大肌的起点触诊横突。然后,用手指穿过后外侧切口到外侧切口,钝性地将腹膜从外侧切口入口点的下方扫走,以便在进行外侧切口时安全通过。然后采用与后外侧切口类似的方式进行外侧切口。在最初的手术入路完成后,引入扩张器。第一个扩张器通过后外侧切口插入并引导至腰大肌外侧缘。然后在透视下确定第一个扩张器的水平。使用钝性分离的方法分离腰大肌纤维,并将扩张器向外侧椎间盘推进,密切关注神经监测反馈。通过透视确定扩张器的位置,并在椎间盘中间置入克氏针固定。进行连续扩张,并在最后一个扩张器上放置牵开器。然后通过透视确定牵开器的位置。然后使用关节臂稳定牵开器。使用肌电刺激探头,证实手术区域内没有神经。接下来,准备好椎间盘间隙。行同侧纤维环切开术,腾出椎间盘空间,避免对终板的损伤,减少植入物下沉的风险。然后松解对侧纤维环,确保平行撑开椎间隙。然后仔细选择合适大小的植入物,并在观察神经活动的同时轻轻嵌入。如果需要,可采用前外侧钢板、单侧椎弓根螺钉和棒固定、小关节突螺钉固定或棘间固定进行补充固定。然后慢慢取出牵引器,检查椎间盘间隙和腰大肌是否出血。缝合腹壁的肌肉,皮肤以标准的方式闭合。术后应鼓励病人活动。副作用包括侵犯腰大肌导致的髋关节屈曲无力,感觉神经刺激引起的感觉障碍,通常会自行缓解[3,10]。

提示和技巧

－适当的术前计划和术前影像的仔细检查是必须的，尤其是在 L₄-L₅ 水平进行直接外侧入路时。

－骨盆形态通常决定是否可以进入 L₄-L₅ 节段。参照以下 X 射线照片。

－图 19.1 中的横断面解剖显示该 L₄-L₅ 节段只能在左侧入路。图 19.2 显示了在 L₄-L₅ 水平，由于骨盆边缘的高度和脊柱畸形，从任何一侧都很难到达该水平。术前核磁共振检查是必须的。这包括对腰大肌形态学的检查以及对大血管的评估。在 L₄-L₅ 水平上，存在较多的解剖变异。

图 19.3 展示了一种适合直接外侧入路的腰大肌形态；然而，下腔静脉向外侧偏移，增加了损伤的风险。如果在这个节段进行直接外侧入路，主刀医生倾向于用牵引器接近有危险的血管，这样可以直接观察来避免损伤，因为如果用 Cobb 剥离器进行对侧松解，血管受损的风险最大。图 19.4 展示了前方的腰大肌，像"米老鼠耳朵"。由于对腰丛的风险太大，该患者不适合直接外侧入路。这种腰肌解剖结构不允许牵引器置于"30 码线"上方或后面。

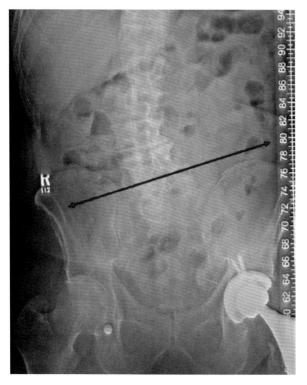

图 19.1 一例 L₄-L₅ 节段手术只能采用左侧入路

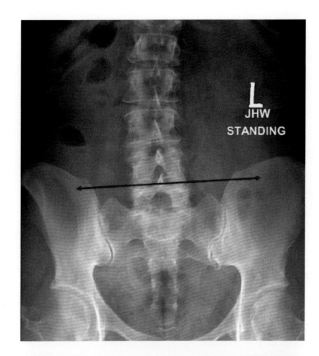

图 19.2　L$_4$-L$_5$ 节段,由于骨盆边缘高度和脊柱畸形,从两侧都很难接近。术前核磁共振检查是必要的

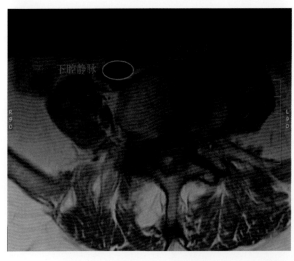

图 19.3　可直接侧方入路的腰大肌形态,但下腔静脉偏侧,损伤风险增加。

　　- 效率在手术过程中至关重要。延长牵引器在腰大肌中打开的时间可能会导致大腿疼痛加剧,并增加神经损伤或术后瘫痪的风险。我们试图将牵引器打开的时间限制在每个节段水平大约 15~20min。

　　- 缓慢取出牵开器并观察是否出血是很重要的。已经报道过大的腹膜后血肿,这些血肿可能继发于没有充分止血的节段动脉损伤。

　　- 仔细修复腹壁肌肉组织对于预防术后疝非常重要。

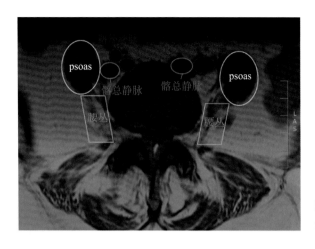

图 19.4 前方的腰大肌,像"米老鼠耳朵"

适应证及最新文献综述

　　LLIF 用于退变性脊柱疾病,以帮助神经的间接减压和矢状面及冠状面畸形的矫正。包括退行性脊柱侧凸、退行性椎间盘疾病、椎间盘突出和脊椎滑脱[6,11,15],这些情况的治疗与其他腰椎间入路手术相似。在极少数情况下,LLIF 也可用于骨髓炎和肿瘤切除术[6,11]。LLIF 提供从 T$_{12}$-L$_1$ 到 L$_4$-L$_5$ 的椎间盘间隙的入路方式。髂峰阻挡了在 L$_5$-S$_1$ 节段使用 LLIF 技术[11]。位于椎体背侧的腰丛向腹侧延伸,因此神经损伤的风险在更尾侧的水平增加,特别是在 L$_4$-L$_5$,据报道,在 L$_4$-L$_5$,神经根和前方血管之间的安全区域仅为椎体直径的 13%[16]。LLIF 的一般禁忌证有需要后路入路的病灶、钙化血管限制活动、解剖性肾异常、神经丛异常、血管异常、严重骨质疏松、腹膜后感染、急性骨折、L$_5$-S$_1$ 融合的病例、当高位髂峰阻碍入路时[3,17,18]。

　　文献中使用 LLIF 技术的融合率从 85% 到 97% 不等[19]。在最近的一项研究中,观察了 77 名患者在 LLIF 手术后的 CT 扫描,87% 的患者被确定在术后至少 1 年发生了融合[9]。W. B Rodgers 2010 年的研究报告显示融合率为 97%。术后 1 年,66 名患者中有 64 名患者的 88 个节段中有 85 个显示为融合[19]。患者报告的结果也非常令人鼓舞。在同一项研究中,89.4% 在术后 1 年接受调查的患者表示他们"满意"或"非常满意"[19]。一项系统综述汇集了 21 项研究的结果,这些研究着眼于 LLIF 术后矫正脊柱畸形的视觉模拟评分(Visual Analogue Scores,VAS)和 OSwestry 残疾指数(Oswestry Disability Index,ODI)。结果显示,术后平均 VAS 评分由 6.8 分降至 2.9 分,ODI 评分由 44.5 分降至 20.5 分[20]。此外,生物力学研究表明,LLIF 的手术效果与 ALIF 一样坚固和稳定[17,21]。成本分析表明,LLIF 与传统的后路腰椎间融合术相比,每次手术平均节省 9.6% 或 2 500 美元[7]。LLIF 术后最常见的并发症是腰大肌切开继发的髂腰肌无力和大腿内侧感觉丧失,在一项对 102 例患者的研究中,发生率分别为 27.5% 和 17.6%。通过 2 周的随访,本研究中所有患者的症状都是短暂的,并且都得到了缓解。不太常见的是,2.9% 的患者报告了远端运动障碍,但也在 6 个月内得到缓解[22]。LLIF 的其他罕见但严重的并发症包括肠穿孔、交感神经切除术后综合征、血管损伤、脑脊液漏和内固定失败[6,15,23]。一项对 600 名患者的大型研究显示,与传统的椎间融合术相比,该手术住院时间更短,血管、神经和感染并发症更少[19]。总的来说,最近的文献表明 LLIF 有良好的术后效果和相对较低的并发症发生率。

(叶朝阳　梁锦前 译　董玉雷 校)

参考文献

1. Obenchain TG. Laparoscopic lumbar discectomy: case report. J Laparoendosc Surg. 1991;1:145–9. https://doi.org/10.1089/lps.1991.1.145.
2. Bina RW, Zoccali C, Skoch J, Baaj AA. Surgical anatomy of the minimally invasive lateral lumbar approach. J Clin Neurosci. 2015;22:456–9. https://doi.org/10.1016/j.jocn.2014.08.011.
3. Ozgur BM, Aryan HE, Pimenta L, Taylor WR. Extreme Lateral Interbody Fusion (XLIF): a novel surgical technique for anterior lumbar interbody fusion. Spine J. 2006;6:435–43. https://doi.org/10.1016/j.spinee.2005.08.012.
4. Christensen FB, Bünger CE. Retrograde ejaculation after retroperitoneal lower lumbar interbody fusion. Int Orthop. 1997;21:176–80. https://doi.org/10.1007/s002640050145.
5. Pimenta L. Lateral endoscopic transpsoas retroperitoneal approach for lumbar spine surgery. Minas Gerais: VIII Brazilian Spine Society Meeting. Belo Horizonte; 2001.
6. Arnold PM, Anderson KK, McGuire RA. The lateral transpsoas approach to the lumbar and thoracic spine: a review. Surg Neurol Int. 2012;3:S198–215. https://doi.org/10.4103/2152-7806.98583.
7. Deluzio KJ, Lucio JC, Rodgers WB. Value and cost in less invasive spinal fusion surgery: lessons from a community hospital. SAS J. 2010;4:37–40. https://doi.org/10.1016/j.esas.2010.03.004.
8. Rao PJ, Loganathan A, Yeung V, Mobbs RJ. Outcomes of anterior lumbar interbody fusion surgery based on indication: a prospective study. Neurosurgery. 2015;76:7–23; discussion 23–4. https://doi.org/10.1227/NEU.0000000000000561.
9. Berjano P, Langella F, Damilano M, Pejrona M, Buric J, Ismael M, Villafañe JH, Lamartina C. Fusion rate following extreme lateral lumbar interbody fusion. Eur Spine J. 2015;24(Suppl 3):369–71. https://doi.org/10.1007/s00586-015-3929-7.
10. Lehmen JA. Minimally disruptive lateral transpsoas approach for thoracolumbar anterior interbody fusion. In: Phillips FM, Lieberman IH, Polly Jr DW, editors. Minimally invasive spine surgery. Springer; 2014. https://doi.org/10.1007/978-1-4614-5674-2_18.
11. Mobbs RJ, Phan K, Malham G, Seex K, Rao PJ. Lumbar interbody fusion: techniques, indications and comparison of interbody fusion options including PLIF, TLIF, MI-TLIF, OLIF/ATP, LLIF and ALIF. J Spine Surg. 2015;1:2–18. https://doi.org/10.3978/j.issn.2414-469X.2015.10.05.
12. Uribe JS, Arredondo N, Dakwar E, Vale FL. Defining the safe working zones using the minimally invasive lateral retroperitoneal transpsoas approach: an anatomical study. J Neurosurg

Spine. 2010;13:260–6. https://doi.org/10.3171/2010.3.SPINE09766.

13. Benglis DM, Vanni S, Levi AD. An anatomical study of the lumbosacral plexus as related to the minimally invasive transpsoas approach to the lumbar spine. J Neurosurg Spine. 2009;10:139–44. https://doi.org/10.3171/2008.10.SPI08479.

14. Smith WD, Youssef JA, Christian G, Serrano S, Hyde JA. Lumbarized sacrum as a relative contraindication for lateral transpsoas interbody fusion at L5-6. J Spinal Disord Tech. 2012;25:285–91. https://doi.org/10.1097/BSD.0b013e31821e262f.

15. Hrabalek L, Adamus M, Gryga A, Wanek T, Tucek P. A comparison of complication rate between anterior and lateral approaches to the lumbar spine. Biomed Pap Med Fac Univ Palacky Olomouc Czech Repub. 2014;158:127–32. https://doi.org/10.5507/bp.2012.079.

16. Regev GJ, Chen L, Dhawan M, Lee YP, Garfin SR, Kim CW. Morphometric analysis of the ventral nerve roots and retroperitoneal vessels with respect to the minimally invasive lateral approach in normal and deformed spines. Spine. 2009;34:1330–5. https://doi.org/10.1097/BRS.0b013e3181a029e1.

17. Winder MJ, Gambhir S. Comparison of ALIF vs. XLIF for L4/5 interbody fusion: pros, cons, and literature review. J Spine Surg. 2016;2:2–8. https://doi.org/10.21037/jss.2015.12.01.

18. Hrabalek L, Adamus M, Gryga A, Wanek T, Tucek P. A comparison of complication rate between anterior and lateral approaches to the lumbar spine. Biomed Pap Med Fac Univ Palacky Olomouc Czech Repub. 2014;158:127–32. https://doi.org/10.5507/bp.2012.079.

19. Rodgers WB, Gerber EJ, Patterson JR. Fusion after minimally disruptive anterior lumbar interbody fusion: Analysis of extreme lateral interbody fusion by computed tomography. SAS J. 2010;4:63–6. https://doi.org/10.1016/j.esas.2010.03.001.

20. Phan K, Rao PJ, Scherman DB, Dandie G, Mobbs RJ. Lateral lumbar interbody fusion for sagittal balance correction and spinal deformity. J Clin Neurosci. 2015;22:1714–21. https://doi.org/10.1016/j.jocn.2015.03.050.

21. Laws CJ, Coughlin DG, Lotz JC, Serhan HA, Hu SS. Direct lateral approach to lumbar fusion is a biomechanically equivalent alternative to the anterior approach: an in vitro study. Spine. 2012;37:819–25. https://doi.org/10.1097/BRS.0b013e31823551aa.

22. Tohmeh AG, Rodgers WB, Peterson MD. Dynamically evoked, discrete-threshold electromyography in the extreme lateral interbody fusion approach. J Neurosurg Spine. 2011;14:31–7. https://doi.org/10.3171/2010.9.SPINE09871.

23. Malham GM, Ellis NJ, Parker RM, Seex KA. Clinical outcome and fusion rates after the first 30 extreme lateral interbody fusions. ScientificWorldJournal. 2012;2012:246989. https://doi.org/10.1100/2012/246989.

第二十章
腰椎侧方融合（L_1-L_2，L_2-L_3）

Ryan DenHaese, Clint Hill, Jeffrey H. Weinreb

背景和适应证

在 L_1-L_2 和 L_2-L_3 节段上，最常见的外侧腰椎椎间融合（lumbar interbody fusion，LLIF）指征是相邻节段的翻修。其他通过侧方入路融合的原因包括前纵韧带（longitudinal ligament，ALL）松解、畸形手术、脊柱侧凸矫正、以及由于肿瘤、创伤、感染、畸形而需要行椎体切除术[1]。根据手术入路的解剖结构特点，外侧入路可能有助于在 L_5 水平以上行腰椎融合。L_2-L_3 是经腰大肌入路最容易和最安全的节段。然而，L_1-L_2 节段可能是最具挑战性的腰椎节段之一，因为它靠近膈脚和胸腔，并且下位肋骨会影响显露[2]。

解剖

进入后腹膜的皮肤切口位于第 12 肋骨的下方。当病人侧卧时，从第 12 肋骨中点到髂骨嵴的画一条线，到中部时方向逐渐指向髂前上棘（anterior superior iliac spine，ASIS），进入腹膜后间隙的途径位于髂骨侧方。重要的是要了解在第 11 肋以上是可能无意中进入胸腔的。横膈膜可以被描述为一个上下颠倒的降落伞，附着在第 11 肋上；它还有一个小叶，可以在后面的第 12 肋找到[2,3]。胸膜覆盖上表面，上界为胸膜腔，下界为腹膜后腔。

通常情况下，L_1-L_2 节段的入路位于第 11 和第 12 肋骨之间[2]。因此，必须避免损伤第 11 肋以下的肋间神经血管束。肋间内外肌位于肋骨之间，覆盖腹膜后腔隙。值得注意的是，对于第 10 和第 11 肋骨之间的入路，肋间肌深层可能到达胸膜腔，再下一层是膈肌的下翻转，紧接着是腹膜后腔[4]。

髂腹股沟神经和髂腹下神经走行于腹膜后腔的后壁，几乎从未被观察到[5]。必须根据腹膜后脂肪和横突来确认腹膜后间隙。输尿管走行沿腹膜袋"背面"的后外侧，可通过其蠕动的特点以及珍珠白 - 黄颜色进行识别，但大部分通常不可见[1]。肾脏在这个空间中更靠前,当患者处于侧卧位时,它会远离外科医生的视野,很少妨碍充分暴露,因为它很容易向前移动。显露较高节段时,可能会触诊到肾脏。L$_1$-L$_2$ 和 L$_2$-L$_3$ 水平是比较独特的,因为它是腰大肌起点和膈脚的汇合点。在 L$_3$-L$_4$ 和 L$_4$-L$_5$ 水平,附着物在密度和质地上与腰大肌有很大不同。膈脚和腰大肌的腱性附着在这里汇合,虽然比腰大肌的下部小,但对牵开器和外科医生来说,它们的限制性更大。在 L$_1$-L$_2$ 和 L$_2$-L$_3$ 水平的肌肉组织内,可以发现生殖股神经的感觉部分斜行于 L$_2$-L$_3$ 椎间孔或低于 L$_2$-L$_3$ 椎间盘间隙[6]。需要注意的是,股神经的起点始于 L$_2$ 神经,L$_2$ 神经位于 L$_2$-L$_3$ 椎间盘间隙的后方,甚至位于 L$_3$ 椎体的上部[6]。与较低水平的脊柱一样,髂腰静脉位于神经孔的后方[7]。节段动脉位于椎体中部,可能是 Adamkiewicz 动脉,也可能与 L$_2$ 椎体一样位于尾部,因此应避免过度打开牵开器[7]。皮肤和皮下组织可以通过牵开器向上移动,从而进入第 11 和第 12 肋骨之间的肋间肌。在腹膜后第 12 肋下方,外科医生可以安全地将膈肌翻转推到上方,然后在第 12 肋上方使用单极电凝松解肋间肌。用示指推动膈肌附着处,外科医生可以在腹膜后放置初始扩张器。然后,扩张器可以安全地固定在 L$_1$-L$_2$ 椎间盘水平,并在使用神经监测探头后用克氏针固定。

术中影像

与任何经侧方入路的手术一样,成功的手术和避免并发症必须依靠良好的术中影像。拍摄前后位 X 线片不能有大的"摆动"。撑开器的叶片朝向头侧靠近上肢或朝向尾侧靠近腿部,以确保不会遮挡成像。保持透视不被遮挡的一个经验是,如果你在做 L$_2$-L$_3$ 或更高的水平,将手臂固定在床上,朝向骨盆前面的脚;如果你在 L$_3$-L$_5$ 进行手术,则将固定器更朝向头部,放在胸部前面。另一个有用的提示,做腰椎侧方融合时把病人的手臂摆成祈祷的姿势,使手臂远离 C 臂。在为病人做准备之前,外科医生必须检查手术节段的 X 射线显示是否充分,该层面必须位于透视屏幕的中心,以避免视差。

神经监测

由于患者取侧卧位,为了保护股神经和脊髓(可下降至 L$_2$-L$_3$ 水平),神经监测是 L$_1$-L$_2$ 和 L$_2$-L$_3$ 水平入路的标配。体感诱发电位、运动诱发电位和肌电图通常用于监测 L$_2$-L$_3$ 和 L$_1$-L$_2$ 水平[8]。

手术技术

有三种手术入路是根据进入的间隙定义的:膈下腹膜后、胸膜后/腹膜后和经胸[2]。前两种方法将在本节中讨论。

膈下腹膜后

首先,外科医生在X线引导下标记切口。初始切口必须位于第11肋下方,以避免进入胸腔。肋间肌可以钝性分离,可以向后延伸,以便更好地暴露。在解剖肋间肌的过程中要注意避免损伤神经血管束,操作要保持在第12肋骨的上表面。然后,利用手指尖钝性分离或扩张来识别和分割腹横肌。腹膜后间隙可以通过脂肪和横突来确认。为了创造一个安全的工作通道,避免对周围组织造成损伤,通过在头端向上和向前推横膈膜,手指将感觉到一些松散的组织,很容易显露,在尾端方向,推开腹膜囊和输尿管。腰肌和膈脚可以在脊柱的侧面看到。在直视下,通常使用双极电凝打开腰肌和膈脚的致密的腱性附着物。一旦进入肌肉,通过纤维环即可以判定椎间盘。在肌肉中,可能会遇到发自L_2神经根的生殖股神经斜行通过,应予以保留。在后方L_2-L_3处,股神经的起始位置很少被观察到。无论是透视还是原位,都必须识别腰椎的前部。主动脉和腔静脉在这些水平通常位于腰椎前方1cm。这一特点使L_2-L_3成为通过使用一个专门设计的前牵开器刀片进行前纵韧带切除的理想水平之一,该特制的刀片可以在韧带前部滑动,保护血管。一旦完成韧带切除,就可以进行椎间盘切除和融合。

胸膜后/腹膜后

从第11肋上方用单极电凝切除部分肋间肌,可用Doyen或Penfield四号刀从下表面解剖肋骨骨膜和神经血管束,并保留下来。从前到后显露肋骨4~6cm,可以将其切除。可以用手指或纱布卷使胸膜/横膈膜前移进行显露。完成后,外科医生将到达胸膜后间隙和腹膜后间隙[3]。

小技巧和小贴士
- 识别第十二根肋骨至关重要,肥胖患者可能更难识别。如果医师误把第11肋当成第12肋,那么他可能会穿过第10-11肋间进入胸腔。

- 4cm 以下的膈膜开口无需缝合。
- 如果计划行椎体切除，术前血管造影有助于确定 Adamkiewicz 动脉的侧面和位置。
- 在第 11-12 肋间的肋骨之间进行充分的向后方解剖，可以形成更好的工作通道。
- 对于 L_1-L_2，使用有角度的器械可以更容易地进入和减少组织显露。
- 不要无意中切断生殖股神经的感觉成分，它可以在腰大肌 L_2-L_3 水平看到。
- L_1-L_2 水平没有股神经，股神经在 L_2-L_3 水平的后方，这使得在 L_2-L_3 椎间盘水平进入点可以更靠后。
- 瘦小患者的右侧可以看到结肠：确保工作通道和横突之间没有组织。
- 牵开器通常不能穿过上位腰椎水平的腰肌和膈脚，可能需要用 4 号 Penfield 分离器进一步打开，然后再用扩张器进行充分牵拉。
- 术后进行胸部 X 线检查，以评估是否有气胸。

椎间融合器选择

上腰椎水平的神经解剖特点通常允许选用更大的椎间融合器，因为与尾侧腰椎水平相比，椎间融合器可能放在更靠后的位置。根据术中侧位透视图像，在 L_1-L_2 和 L_2-L_3 水可以选择更大的椎间融合器，这样可以更好的覆盖终板预防沉降。但是，肋骨可能会向前推动牵开器，从而限制了融合器放置的空间。

最终固定

美国食品药品管理局批准使用 LLIF 联合后路固定。通常情况下，这些病例是以分期手术的方式进行的，第二次手术在初次手术后几天到两周进行。对这些病例进行分期手术，在住院期间配合物理疗法，鼓励早期活动，观察患者初次前外侧手术后症状是否缓解。在两次手术之间以及之后，通常使用腰骶支具进行支撑和疼痛控制。

术后管理

术后常规进行随访。除非进行分期手术，一般 LLIF 术后住院 1~2 天。和任何膈肌旁手术一样，术后可能出现膈肌刺激症状，可以对症处理，通常为自限性。当然，要密切观察有无气胸的症状和体征，尤其是 L_1-L_2 水平的手术。很少会出现临床上表现为腹壁疝的腹部肌肉假性轻瘫。CT 扫描中很少有真正的疝气，而是暴露区域腹外斜肌松弛的条纹。这在多节段融合时更常见，可能是由于术中过度和过久地对腹壁节段性神经支配区的牵拉所致。这是要求术中尽量减少头尾端过度牵拉以及尽量缩短处理椎间隙和放置融合器时间的另一个原因。注重效率和细节是避免术后神经并发症的关键。

（董玉雷　译　王海　校）

参考文献

1. Beckman JM, Uribe JS. MIS Lateral Lumbar Interbody Fusion. In: Steinmetz MP, Benzel EC, editors. Benzel's spine surgery. 4th ed: Elsevier; 2017. p. 667–73.
2. Sun JC, Wang JR, Luo T, Jin XN, Ma R, Luo BE, Xu T, Wang Y, Wang HB, Zhang B, Liu X. Surgical incision and approach in thoracolumbar extreme lateral interbody fusion surgery: an anatomic study of the diaphragmatic attachments. Spine. 2016;41(4):E186–90.
3. Dakwar E, Ahmadian A, Uribe JS. The anatomical relationship of the diaphragm to the thoracolumbar junction during the minimally invasive lateral extracoelomic (retropleural/retroperitoneal) approach. J Neurosurg Spine. 2012 Apr;16(4):359–64.
4. Sugrue PA, Kim JCL. Lateral lumbar interbody fusion. In: Kim DH, Vaccaro AR, Dickman CA, Cho D, Lee S, Kim I, editors. Surgical anatomy and techniques to the spine: Elsevier Health Sciences; 2013. p. 459–69.
5. Uribe JS, Arredondo N, Dakwar E, Vale FL. Defining the safe working zones using the minimally invasive lateral retroperitoneal transpsoas approach: an anatomical study. J Neurosurg Spine. 2010;13(2):260–6.
6. Moro T, Kikuchi SI, Konno SI, Yaginuma H. An anatomic study of the lumbar plexus with respect to retroperitoneal endoscopic surgery. Spine. 2003;28(5):423–7.
7. Marco RAW, Bird JE. Anterior retroperitoneal approach to the lumbar spine. In: Kim DH, Vaccaro AR, Dickman CA, Cho D, Lee S, Kim I, editors. Surgical anatomy and techniques to the spine: Elsevier Health Sciences; 2013. p. 375–81.
8. Smith GA, Hart DJ. MIS Lateral Thoracic and Lumbar Decompression. In: Steinmetz MP, Benzel EC, editors. Benzel's spine surgery. 4th ed: Elsevier; 2017. p. 624–629.e1.

第二十一章
经腰大肌前方入路腰椎椎间融合术

Melvin C. Makhni, James D. Lin, and Ronald A. Lehman Jr.

背景

目前,针对腰椎退行性疾病的治疗,已经发展出多种手术操作技术。当存在脊柱融合手术指征时,椎间融合术是一种有效实现神经间接减压、恢复脊柱生理曲度、提高融合率的手术方式。

随着对椎间融合术的研究逐渐深入,学者们已经发明了多种微创的椎间融合方式(图 21.1)。传统的后路椎间融合术(posterior lumbar interbody fusion, PLIF)和经椎间孔入路椎间融合术(transforaminal lumbar interbody fusion, TLIF)需要剥离椎旁肌,从脊柱后方到达椎间隙。由于术中不做过多的关节突切除以及椎间隙处理不充分,对于多数外科医师而言,只能放置较小的椎间融

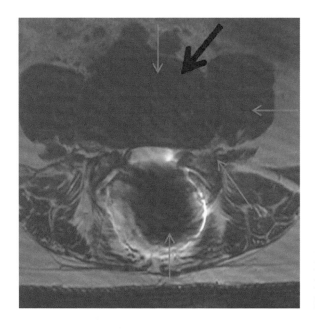

图 21.1　图为 L_4-L_5 水平轴位 MRI,箭头所示为 ALIF,OLIF,LLIF,TLIF 及 PLIF 进入椎间隙的路径

合器,从而可能带来相应节段的局部后凸畸形。前路手术已经成为微创椎间融合的常规术式,包括前方入路椎间融合术(anterior lumbar interbody fusion, ALIF)、侧方入路椎间融合术(lateral lumbar interbody fusion,LLIF)、斜外侧入路椎间融合术(oblique lumbar interbody fusion,OLIF)。ALIF 可以应用于更靠近尾端的腰椎节段,但它存在一定的血管损伤和术后逆行射精的风险。LLIF 适用于靠近头端的腰椎节段,它在较低腰椎节段中应用存在一定的局限性,手术入路需经腰大肌,存在一定程度腰骶神经丛损伤的风险。

OLIF 选择经腰大肌前方作为手术入路,它结合了其他多种手术技术的优点,尽可能降低了术中神经损伤的风险。这种腹膜后经腰大肌前方进行手术操作,极大地减小了术中肌肉的分离和腰骶神经丛的损伤。不论髂嵴水平如何,OLIF 技术都可以通过一个倾斜的角度到达 L_4-L_5 和 L_5-S_1 椎间隙,这是 LLIF 技术无法实现的。此外,OLIF 技术不需要将手术床变成"折刀样",因此,它可以避免额外的神经损伤风险。总的来说,OLIF 技术可以对 L_2-S_1 节段进行微创椎间融合术,由于发生腰骶神经丛损伤的风险较小,以至于术中可以不进行神经监测。

手术机器人的出现使得同时进行前路和后路手术成为可能。我们可以侧卧位进行 OLIF 手术的同时,从后路进行微创经皮椎弓根螺钉置入术,这样会明显缩短手术时间。

多数关于 OLIF 的文献报道都是小样本的短期随访[1]。Mayer 最早在 1997 年首次描述了 20 例经腰大肌前方入路的手术,平均随访时间为 11 个月[2]。他们报道的平均手术时间为 111min,平均失血量为 67.8mL,没有发生并发症,所有患者均获得了满意的融合。

2012 年,Silvestre 等人报道了一宗最大样本量的 OLIF 患者,共 179 例,平均随访时间为 11 个月,平均手术时间为 54min[3]。他们报道了多种手术并发症,包括交感干损伤(1.7%)和血管损伤(1.7%),没有报道脊柱融合率。最近,有一篇系统综述纳入了 16 篇关于比较 OLIF 技术与 PLIF 技术和 TLIF 技术对比的非随机临床试验或直接比较研究的文章,他们认为尽管 OLIF 手术的早期疗效和理论获益均较好,但仍需要更多的前瞻性研究来验证其风险和收益。

解剖概述

与腰椎后路手术相比,经腰大肌前入路腰椎的手术有一些独特的解剖结构,存在损伤的风险。OLIF 首先需经过腹外斜肌、腹内斜肌和腹横肌这些浅层肌肉,它们很薄,通过钝性分离或电刀切开即可进入腹膜后间隙。这个过程中应注意避免损伤髂腹股沟神经和髂腹下神经；双侧 L_1 神经根的分支有时会在 L_4-L_5 水平穿过腹内斜肌深层手术区，应注意避免损伤[2]。OLIF 手术的侧卧位有一个明显优势，它会让腹膜腔的内容物随着重力移动，进一步扩大手术操作空间[4]。

OLIF 的手术操作空间位于腰大肌前方和大血管后方。影像学研究表明：OLIF 手术操作空间在 L_2-L_3 水平为 16mm，L_3-L_4 水平为 10mm，L_4-L_5 水平为 10mm，L_5-S_1 水平为 10mm[5]。尽管术中需要尽量避免损伤腰丛，但是这些手术操作空间仍然可以通过谨慎的牵拉来扩大[6]。腰骶神经丛位于腰大肌内，其解剖特点在近端位于腰大肌背侧，在尾端位于腰大肌腹侧[7]。由于腰大肌前入路手术不需要切开腰大肌，因此可不进行神经监测。

手术步骤

术前规划对于 OLIF 手术至关重要，一定要充分评估髂总动脉和静脉的位置以判定手术通道是否安全。OLIF 手术通常采用左侧入路，MRI 检查有助于判断手术通道是位于髂总血管外侧还是中间，尤其是 L_4-L_5 水平，有时它会与 L_5-S_1 节段类似，髂总血管已经分叉。

患者采取右侧卧位，经左侧入路（图 21.2）。手术透视床应处于轻度的特伦德伦伯卧位（头低脚高位），以便进行术中透视，患者应适度前倾以使腹腔内容物远离手术操作区域。骨性隆起处应使用棉垫保护，用胶布固定患者体位，以避免手术过程中患者移动。术前应进行 270° 消毒和手术铺巾，以便需要时可顺利完成腹部手术和后路手术。

切皮前需进行正位和侧位 X 线透视，以确保当前的位置能够顺利完成术中透视需求。可通过触摸确定髂前上棘（ASIS）、髂嵴和第 12 肋的位置并进行标记，通过透视确定手术节段并进行体表标记。这些标记是确定手术切口标记的重要参考。

L_5-S_1 的手术入路，应标记 L_5-S_1 的椎间隙位置，并延伸至髂前上棘（ASIS），同时，再做一条从椎间隙中心水平画向手术台的标记线。在上述两条线之间经髂前上棘前方 2-3cm 处做一条长约 6cm 的切口。L_4-L_5 节段也可通过这个切口来进行手术，也可以像 L_2-L_5 的任何一个节段那样做一单独切口来进行手术。L_2-L_5 中的任何一个节段，可以在手术节段的椎间隙前方做一 6cm 的纵行切口来进行手术（图 21.3）。

然后，通过钝性分离腹外斜肌、腹内斜肌、腹横肌和腹横筋膜，到达腹膜后间隙（图 21.4）。在腹内斜肌下方，尤其是 L_4-L_5 水平，要注意避免损伤术野中走行的髂腹下神经和髂腹股沟神经。

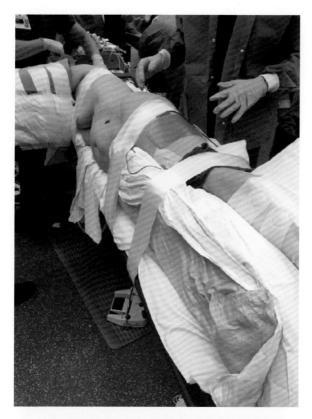

图 21.2 患者右侧卧位,骨性隆起处棉垫保护,腹部悬于手术床外,并予以患者较好的约束

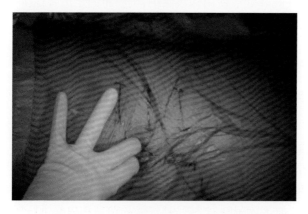

图 21.3 L₄-L₅ 节段手术切口

　　通过钝性分离和撑开器的撑开,可以到达手术椎间隙(图 21.5)。对于 L_5-S_1 节段而言,术中可触及的定位标志有髂骨内面、腰大肌止点和髂动脉。为有效暴露椎间隙,必须小心松解椎间盘前方外膜层使髂血管能更好地被推动以获得更多手术操作空间。髂腰静脉如果在手术区域内,可以推开或者结扎。骶血管可以预先结扎。对于头侧腰椎节段,可以直接从后方触摸腰大肌,推开

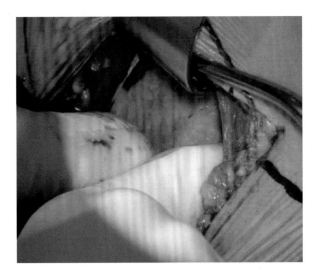

图 21.4　钝性分离进入腹膜后间隙

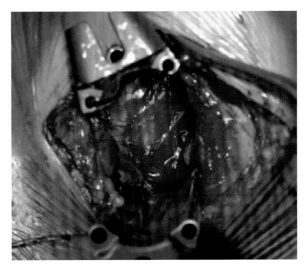

图 21.5　暴露椎间隙

并保护髂总血管,到达椎间隙。通过术中透视确定手术节段,轻柔地分离腰大肌和血管,以获得最大的手术暴露视野。

　　一旦确认手术节段,可用电刀进行标记。用垂体咬钳、椎板咬钳、电刀、刮匙、髓核钳等工具切开纤维环并摘除髓核(图 21.6)。利用铰刀可在不损伤终板的情况下扩大椎间隙的空间(图 21.7)。插入试模确定椎间融合器的最佳尺寸(图 21.8)。

　　用锉刀处理软骨终板(图 21.9),也可穿透终板致局部渗血,以促进局部愈合,提高融合率(图 21.10)。可以切除前纵韧带,对椎体前缘的骨赘进行处理(图 21.11)。

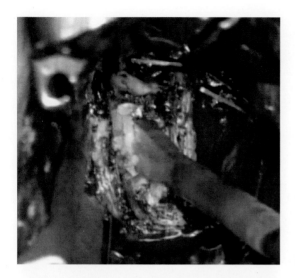

图 21.6 切除椎间盘

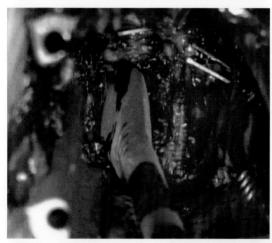

图 21.7 轻柔地旋转铰刀松解椎间隙

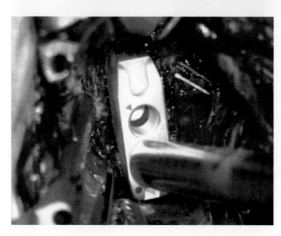

图 21.8 插入试模确定椎间融合器尺寸

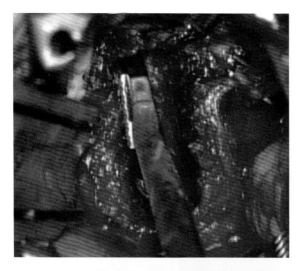

图 21.9　用锉刀从终板上将软骨刮除

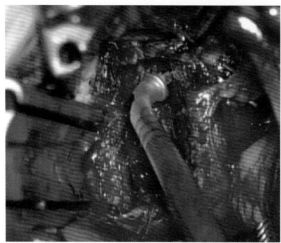

图 21.10　穿透终板致局部渗血

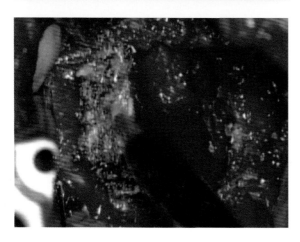

图 21.11　切除前纵韧带并修整椎体前缘骨赘

可以根据外科医师的习惯以及患者的意愿在椎间融合器中选择填塞松质骨或骨形态发生蛋白(BMP),然后将椎间融合器植入椎间隙(图21.12)。最后,透视确认椎间融合器位置满意后,留置引流管后逐层关闭腹壁肌肉。

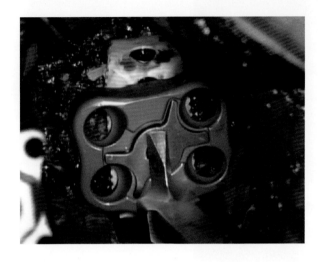

图 21.12 置入椎间融合器和锁定钢板

总结

腰大肌前入路手术为手术医生进行腰椎手术提供了一个非常好的选择。它极大地发挥了前路手术的优点,包括更小的创伤和更大椎间融合器置入的可能;同时,极大地降低了传统 ALIF 和 LLIF 手术的并发症发生率。

(黄岳 王海 译 董玉雷 校)

参考文献

1. Phan K, Maharaj M, Assem Y, Mobbs RJ. Review of early clinical results and complications associated with oblique lumbar interbody fusion (OLIF). J Clin Neurosci. 2016;31:23–9.
2. Mayer HM. A new microsurgical technique for minimally invasive anterior lumbar interbody fusion. Spine. 1997;22(6):691–9.
3. Silvestre C, Mac-Thiong JM, Hilmi R, Roussouly P. Complications and morbidities of mini-open anterior retroperitoneal lumbar interbody fusion: oblique lumbar interbody fusion in 179 patients. Asian Spine J. 2012;6(2):89–97.
4. Deukmedjian AR, Le TV, Dakwar E, Martinez CR, Uribe JS. Movement of abdominal structures on magnetic resonance imaging during positioning changes related to lateral lumbar spine surgery: a morphometric study. J Neurosurg Spine. 2012;16(6):615–23.
5. Molinares DM, Davis TT, Fung DA. Retroperitoneal oblique corridor to the L2-S1 intervertebral discs: an MRI study. J Neurosurg Spine. 2015;9(1–8).
6. Davis TT, Bae HW, Mok JM, Rasouli A, Delamarter RB. Lumbar plexus anatomy within the

psoas muscle: implications for the transpsoas lateral approach to the L4-5 disc. J Bone Joint Surg Am. 2011;93(16):1482–7.

7. Benglis DM, Vanni S, Levi AD. An anatomical study of the lumbosacral plexus as related to the minimally invasive transpsoas approach to the lumbar spine. J Neurosurg Spine. 2009;10(2):139–44.

第二十二章
腰椎前路手术

Tiffany Grace Perry

历史

W. Muller 在 1906 年首次报道了前路经腹膜腔进行腰椎手术。术前,患者被诊断为肉瘤;术后,结果发现是结核球。这例手术本身非常成功,患者术后也恢复良好[1]。然而,对类似手术指征的其他患者选取这一手术入路时,却没能像之前一样取得成功,因此,前路经腹膜腔手术一度被禁止。直到 1933 年,B. H. Burns 成功完成了一例 L_5-S_1 腰椎滑脱的前路椎间融合手术。该患者是一个 14 岁男孩,在跳跃后出现腰背部疼痛,考虑患有创伤性腰椎 Ⅱ° 滑脱。该患者术后恢复良好,轴性痛症状明显改善。在此之前,腰椎滑脱的唯一公认的手术方法是后路腰椎融合术,当时该手术失败率较高。

早期,这种前路手术大多针对脊柱结核开展。它的术后并发症较多。当时,由于缺乏有效的抗生素治疗,术后感染十分普遍,这使得他们十分困惑。

Ito 和他的同事在 1923 年报道了 10 例切除腰骶交感神经节以改善下肢血液循环的病例。在 1925 年,他们报道了将上述技术进行改良以显露腰骶段脊柱治疗 Potts 病(脊柱结核)。

影像学检测手段从 X 线检测发展到 CT 和 MRI 检测,极大地改善了术前手术方案的设计,避免术中并发症的发生。但是,手术医生仍然必须对解剖结构有充分的认识,以确保进行前路手术时能有良好的手术视野显露和术后疗效。

解剖

肌肉组织

腹直肌外侧有三层肌肉:腹外斜肌、腹内斜肌和腹横肌。这三块肌肉的筋膜向内移行融合,构成腹直肌前鞘和后鞘。腹直肌深层是腹横筋膜和腹膜,部分患者可有明显的腹膜外脂肪组织。腹膜在侧方会变得更薄,因此外科医师在术中分离时要特别小心,避免对腹膜造成损伤。

脊柱后方的肌肉包括腰大肌及其外上方的腰方肌和外下方的髂肌。膈肌右脚止于 L_3 椎体,膈肌左脚止于 L_2 椎体。

泌尿生殖系统

泌尿生殖系统是另一个外科医师在术中需要重点注意的对象。在左侧,输尿管及其伴行血管和性腺血管会在内侧跨过髂总血管,因此,左侧腹膜后入路时必须要小心保护上述血管结构。在 L_2 水平,术中可能会触及左肾下极,应注意避免损伤。

血管

前路手术术中可能会遇到的血管结构包括主动脉远端、下腔静脉和双侧髂动脉和静脉,在 L_5-S_1 水平还可能会遇到骶中血管。在 L_4-L_5 水平还可以遇到髂腰静脉。这些小血管容易牵拉损伤,并且由于外膜较薄,一旦损伤将难以修复。血管损伤会导致明显的术中出血,因此一定要在术前进行血型检测和交叉配血,以确保手术开始时,手术间中有足够的备血。动脉壁较厚,更容易修复;静脉壁较薄,更为脆弱,容易撕裂。

淋巴组织

胸导管起源于 L_1 或 L_2 水平,向上走行,最终汇入左侧无名静脉。在进行 L_2-L_3 椎间盘前路手术时要注意识别胸导管,避免损伤。胸导管或者其他淋巴结构的损伤会导致术后淋巴漏。尽管这种并发症并不常见,但是还是应术中尽可能识别,及时发现潜在的淋巴管损伤并及时结扎,以防淋巴液持续漏出[2]。

交感神经

腰段交感神经链走行于双侧腰椎的腹外侧。术中单侧交感神经链损伤目前没有明确的临床意义。但是,如果已有下腹神经丛损伤,那么双侧多节段交感神经链损伤可能会导致术后肠梗阻和逆行射精。

患者选择

腰椎前路手术适合于体重质量指数（BMI）小于 30 的患者。Archer 等人研究表明 BMI 高的患者会有更高因术后并发症而再次入院接受治疗的风险[3]。体型越大的患者进行前路手术,术中显露就会愈发困难。曾经接受多次腹部手术治疗的患者,应该由血管外科医师进行术前评估,以决定其是否适合进行腰椎前路手术。Phan 等人比较了体重超标患者和正常体重患者接受腰椎前路手术,结果发现两组的术后功能恢复和并发症情况均无显著差异,但体重超标患者术后形成假关节的发生率较高[3]。此外,还需要特别注意的是那些患有血管疾病或者存在血管解剖变异的患者,如:降主动脉瘤和肾动脉畸形。

肿瘤患者、既往接受放疗的患者和既往有感染的患者会有明显的组织粘连,术中到达腰骶椎会更为困难。上述患者仍可进行腰椎前路手术,但在术中必须谨慎操作,小心分离组织。

患者的年龄也是选择腰椎前路手术需要重点考虑的一个因素。Mcdonnell 等人研究发现 61-85 岁的患者有更高的术后并发症发生率[4]。

手术方法

前路手术也是脊柱矫形的一种重要手术方式,它可以为长节段的固定提供一个稳固的基座。前路手术对于累及椎体和 / 或椎间盘的脊柱肿瘤和脊柱结核也非常有用。也可以通过腰椎前路手术植入较高的椎间融合器,很好地实现对腰椎局部后凸的矫形。

体位

患者仰卧位,手臂应与躯干长轴呈 90°,以使手臂不对术中透视造成干扰。所有受压点应用软性材料加以保护,可将枕头垫于膝下,将泡沫垫于踝关节和肘关节下方,用凝胶支架保护头部。骨盆应位于手术床中央,并保持完全中立位,如果骨盆位置不当会造成植入椎间融合器位置偏离中心和术中显露困难等问题。对于严重脊柱畸形患者,术中定位及显露过程会更为困难。术前花时间摆好合适的体位,可以预防后续花更多的时间处理并发症。

腹膜后手术入路

如果仅需处理 L_5-S_1 或 L_4-L_5 水平,通常可采用下腹部横向小切口进行手术。如果需要处理多个节段,则需要采用垂直切口,以方便术中根据需要向上或向下牵开皮肤和软组织。先切开皮肤,然后辨认腹直肌的中线。左侧腹直肌可向外侧或内侧牵开,辨认腹壁下血管,尽可能保留这些血管。用手或海绵棒沿着外侧缘分离,使腹膜腔内容物和腹膜向内侧移动。在这时候,应先显露左侧血管,再置入撑开器。此外,还应该仔细辨认输尿管,将其向内侧牵开。

处理椎间隙

下腔静脉和降主动脉的分叉常位于 L_4-L_5 椎间隙水平,对 L_5-S_1 椎间隙进行手术操作时,只需要简单地分离该侧髂动脉和静脉内侧即可[5]。L_4-L_5 椎间隙手术,应小心将血管分叉分离并推至右侧。推移血管对于椎间隙的显露至关重要。如果血管活动性较好,也可以通过移动血管显露更高位置的椎间隙水平。通常血管分离的位置越靠上,分离出来的血管越难进行移动,切口也越长,越难获得椎间融合器的植入角度。

辨识目标椎间隙后应透视下确认,用一长刀柄上安装 10 号手术刀片矩形切除椎间盘,在此区域应避免使用单极电凝,因为高温可能会损伤腹下丛的交感纤维,尽可能降低逆行射精的风险。可以用大号或中号 Cobb 剥离器沿着上下软骨终板剖开椎间盘,用大的垂体咬钳取出大的椎间盘组织,用向上成角或直的刮匙沿着终板刮除软骨,取出残留的椎间盘组织,也可用高速磨钻处理软骨终板进行去皮质化,以获得更好的融合界面。

放置椎间植入物前,可以先植入试模,判断植入物的大小、高度、宽度以及腰前凸重建是否满意。椎间隙内的植入材料可有多种选择。历史上,曾用同种异体股骨环作为三面皮质骨块进行移植,并用螺钉和垫圈将其固定在椎间隙中。这种方式可联合后路固定加强椎间隙植入物的稳定。另外,也可选择带钢板的骨移植,但是这种方式为了放置钢板需要进行更多的组织显露,术后钢板周围容易形成血管性瘢痕。第三种选择是填充松质骨或骨生长刺激物质的聚醚醚酮(PEEK)椎间融合器,这种植入物通常通过螺钉将其固定在合适的椎间隙位置。

一旦植入物置入椎间隙,透视确认植入物位置和手术节段正确后,即可准备逐层关闭切口。拆下牵开器时应小心谨慎避免牵开器损伤邻近血管。先移除内侧牵开器叶片,观察是否发生血管损伤。如果观察到持续渗血,那么就可以很容易将内侧牵开器叶片安置回原来位置,因为其他牵开器都处于原来位置。一旦所有牵开器叶片都顺利移除,则需检查腹膜是否存在损伤。用单线连续缝合法关闭腹直肌前鞘,以保持筋膜层的张力。此处良好的缝合是避免术后发生腹外疝的关键。可以用连续皮内缝合关闭皮肤切口。

并发症

该手术入路的并发症与手术部位密切相关。首先是术后存在发生腹部疝的可能,这一点可以通过提高关闭切口的手术技巧来减少其发生概率。其次是术中腹膜撕裂和腹内容物损伤的风险。腹膜撕裂可以在手术结束前进行修复,关键在于及时发现已经发生的腹膜损伤。在腹膜发生损伤的同时,也可能发生肠道损伤。对于这类损伤,关键是及时发现并且进行修补,术后进行良好的胃肠道管理。

输尿管的损伤是一种非常重要的并发症。在翻修手术中,术前可由泌尿外科医师进行输尿管支架(如 D-J 管)植入以便于在术中辨识输尿管。有一些研究报道泌尿生殖系统并发症是前路手术中发生率最高的轻微并发症[6]。

髂静脉或动脉损伤也是一种非常常见的并发症。这也是很多脊柱外科医师在开展前路手术时需要血管外科医师协助的重要原因。血管外科医师可以帮助我们早期识别和避免血管的损伤,并且一旦发生血管损伤可以及时修复。在 L_4-L_5 水平,会遇到髂腰静脉,辨识该血管十分重要,在显露过程中,牵开器上片容易撕裂该血管。大血管的牵拉过程中,静脉损伤是最常见的血管损伤[7]。

另一个需要注意的并发症是逆行射精,它常由腹下神经丛损伤所致。逆行射精的发生率高达 8%,但是这个数据仍可能被低估。椎间交感链常走行在椎体腹外侧,向下穿过主动脉分叉及髂血管形成腹下丛。单极电刀对神经丛的高温损伤或直接损伤都可导致逆行射精。Bateman 等人报道:荟萃分析结果显示前路腰椎手术术后逆行射精的发生率为 2.7%[8]。

术后并发症还包括术中牵拉深静脉和术后卧床导致的深静脉血栓形成。术后对患者进行血栓预防十分重要。术后,应该每日检查足背动脉搏动和双侧下肢有无水肿[9]。

肠梗阻可由术后多个常见原因所引起,包括术后卧床、镇静以及阿片类药物的使用。因此,鼓励患者术后早期下床活动,鼓励其他药物替代阿片类药物和镇静药物。

其他并发症主要与脊柱的解剖结构相关,包括椎间融合器下沉和假关节形成。避免这些并发症的关键在于对患者进行戒烟及评估和治疗骨质疏松等术前优化,对峡部裂或Ⅱ°以上椎体滑脱以及测量骶骨倾斜角(SS)判断行单纯前路手术可能失败的患者行后路固定。

总结

　　腰椎前路手术是治疗退行性椎间盘疾病和腰骶椎其他疾病的一个良好选择,其可以将椎间融合器植入更合适的中线位置,并且相较于后路椎间融合手术能够放置更大尺寸的融合器。前路手术可以单独实施,也可以联合后路手术一同实施,用于治疗脊柱畸形、脊柱感染、脊柱结核和结构性缺损。选择合适尺寸的植入物并将其放置于瞬时旋转轴上使植入物上的负荷利于骨整合和融合十分重要。大多数脊柱外科医师会联合血管外科医师一起手术,以最大限度地减少术中及术后并发症的发生。

> **重点**
> - 选择患者最重要的是判断患者行腰椎前路手术的风险和效益,以及是否需要同时进行后路固定手术。
> - 良好的椎间隙处理对于骨性融合十分重要。
> - 对于峡部裂或峡部骨折的患者,应避免过多的椎间隙撑开。
> - 关注术中及术后并发症,早期识别血管损伤和下肢深静脉血栓形成十分关键。

（黄岳　王海　译　董玉雷　校）

参考文献

1. Zhao J, Gum J, Dimar J II, Buchowski J. Anterior lumbar interbody fusion. In: Spondylolisthesis: Diagnosis, Non-surgical management, and Surgical Techniques; 2015. p. 179–80.
2. Schizas C, Foko'o N, Matter M, Romy S, Munting E. Lymphocoele: a rare and little known complication of anterior lumbar surgery. Eur Spine J. 2009;18(Suppl 2):228–31.
3. Phan K, Rogers P, Rao PJ, Mobbs RJ. Influence of obesity on complications, clinical outcome, and subsidence after anterior lumbar interbody fusion (ALIF): prospective observational study. World Neurosurg. 2017;107:334–41.
4. McDonnell MF, Glassman SD, Dimar JR II, Puno RM, Johnson JR. Perioperative complications of anterior procedures on the spine. J Bone Joint Surg Am. 1996;78(6):839–47.
5. Vaccaro AR, Kepler CK, Rihn JA, Suzuki H, Ratliff JK, Harrop JS, Morrison WB, Limthongkul W, Albert TJ. Anatomical relationships of the anterior blood vessels to the lower lumbar intervertebral discs: analysis based on magnetic resonance imaging of patient in the prone position. J Bone Joint Surg Am. 2012;94(12):1088–94.

6. Sivaganesan A, Zucherman S, Chan I, Nian H, Harrell FE Jr, Pennings JS, Harbaugh R, Foley
    KT, Bydon M, Asher AL, Devin CJ, Archer KR. Predictive model for medical and surgical
    readmissions following elective lumbar spine surgery: a national study of 33,674 patients.
    Spine (Phila Pa 1976). 2018.
7. Inamasu J, Guiot BH. Vascular injury and complication in neurosurgical spine surgery. Acta
    Neurochir. 2006;148(4):375–87.
8. Bateman DK, Millhouse PW, Shahi N, Kadam AB, Maltenfort MG, Koerner JD, Vaccaro
    AR. Anterior lumbar spine surgery: a systamtic review and meta-analysis of associated com-
    plications. Spin J. 2015;15(5):1118–32.
9. Brau SA, Delamarter RB, Schiffman ML, Williams LA, Watkins RG. Left iliac artery throm-
    bosis during anterior lumbar surgery. Ann Vasc Surg. 2004;18(1):48–51.

第二十三章
腰椎椎间盘置换术

Jeffrey H. Weinreb

背景

腰椎全椎间盘置换术（total disc replacement，TDR）被推荐为一种治疗单节段退行性腰椎间盘疾病的方法，应用在保守治疗失败的无严重腰椎滑脱的成年患者中[1]。最早在 20 世纪 80 年代在欧洲首次实施，目前多种植入物已在美国得到应用，其中一种植入物目前已获得 FDA 批准。目前，椎间盘退行性病变的减压融合术是切除退行性增生病变和固定不稳定节段的常用方法。然而，脊柱融合术的缺点包括假关节形成、相邻节段退变。这可能是由于腰椎的正常生物力学的改变，从而对相邻节段造成过度应力所致[2]。TDR 的目的是恢复和维持运动节段的活动性，以预防邻近节段疾病和减轻疼痛[3]。

正常椎间盘由中央髓核和纤维环组成，髓核吸收压缩应力，纤维环承受剪切力[2]。一个健康的腰椎间盘承受 80% 的压缩负荷，并根据活动情况承受 1 到 10 倍于体重的压力[2]。随着椎间盘退变，髓核含水量减少，导致椎间盘退变，顺应性下降，胶原变性。椎间盘退变引起的疼痛是多因素的。退行性椎间盘激活炎症级联反应导致全身释放产生疼痛的炎性细胞因子[2]。此外，随着椎间盘失去高度，关节突关节增生最终会造成椎间孔变窄和神经受压[2]。

大多数现代的 TDR 植入物并不试图取代正常的椎间盘生物力学，目前的结构是把角度和平移运动中的应力施加在椎间盘以及可变旋转中心上。TDR 试图恢复在传统融合过程中丢失的运动功能[2]。此外，两种具有固有黏弹性的植入物目前正在欧洲使用或在美国进行研究[2]。

适应证和禁忌证

腰椎 TDR 的适应证包括 L_3-S_1 之间的单节段椎间盘源性疼痛，经过 6 个月的保守治疗无效的 18~60 岁患者[4]。

禁忌证包括局部或全身的活动期感染,因为内植物感染可能需要翻修手术。骨长入内植物是 TDR 成功的关键,因此患者的双能 X 线骨密度测量的 T 值要大于 –1.0。因为 TDR 不会直接减压,其他禁忌证包括中央或外侧隐窝狭窄,显著的脊柱强直 / 滑脱,脊柱侧凸或小关节病[4]。此外,由于 TDR 植入物通常通过前入路植入,因此腹部手术史或钙化主动脉也是禁忌证。虽然不是绝对禁忌证,病态性肥胖可能使手术更加困难。虽然 TDR 的结构试图重建自然腰椎间盘的某些活动性,但处理椎间隙可能会增加旋转的不稳定;因此,TDR 中,如果 Cobb 角度大于 11 度,则提示存在旋转不稳定性,也是 TDR 的禁忌证[1,2,5]。

手术技术

术前准备和体位

对于 TDR 的前入路,应将患者置于仰卧位,手臂用胶带固定在胸部,并垫上足够的防压垫。术中可能需要透视。要将手术台的腰桥和手术层面重合,以便更好地进入预定的椎间盘空间。此外,骨盆平面应与地板平行,以确保正确放置植入物[1]。

手术入路

手术入路因 TDR 节段不同而不同。L_3-L_4 或 L_4-L_5 的 TDR 入路位于降主动脉和下腔静脉的外侧,而 L_5-S_1 的 TDR 入路则位于主动脉分叉至髂总动脉的下方[4]。建议与血管外科医生合作进行显露。

对于 L_3-L_5 椎间盘,腹直肌中线入路和腹直肌旁正中外侧入路已有描述[6]。根据手术入路的不同,在腹直肌的中线或左侧外侧缘作垂直切口。同样,根据手术入路的不同,切开腹直肌中线或腹外斜肌筋膜,通过适当牵拉腹直肌进入腹膜后间隙。腹膜后剥离从腹直肌内侧缘开始,向后外侧至肌性腹壁可以保护腹直肌的神经支配。腹壁下血管在腹直肌深层,应避免损伤。应鉴别同侧输尿管,根据其特征性蠕动进行鉴别,并用手持式牵开器沿着腹膜囊向中线拉开。由于可能的损伤,决不能从腹膜囊中切开输尿管。遇到主动脉和下腔静脉可将其牵拉以显露腰椎间盘。节段动脉和髂腰升静脉(L_4-L_5 水平)可能会限制牵拉大血管,可能需要结扎[1,2]。

L_5-S_1 椎间盘的多种入路,包括中线、脐下和低位横向入路都有描述。一旦遇到腹外直肌筋膜,在中线白线处切开筋膜,如果使用低位横向切口,可能需要额外的横向切口,牵开腹直肌显露腹膜前脂肪和腹膜。在髂总血管上方牵开腹膜和输尿管。然后确定骶中动脉并结扎以暴露椎间盘[1]。值得注意的是,仔细分离交感神经,以减少逆行射精的风险。与腹膜后入路相比,经腹膜入路逆行射精的发生率高出 10 倍[7]。

内植物植入

在目标节段进行完整的椎间盘切除术,包括从上下椎体彻底去除软骨终板。外侧纤维环和后纵韧带(posterior longitudinal ligament,PLL)要保持完整。然后使用小型弯曲刮匙松解 PLL。如有必要,可切除 PLL,以便对 PLL 挛缩或纤维化的患者进行终板撑开[8]。然后用撑开器恢复椎间盘高度。为了避免终板骨折,撑开器必须放置在椎间盘间隙的后部[4]。

正侧位透视后先使用试模。试模应尽可能放置在椎间盘空间内的中线处,并保持旋转中心位于中段椎骨后 2mm。如果试模不在中线,可能需要额外的椎间盘切除或纤维环切除。如果椎间盘空间没有充分松解,软组织过紧可能会导致器械顶出[1]。尽管使用了不同的器械,但一般来说,应根据术前影像或邻近的健康椎间盘,选择植入物的型号以获得最大的覆盖率,恢复正常的解剖结构[2]。

术后管理

术后应住院观察。由于手术通常涉及前路手术,患者通常开始先进液体饮食,然后根据耐受性再逐渐过渡。患者应进行物理治疗,重点是早期活动,在伤口愈合之前,可使用束腰支具以保持舒适。伤口愈合后可开始正式的物理治疗,六周内应避免伸展运动。三个月后,患者可以不受限制地恢复低强度运动[1]。

预后

欧洲中心使用 TDR 的时间最长,发表的研究随访时间最长。Lemaire 等人对 100 名 Charité™ 人工椎间盘患者进行了平均 11.3 年的随访,90% 的患者临床报告良好或优秀,91.5% 的患者重返工作。动态测量显示所有节段屈伸活动范围为 10.3°[9]。同样,David 等回顾性分析 106 例 L_4-L_5 或 L_5-S_1 Charité™ 人工椎间盘患者,平均随访 13.2 年。在本研究中,82.1% 的患者有良好或优秀的临床结果,89.6% 的患者恢复到原来的工作水平。此外,这些作者报告了低比例的邻近节段疾病（2.8%）[10]。

　　Siepe 等人最近的一项研究对 181 名 ProDisc Ⅱ™ 患者进行了平均 7.4 年的随访，总的来说，这些患者报告了 86.3% 的满意或非常满意的结果，在所有时间点疼痛评分都有所改善。此外，在四年之后，视觉分析量表（VAS）得分在统计学上显著下降。翻修率为 7.2%[11]。

　　在多节段 ProDisc™ 人工椎间盘的研究中，Bertagnoli 等报道了 15 名患者接受了两个节段植入物，10 名患者接受了三个节段的植入物，最少随访两年，满意度为 93%。作者还报道了椎间盘高度从 5mm 增加至 12mm。值得注意的是，作者从他们的队列中排除了工伤赔偿和医疗法律相关的病例[12]。

　　在一项 Charité™ TDR 系统和腰椎前路椎间融合（anterior lumbar interbody fusion，ALIF）的对比研究中，Blumenthal 等人进行了一项Ⅰ级研究，纳入 205 名 TDR 患者和 99 名 ALIF 患者。TDR 组的患者在 6 个月到 2 年内的所有随访点均表现出较低的残疾率。而且 TDR 患者对治疗的满意率更高。两组并发症发生率相似，TDR 组住院时间较短，ALIF 组患者再次手术率较高（9.1% 对 5.4%）[13]。该队列的随访研究由 Guyer 等完成。纳入 133 例术后 5 年的随访患者（90 例 TDR 和 43 例 ALIF）。作者指出，TDR 组 57.8% 的患者 Oswestry 残疾指数（ODI）至少改善了 15 分，无器械故障，无重大长期并发症，神经状态维持或改善，而 ALIF 组为 51.2%。此外，他们指出 78% 的 TDR 组患者对治疗满意，而 ALIF 组满意率为 72%[14]。

　　值得注意的是，TDR 手术量较大的外科医生和医院的住院时间和平均手术时间较短，但长期来看临床效果没有差异[15]。

结论

　　在严格的手术适应证下，TDR 是治疗椎间盘源性腰痛的一个可行的选择，多个研究显示超过 10 年的随访效果良好。未来的植入物可能试图更好地恢复腰椎的固有生物力学。随着 TDR 的广泛应用和病人数量的增加，会很好地证实：细致的技术和病人选择是取得良好结果的关键。

（董玉雷 译　王海 校）

参考文献

1. Lumbar total disk arthroplasty Michael F. Duffy and Jack E. Zigler operative techniques: Spine Surgery, PRO. 42:371–7.

2. Lumbar total disc arthroplasty Richard D. Guyer and Ernesto Otero-Lopez Benzel's spine surgery, 184:1591–6.e1.

3. van den Eerenbeemt, Karin D, et al. Total disc replacement surgery for symptomatic degenerative lumbar disc disease: a systematic review of the literature. Eur Spine J. 2010;19(8):1262–80.

4. Disc Arthroplasty for the Treatment of Degenerative Disorders of the Lumbar Spine David T. Anderson and Adam L. Shimer. Arthritis and Arthroplasty: The Spine, Chapter 47:357–64.

5. McAfee PC, Cunningham BW, Hayes V, et al. Biomechanical analysis of rotational motions after disc arthroplasty: implications for patients with adult deformities. Spine. 2006;31:S152–60.

6. Bendo JA, Quirno M, Errico T, et al. A comparison of two retroperitoneal surgical approaches for total disc arthroplasty of the lumbar spine. Spine. 2008;33:205–9.

7. Sasso RC, Kenneth Burkus J, LeHuec J-C. Retrograde ejaculation after anterior lumbar interbody fusion: transperitoneal versus retroperitoneal exposure. Spine. 2003;28(10):1023–6.

8. Failed Total Disc Arthroplasty Andrew K. Simpson and Jack E. Zigler Rothman-Simeone and Herkowitz's The Spine, Chapter 104:1889–901.

9. Lemaire JP, Carrier H, Sariali e-H, et al. Clinical and radiological outcomes with the Charité artificial disc: a 10-year minimum follow-up. J Spinal Disord Tech. 2005;18:353–9.

10. David T. Long-term results of one-level lumbar arthroplasty: minimum 10-year follow-up of the CHARITE artificial disc in 106 patients. Spine. 2007;32:661–6.

11. Siepe CJ, Heider F, Wiechert K, et al. Mid- to long-term results of total lumbar disc replacement: a prospective analysis with 5- to 10-year follow-up. Spine J. 2014;14:1417–31.

12. Bertagnoli R, Yue JJ, Shah RV, et al. The treatment of disabling single-level lumbar discogenic low back pain with total disc arthroplasty utilizing the ProDisc prosthesis: a prospective study with 2-year minimum follow-up. Spine. 2005;30:2230–6.

13. Blumenthal S, McAfee PC, Guyer RD, et al. A prospective, randomized, multicenter Food and Drug Administration Investigational Device Exemptions study of lumbar total disc replacement with the CHARITE Artificial Disc versus lumbar fusion: part I: evaluation of clinical outcomes. Spine. 2005;30:1565–75.

14. Guyer RD, McAfee PC, Banco RJ, et al. Prospective, randomized, multicenter Food and Drug Administration Investigational Device Exemption study of lumbar total disc replacement with the CHARITE Artificial Disc versus lumbar fusion: five-year follow-up. Spine J. 2009;9:374–86.

15. Regan JJ, McAfee PC, Blumenthal SL, et al. Evaluation of surgical volume and the early experience with lumbar total disc replacement as part of the investigational device exemption study of the Charite Artificial Disc. Spine. 2006;31:2270–6.

第二十四章
腰椎管狭窄的侧路椎间融合

Jeffrey H. Weinreb, Uchechi Iweala, Danny Lee, Warren Yu, Joseph R. O'Brien

背景

脊柱微创手术（Minimally invasive surgery,MIS），包括腰椎微创入路，已经成为脊柱外科中一个越来越重要的概念。McAfee 等人将 MIS 描述为一种外科技术，这种技术"可减少椎旁软组织损伤，减少并发症，快速康复，而不影响预期的手术目标"[1]。一些研究报道了脊柱 MIS 的各种优点，包括减少（1）软组织损伤（2）手术部位感染（3）术后疼痛（4）麻醉消耗（5）术中失血（6）rhBMP-2 剂量（7）制动时间[2-10]。

在过去的十年里，一种侧位腰椎 MIS 入路，也被称为"极外侧椎间融合"（extreme lateral interbody fusion,XLIF）（NuVasive,Inc.,San Diego,CA）的新技术已广受欢迎。2006 年,Ozgur 等人首次详细报道了通过腹膜后经腰大肌入路进入脊柱的 XLIF 技术。最初的报告描述 XLIF 比传统的前路手术有几个优点。包括手术入路简单，降低穿透腹膜的概率，降低大血管、输尿管、腹下神经丛损伤的风险，学习曲线较平坦。XLIF 相对于开放式后入路的优势包括减少硬膜撕裂、神经根和椎旁肌损伤的风险[11]。XLIF 还提供了一个改善畸形矫正的机会，因为它能够放置更大高度和宽度的椎体间植入物[11]。

已报告的 XLIF 局限性包括 T_{12}-L_1 和 L_5-S_1 椎间盘的暴露困难，这分别是由于第 12 肋骨和髂骨峰的解剖位置所致[7]。研究表明 XLIF 有损伤生殖器股神经的风险，可能导致术后短暂的大腿麻木、无力、疼痛和感觉障碍,L_4-L_5 节段损伤的风险最高[9,10,12-15]。腰大肌分离导致的髋关节屈曲无力也有报道[14]。最近对 21 项研究进行的系统性回顾表明，尽管存在这些暂时性问题，XLIF 还是成功地改善了视觉模拟评分（visual analogue scale,VAS）疼痛评分和 Oswestry 残疾指数[11]。尽管有其局限性，腰椎侧方 MIS 似乎是通过间接减压治疗畸形和狭窄的一种创新和进步的方法。

手术技术

术前准备和手术体位

镇静和插管后,应放置肌电图(electromyographic,EMG)监测电极。随后,将患者摆成 90° 侧卧位,患者背部靠近床边,以减少与外科医生的距离。应小心地在患者下面垫上软垫,并在多处用胶带固定(图 24.1)。通常倾向于右侧卧位,因为下腔静脉解剖变异相对靠后,右侧髂总动脉相对左侧损伤风险更高[16]。然而,在脊柱严重畸形的腰椎侧弯病例中,可以使侧弯的凹侧朝上,从而能够进入更多的椎间盘空间[17]。值得注意的是,L_4-L_5 相对于 L_1-L_2 水平的血管后移已有报道,导致 L_4-L_5 水平损伤的风险增加[18]。患者的髋关节弯曲以减少腰大肌和腰丛的张力[19]。在患者下方垫枕头,或者使患者躺在床的腰桥上方,使腰桥隆起或弯曲,可以增加髂骨嵴到肋骨的距离,对最大限度地暴露椎间隙是至关重要的。放置腋卷以防止臂丛神经损伤,患者的上臂放置在臂板上,远离手术和透视区域[17]。可使用正位和侧位透视进行定位调整,以确保正位和侧位垂直。

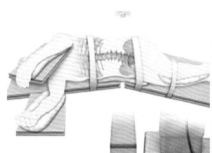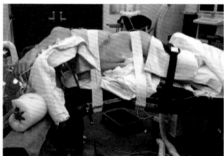

图 24.1　患者侧卧位,上肢弯曲以放松同侧腰大肌。必须使用胶带、衬垫、沙袋或其他方法将患者完全固定到位(经 Patrick A. Sugrue 和 John C. Liu Kim[42]许可使用)

手术入路

侧位透视用于定位所需的椎间盘间隙。透视时在皮肤上放置克氏针,以帮助定位椎间盘间隙中线,并使用记号笔在皮肤上标记位置。手术部位以标准无菌方式进行消毒和铺巾,尽量保留标记笔标记。根据外科医生的偏好和手术节段的数量选择多种切口位置。包括单横切口、多横切口或横纵切口。然后用单极电刀控制浅表出血并沿垂直轨迹向下解剖。使用双极电刀和钝性分离相结合的方法层层切开腹壁,包括皮下脂肪、外斜肌筋膜、内外斜肌、腹横肌,最后进入黄色腹膜后脂肪组织。保护髂腹下神经、髂腹股沟神经和肋下神经是至关重要的,因为在分离过程中对它们的损伤会导致严重的腿部疼痛[20]。保持严格的垂直轨迹,因为腹膜在前,腰丛神经在后。

　　一旦进入后腹膜,可以用手指钝性分离,将腹膜推向前方,并引导第一个扩张器到达腰大肌的顶部。值得注意的是,髂腹股沟神经、髂腹下神经和股外侧皮神经位于腹壁内斜肌和腹横肌之间[20]。生殖股神经位于腰大肌前,必须避免损伤。随着扩张器在腰大肌的前三分之一和中三分之一之间推进以避开腰丛神经,使用定向触发肌电图监测以确保与局部运动神经保持足够的距离(图 24.2)。

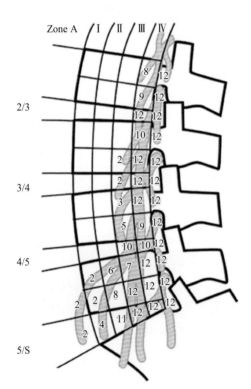

图 24.2   腰丛穿过腰大肌时的示意图(引自 Moro 等 .[43])

　　当刺激器与主要神经结构之间的距离减小时,刺激引起反应的阈值也减小。响应低于 5mA 的阈值表示直接接触,5 至 10mA 表示接近,大于 11mA 表示距离腰内神经相对较远[21]。扩张器后面阈值较低,扩张器前面阈值较高,表明股丛神经位于后面,这是最好的。然而,感觉神经不会引起肌电图反应,因此在扩张过程中必须保持较高的警惕性。直视下操作可以用来避免损伤感觉和腰丛神经的小分支。

假体植入

一旦扩张器到达椎间盘,通过透视确认位置,将牵开器放置在最终的扩张器上。可能需要插入垫片以防止牵开器后移,最后移除扩张器。使用光源在直视状态下,进行椎间盘切除术。必须保持前纵韧带(anterior longitudinal ligament,ALL)的完整性,直视或者根据椎体前缘的坡度进行估计。以椎间盘前外侧半部分为中心行纤维环切开术,用垂体咬骨钳切除椎间盘。用 Cobb 剥离器破坏对侧纤维环,使冠状位腰椎侧凸的矫正最大化[12]。前后纤维环要保持完整。将具有生物活性的植入物,如骨形态发生蛋白或骨移植物,放置在骺环的外侧边缘。在通过透视检查确定位置后,移除牵开器,观察出血情况。最后,以标准方式闭合腹部筋膜层、皮下层和表皮下层。

侧方接骨板

侧方接骨板是一种在上、下椎体内有固定点的椎间盘间隙跨越钢板,可以作为补充,提高整体结构的稳定性。与椎弓根螺钉相比,它在侧向弯曲和轴向旋转时提供了一定的生物力学刚度,但在弯曲或伸展时没有。总的来说,侧方钢板的使用指南还没有建立,外科医生根据偏好决定使用[22-24]。

后路经皮螺钉固定

采用侧入路,一些椎管狭窄和腰椎畸形的病例可以通过纠正 Cobb 角和改善椎间盘间隙高度来解决,无需后路经皮螺钉固定[25]。然而,对于大多数成人脊柱畸形,需要增加后路螺钉固定。经皮髂骨或 S_2 翼髂骨螺钉固定也可用于提供更多的稳定性,尤其是在 L_2-S_1 或更长的节段中[26,27]。后路椎弓根螺钉固定将在第 25 章进一步讨论。

术后护理

对于单节段融合,鼓励患者在术后当天开始步行,这有助于功能性肌肉的恢复,并有助于预防心肺并发症。预计术后疼痛很轻,患者通常可以在术后第一天出院回家。如果一个病人有多个节段的问题,那么短期住院进行疼痛控制和物理治疗是合理的。如果多个节段(大于 3 个节段)需要处理,XLIF 后要联合后路螺钉固定,一般需要分期手术[28-30]。如果存在明显的运动障碍、疼痛感觉障碍、下肢肌无力和血细胞比容降低,应进行磁共振成像(MRI)或计算机断层扫描(CT)以排除腰大肌血肿。

对于所有患者,建议限制提物、弯曲和扭转腰椎,直到可以预期形成稳定融合块,通常至少需要 4-6 周。患者可以使用柔软的腰部束带来支撑背部和控制疼痛。通常不需要更坚固的硬支具。

临床结果

Phillips 等人发表了一项多中心前瞻性研究,对 107 名退行性脊柱侧凸患者进行 XLIF 治疗,随访 24 个月;平均 Cobb 角由 20.0° 改善至 15.2°。矫正程度与第 24 个月时的临床结果无关(P<0.001)[31]。作者报告总的并发症发生率为 24%,其中 12% 为严重并发症,无死亡。他们注意到这组病例的并发症发生率比传统的手术方法要低,后者据报道高达 66%[31],作者认为这是由于在 XLIF 中,腹部血管没有被移动,输尿管没有被触碰,腹膜腔也没有被牵拉[31]。类似的结果在连续 30 例接受 XLIF 治疗的脊柱侧凸患者中得到了证实,包括临床评分的改善,据报道与传统入路相比,并发症发生率较低,为 26.6%[32]。

最近对 21 项研究的系统回顾表明,XLIF 成功地改善了 VAS 疼痛评分和 Oswestry 残疾指数[11]。尽管 XLIF 在重建冠状面畸形方面是有效的(权重平均值:冠状节段 Cobb 角 3.6-1.1°;冠状区域 Cobb 角 19.1-10°),与经椎间孔腰椎间融合(TLIF)或后路腰椎间融合(PLIF)相比,它似乎对腰椎前凸和矢状面平衡的影响较小[11]。一些作者主张在 L_5-S_1 手术中增加腰椎间融合有助于实现最佳畸形矫正[33]。然而,与 TLIF/PLIF 相比,XLIF 在减少硬膜撕裂、神经根和椎旁肌损伤风险方面的优势抵消了 XLIF 矫正畸形的局限性[11]。XLIF 也提供了一个放置比 TLIF 或 PLIF 更高更宽的植入物的机会,从而能更好地恢复椎间盘高度[11]。对于脊柱侧凸并伴有神经症状的患者,通过椎板切除术、小关节切除术或类似手术进行神经减压可缓解症状。然而,XLIF 利用前后纵韧带形成的韧带轴进行间接脊柱减压,腿部和背部疼痛的改善以及放射学参数的改善也已经被证实[34]。

在两个中心对 84 例 XLIF 合并和不合并后路脊柱融合术的患者进行的回顾性数据分析中,接受 XLIF/PSF 联合治疗的患者估计失血量增加(245 比 81mL,P<0.000 1),住院时间延长(3.3 比 2.1 天,P=0.002)。根据文献,作者报告大腿无力/麻木似乎是最常见的术后症状。他们将其归因于入路时腰大肌的损伤。这些病例中的大多数随着时间的推移而消失,但仍有一小部分患者运动或感觉障碍持续存在,这些临床症状与采用传统的直接前入路发生率类似,低于传统后入路的患者[35]。此外,还描述了一种腰大肌上方入路的方法,

通过跨过腰大肌而不是穿过腰大肌来避免许多这些术后的并发症[36,37]。

　　XLIF 椎间融合器置入术后椎体骨折也在一些病例研究中被报道。椎体骨折的易感因素包括骨质疏松、高体重指数、多节段结构、椎间融合器下沉和固定角度侧方钢板使用[38-40]。XLIF 术后椎间盘高度损失的另一个问题是椎间融合器沉陷，已在几个单纯前路 XLIF 系列中报告[39,41]。在一项研究中，30% 的标准 18mm 前后径的椎间融合器出现椎间高度丢失 50%~100% 的沉降。将椎间融合器前后长度增加到 22mm，发生率降低到 11%，作者建议使用较大的椎间融合器，尺寸更大可能会降低沉降率[41]。

典型病例

　　图 24.3a、b 描绘了一名 45 岁患有右腿严重坐骨神经痛的女性侧位和前后位影像。前后位片显示腰椎右侧弯 51 度，侧位片显示矢状面平衡良好。

　　该患者保守治疗失败，由于症状持续不缓解，选择行多节段侧前方椎体间融合，联合 L_5-S_1 前路钢板。患者的体位如图 24.3c 所示。术后 X 线片见 24.3d。

　　初次手术后 14 天，患者接受 L_1- 骨盆的经皮椎弓根螺钉内固定以增强结构的稳定性。术后前后位和侧位片如图 24.3e,f 所示。腰椎右弯矫正为 15°，无需输血。

　　术后恢复良好，随访 4 年，畸形矫正无丢失，没有再次手术，症状得到持久缓解。

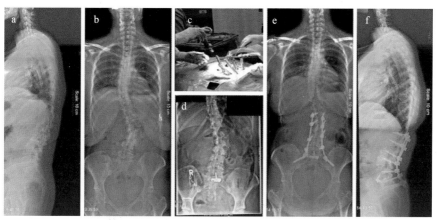

图 24.3　一位 45 岁女性，主要表现为右下肢的疼痛。前后位（a）和侧位（b）X 线如上。她选择接受分期的 LLIF 和后路脊柱融合术。术中体位照片（c）。第一阶段（d）和第二阶段（e，f）后的术后 X 线照片。

结论

以侧方椎间融合为代表的微创脊柱手术是脊柱外科的一个新兴领域。侧方入路有其固有的优点，如对软组织的创伤较小，降低了传统经椎间孔入路和后路入路造成神经损伤的风险。它还避免了前入路神经血管和肠道结构损伤的风险。这种微创入路可以降低病人的并发症，并允许更快的恢复。

然而，外侧入路并非没有自身的风险，包括损伤腰大肌和上覆的生殖器股神经，分别导致髋关节屈曲无力和腹股沟区感觉异常。此外，暴露和进入范围受限，特别是在 L_5-S_1 和 T_{12}-L_1 间隙。

XLIF 可用于通过间接减压治疗椎间孔狭窄，恢复椎间盘高度。侧方入路也被证明是有效的解决脊柱侧弯畸形，改善冠状面平衡的方法。与前后入路相比，对矢状面畸形的影响比较有限。在许多情况下，外侧入路必须辅以额外的后路或前路手术。

将来需要进一步研究以确定外侧入路椎间融合的长期疗效，并开发新的技术来提高其减压和侧弯矫正的效果。

（董玉雷 译　王海 校）

参考文献

1. McAfee PC, Phillips FM, Andersson G, Buvenenadran A, Kim CW, Lauryssen C, et al. Minimally invasive spine surgery. Spine. 2010;35(26S):S273.
2. Dhall SS, Wang MY, Mummaneni PV. Clinical and radiographic comparison of mini–open transforaminal lumbar interbody fusion with open transforaminal lumbar interbody fusion in 42 patients with long-term follow-up. J Neurosurg Spine. 2008;9(6):560–5.
3. Foley KT, Gupta SK. Percutaneous pedicle screw fixation of the lumbar spine: preliminary clinical results. J Neurosurg Spine. 2002;97(1):7–12.
4. Guiot BH, Khoo LT, Fessler RG. A minimally invasive technique for decompression of the lumbar spine. Spine. 2002;27(4):432–8.
5. Jaikumar S, Kim DH, Kam AC. History of minimally invasive spine surgery. Neurosurgery. 2002;51(suppl_2):14.
6. Khoo LT, Palmer S, Laich DT, Fessler RG. Minimally invasive percutaneous posterior lumbar interbody fusion. Neurosurgery. 2002;51(suppl_2):181.
7. Ozgur BM, Aryan HE, Pimenta L, Taylor WR. Extreme Lateral Interbody Fusion (XLIF): a novel surgical technique for anterior lumbar interbody fusion. Spine J. 2006;6(4):435–43.
8. Peng CWB, Yue WM, Poh SY, Yeo W, Tan SB. Clinical and radiological outcomes of minimally invasive versus open transforaminal lumbar interbody fusion. Spine. 2009;34(13):1385–9.
9. Dakwar E, Cardona RF, Smith DA, Uribe JS. Early outcomes and safety of the minimally invasive, lateral retroperitoneal transpsoas approach for adult degenerative scoliosis. Neurosurg Focus. 2010;28(3):E8.

10. Anand N, Rosemann R, Khalsa B, Baron EM. Mid-term to long-term clinical and functional outcomes of minimally invasive correction and fusion for adults with scoliosis. Neurosurg Focus. 2010;28(3):E6.

11. Phan K, Rao PJ, Scherman DB, Dandie G, Mobbs RJ. Lateral lumbar interbody fusion for sagittal balance correction and spinal deformity. J Clin Neurosci. 2015;22(11):1714–21.

12. Anand N, Baron EM, Thaiyananthan G, Khalsa K, Goldstein TB. Minimally invasive multi-level percutaneous correction and fusion for adult lumbar degenerative scoliosis: a technique and feasibility study. Clin Spine Surg. 2008;21(7):459–67.

13. Wang MY, Mummaneni PV. Minimally invasive surgery for thoracolumbar spinal deformity: initial clinical experience with clinical and radiographic outcomes. Neurosurg Focus. 2010;28(3):E9.

14. Moller DJ, Slimack NP, Acosta FL Jr, Koski TR, Fessler RG, Liu JC. Minimally invasive lateral lumbar interbody fusion and transpsoas approach–related morbidity. Neurosurg Focus. 2011;31(4):E4.

15. Kepler CK, Bogner EA, Herzog RJ, Huang RC. Anatomy of the psoas muscle and lumbar plexus with respect to the surgical approach for lateral transpsoas interbody fusion. Eur Spine J. 2011;20(4):550–6.

16. Kepler CK. Minimally invasive exposure techniques of the lumbar spine. In: Baron E, Vaccaro A, editors. Operative techniques: spine surgery. 3rd ed. Philadelphia, PA: Elsevier; 2018. p. 387–97.

17. Beckman JM, Uribe JS. MIS lateral lumbar interbody fusion. In: Steinmetz M, Benzel E, editors. Benzel's spine surgery. 4th ed. Philadelphia, PA: Elsevier; 2017. p. 673.e1.

18. Regev GJ, Chen L, Dhawan M, Lee YP, Garfin SR, Kim CW. Morphometric analysis of the ventral nerve roots and retroperitoneal vessels with respect to the minimally invasive lateral approach in normal and deformed spines. Spine. 2009;34(12):1330–5.

19. O'Brien J, Haines C, Dooley ZA, Turner AW, Jackson D. Femoral nerve strain at L4–L5 is minimized by hip flexion and increased by table break when performing lateral interbody fusion. Spine. 2014;39(1):33–8.

20. Ahmadian A, Deukmedjian AR, Abel N, Dakwar E, Uribe JS. Analysis of lumbar plexopathies and nerve injury after lateral retroperitoneal transpsoas approach: diagnostic standardization: a review. J Neurosurg Spine. 2013;18(3):289–97.

21. Uribe JS, Vale FL, Dakwar E. Electromyographic monitoring and its anatomical implications in minimally invasive spine surgery. Spine. 2010;35(26S):S374.

22. Fogel GR, Parikh RD, Ryu SI, Turner AW. Biomechanics of lateral lumbar interbody fusion constructs with lateral and posterior plate fixation. J Neurosurg Spine. 2014;20(3):291–7.

23. Laws CJ, Coughlin DG, Lotz JC, Serhan HA, Hu SS. Direct lateral approach to lumbar fusion is a biomechanically equivalent alternative to the anterior approach: an in vitro study. Spine. 2012;37(10):819–25.

24. Cappuccino A, Cornwall GB, Turner AW, Fogel GR, Duong HT, Kim KD, et al. Biomechanical analysis and review of lateral lumbar fusion constructs. Spine. 2010;35(26S):S367.

25. Kim CW, Raiszadeh K, Garfin SR. Minimally invasive scoliosis treatment. In: Yue J, Guyer R, Johnson JP, Khoo LT, Hochschuler SH, editors. Comprehensive treatment of the aging spine. Philadelphia, PA: Elsevier Saunders; 2011. p. 396–407.

26. Bach K, Ahmadian A, Deukmedjian A, Uribe JS. Minimally invasive surgical techniques in adult degenerative spinal deformity: a systematic review. Clin Orthop Relat Res. 2014;472(6):1749–61.

27. Wang MY. Percutaneous iliac screws for minimally invasive spinal deformity surgery. Minim Invasive Surg. 2012;2012:173685.

28. Baaj AA, Mummaneni PV, Uribe JS, Vaccaro AR, Greenberg MS. 61 minimally invasive lateral retroperitoneal transpsoas interbody fusion. Handbook of spine surgery. 2nd ed. Stuttgart: Georg Thieme Verlag; 2016.

29. Pimenta L, Coutinho E, Sauri Barraza JC, Oliveira L. Lateral XLIF fusion techniques. In: Yue J, Guyer R, Johnson JP, Khoo LT, Hochschuler SH, editors. Comprehensive treatment of the

aging spine. Philadelphia, PA: Elsevier Saunders; 2011 p. 408–12.

30. Sardar ZM, Baron EM, Davis T, Anand N. The transpsoas approach for thoracolumbar interbody fusion. In: Baron E, Vaccaro A, editors. Operative techniques: spine surgery. 3rd ed. Philadelphia, PA: Elsevier; 2018. p. 358–70.

31. Phillips FM, Isaacs RE, Rodgers WB, Khajavi K, Tohmeh AG, Deviren V, et al. Adult degenerative scoliosis treated with XLIF: clinical and radiographical results of a prospective multicenter study with 24-month follow-up. Spine. 2013;38(21):1853–61.

32. Caputo AM, Michael KW, Chapman TM, Massey GM, Howes CR, Isaacs RE, et al. Clinical outcomes of extreme lateral interbody fusion in the treatment of adult degenerative scoliosis. Sci World J. 2012;2012:680643.

33. Tormenti MJ, Maserati MB, Bonfield CM, Okonkwo DO, Kanter AS. Complications and radiographic correction in adult scoliosis following combined transpsoas extreme lateral interbody fusion and posterior pedicle screw instrumentation. Neurosurg Focus. 2010;28(3):E7.

34. Oliveira L, Marchi L, Coutinho E, Pimenta L. A radiographic assessment of the ability of the extreme lateral interbody fusion procedure to indirectly decompress the neural elements. Spine. 2010;35(26S):S337.

35. Youssef JA, McAfee PC, Patty CA, Raley E, DeBauche S, Shucosky E, et al. Minimally invasive surgery: lateral approach interbody fusion: results and review. Spine. 2010;35(26S):S311.

36. Acosta FL Jr, Drazin D, Liu JC. Supra-psoas shallow docking in lateral interbody fusion. Neurosurgery. 2013;73(suppl_1):ons52.

37. O'Brien JR. Nerve injury in lateral lumbar interbody fusion. Spine. 2017;42:S24.

38. Dua K, Kepler CK, Huang RC, Marchenko A. Vertebral body fracture after anterolateral instrumentation and interbody fusion in two osteoporotic patients. Spine J. 2010;10(9):e15.

39. Le TV, Baaj AA, Dakwar E, Burkett CJ, Murray G, Smith DA, et al. Subsidence of polyetheretherketone intervertebral cages in minimally invasive lateral retroperitoneal transpsoas lumbar interbody fusion. Spine. 2012;37(14):1268–73.

40. Keith MW, Yoon ST. Complication avoidance in the lateral approach for interbody fusion. Seminars in Spine Surgery. 2013;25(3):182–90.

41. Marchi L, Abdala N, Oliveira L, Amaral R, Coutinho E, Pimenta L. Radiographic and clinical evaluation of cage subsidence after stand-alone lateral interbody fusion. J Neurosurg Spine. 2013;19(1):110–8.

42. Sugrue PA, Liu Kim JC. Lateral lumbar interbody fusion. In: Kim DH, Vaccaro AR, Dickman CA, Cho D, Lee S, Kim I, editors. Surgical anatomy and techniques to the spine: Philadelphia, PA: Elsevier Health Sciences; 2013. p. 459–69.

43. Moro T, Kikuchi S, Konno S, Yaginuma H. An anatomic study of the lumbar plexus with respect to retroperitoneal endoscopic surgery. Spine (Phila Pa 1976). 2003;28(5):423–8.

第二十五章
腰椎经皮螺钉固定术

Brianna Lindsey Cohen, Karthik Madhavan, Michael Y. Wang

概述

微创手术因其更小的组织损伤和更轻的术后疼痛正越来越受欢迎。本章着重叙述经皮腰椎融合术相关内容,包括其优缺点、技术特点、并发症及病人选择策略。

多种脊柱疾病均可通过植入椎弓根螺钉实现坚强及稳定的脊柱固定。螺钉植入技术的发展得以更好地保护周围肌肉、韧带及骨性结构,从而有利于加速康复和改善结果。此外,经皮技术亦可以保护椎旁肌肉及韧带结构从而预防邻椎病。以上优势使得经皮椎弓根螺钉固定术显著优于传统手术方式,受到越来越多的关注[1,2]。

开始学习这项新技术可能看起来存在一些困难,但本章节介绍的一些基本原则可以帮助手术医师更安全也更有效的使用这项技术[1,3]。

适应证

大多数符合开放椎弓根固定术适应证的患者都可以行经皮椎弓根固定术。值得一提的是,经皮固定术可对椎间或后路融合术提供额外的固定支撑,可以为椎体感染或肿瘤患者提供稳定,或为创伤患者提供暂时性内固定[4-6]。

优势与禁忌证

微创手术在治疗退行性和创伤性疾病方面越来越受欢迎。经皮腰椎固定术能够在透视或导航引导下植入固定物,实现多节段螺钉的精确放置,同时可以最大限度地减少传统开放式式可能造成的创伤。微创手术可减少椎旁肌损伤,进而减少手术出血、术后疼痛和麻醉药物的使用。此外,微创技术可降低血清/尿液肌肉代谢产物检验指标值,促进躯干力量恢复,使患者更早出院和康复。同时,微创手术最大程度减少了肌肉损伤,因其减少了软组织和肌肉的牵拉收缩,经皮螺钉固定可以实现内侧成角以放置螺钉;而在开放手术中,则需对筋膜肌肉进行广泛剥离,否则将不得不进行侧切才能够放置螺钉。此外,使用椎弓根穿刺导管的正位透视图有助于提高效率,这项技术可以允许两名熟练的外科医生同时工作,进一步减少了手术时间[1-3,5,7-9]。

随着新技术的进步,微创技术在复杂脊柱手术中的重要性日益凸显。在本章中,我们主要考虑需至少4个螺钉的多节段手术。多节段微创手术可应用于多种疾病,包括外伤、成人和儿童脊柱畸形、感染和肿瘤等[5,10]。

但是,如果无法通过X线成像或导航技术准确显示椎弓根的解剖结构,此时不应进行微创手术。钉棒的放置策略将在后面的部分中讨论[5]。

经皮螺钉固定术可能的缺点包括:经验不足的外科医生所需手术时间可能较长;需要较长的学习曲线;外科医生无法像在开放手术中那样看到、感觉、触摸解剖结构。因此,微创手术的开展可能会受到外科医生的意愿和执行能力的限制[2]。此外,由于术中成像对于微创手术至关重要,因此对于无法获得正确影像的患者应考虑采用其他手术方法。成像效果不佳的原因可能与肥胖,骨质疏松,腹部器官干扰,解剖结构严重变异或C型臂质量低下有关[3,5,8,9,11]。我们也在不断探索相关技术以克服这些问题。

另外,术中成像增加了对患者及手术团队的辐射暴露。电离辐射与一系列疾病的发病率相关,如皮肤红斑或溃疡,白内障,生育力下降或不育及恶性肿瘤。但是,在放置椎弓根螺钉过程中成像的放射性对眼睛,四肢和深层组织的辐射暴露远低于职业暴露极限,因此该过程被认为是安全的。尽管如此,手术团队仍应采取措施减少辐射暴露,包括间断图像采集、使用铅围裙、甲状腺防护罩以及浸有铅的手套和带有铅屏蔽的护目镜。目前建议外科医生需站立在离射线源最远的位置,并将上肢尽可能地远离射线源以减少辐射暴露[12-14]。同时导航技术与机器人技术可减少外科医生,医护人员和患者的辐射暴露。

成像技术

经皮螺钉置入术需要依赖术中成像,以在最小限度暴露的前提下更好地显露术区附近的重要结构。尽管在成像方法方面有多种选择,但目前在手术室中主要应用的成像方式是C型臂。C型臂十分便携,且大多数医院都已配备,主要通过叠加被放射线穿过的组织像片来生成骨骼解剖结构的二维照片[2,5]。

为了确保C型臂成像成功,必须获得正确的前后位和侧位图像。在正确且平齐的前后位视图上,椎弓根对称且位于椎体上终板之下。上终板的前后边缘应重叠,并且不应看到双板影。此外,椎弓根的轮廓应在椎体的上半部,而棘突影应在椎弓根连接中线上[1,5,8]。对于侧位图像,应能看到平坦的上终板,同时看到重叠的两个椎弓根的侧面。当消除了节段的旋转后,在椎体的后皮质上只能看到一个椎弓根影[9]。

为了获得正确的前后位和侧位图像,最好将床倾斜到一侧使 C 型臂保持在 0° 和 90° 位置。此外,由于脊柱的正常弯曲,可能需要针对每个椎体调整 C 型臂位置以使椎弓根螺钉放置与终板平行[8]。

患者体位

在经皮放置腰椎螺钉时,保持合适的患者体位及采用射线穿透性好的手术床对于保证透视成像是十分必要的。所有骨关节及重要结构均需垫起,但腹部不应被压迫。注意成像时应保证体位竖直。某些情况下,由于患者的个体情况不同,成像时可能需要微调体位[2,4,5,8]。

手术技术

前后位透视下经皮椎弓根置管

当患者摆放于正确体位时,可由肋骨从上至下或从骶骨由下至上识别椎体序列。确定椎体水平后,便可使透视机器定位到目标水平。如前文所述,由于脊柱的正常弯曲,定位到不同椎体通常需要调整 C 型臂角度[5,8]。

确定每个椎体的合适钉道轨迹十分重要。因此,外科医生在皮肤上用克氏针(Kirschner wire,K-wire)定位椎弓根的水平连线,并做标记。接下来沿椎体(vertebral body,VB)上终板拍摄另一位置图像:将前后位图像调整为与终板水平轴同一平面。此后,将克氏针沿着椎弓根的外侧边界放置在 VB 外侧,以在皮肤上标记椎体水平和 C 型臂之间的矢状角,便于术中快速将 C 型臂恢复到每个椎体水平视野。对于要检测的每个椎体水平均要重复上述过程[1,4,9]。建议在前后位成像中椎弓根外侧边缘稍外侧切开皮肤,以确保螺钉的向内侧成角准确。同时要在皮肤上放置一根克氏针,并使其垂直于椎弓根的侧面。经过影像学确认后,外科医生将在皮肤上沿着克氏针标记这些辅助线以帮助确认切口位置,一般将切口位置定于这些画线的外侧 1cm 处。对于肥胖患者,可能需要将切口位置移动到更外侧以适应增加的组织深度[5]。

切开皮肤之前应先在局部真皮层内注射麻醉药,通过扩张皮肤面积以减少切口和潜在瘢痕长度。此外,最好做一个稍大的切口,避免使用皮肤管状扩张牵开器。扩皮器常导致术后皮肤颜色发黑或皮肤坏死。切开皮肤及皮下组织后可以看到腰背筋膜。术者可以切开筋膜和肌肉,亦可将其保留完整。部分术者更喜欢沿着肌肉纤维走形方向切开筋膜以减少克氏针和扩张器的张力。然后通过钝性分离将肌肉纤维分开,之后便可以触及关节突和横突了[1,2,5,8]。

因为扩张肌肉和保护软组织的器械尺寸有所不同,所以切开时应确保切口的大小足够容纳器械。接下来,将 Jamshidi 针置入切口中,并置于横突与关节面的连接处,基本位于关节突关节的外侧面。用长 Kocher 钳固定 Jamshidi 针位置,并拍摄一张前后位 X 线片确认位置。针尖应位于椎弓根的中外侧壁上方,具体是右侧 3 点方向与左侧 9 点方向。前后位 X 线片也可确保针尖不会过于偏向头侧或尾侧。如果针头位置不准确则应重新调整针头位置,并再次拍摄前后位 X 线片确认其位置。一旦通过 X 线片确认定位正确,应用骨锤轻轻敲打 Jamshidi 针以刺入骨皮质几毫米,并再次通过前后位 X 线片验证其位置,因为椎弓根上方的骨面倾斜,锤击针尾时针尖可能有所滑移[2,5,15]。

Jamshidi 针身应与上终板平行以使套管可穿过椎弓根的中心。为了确定导针刺入椎弓根的合适深度,可将针身在皮缘上方 20mm 处标记以帮助确定刺入后可达到椎弓根的长度。然后,保持 Jamshidi 针方向与放射线成像方向对齐,用骨锤轻轻敲击针尾以突破皮质骨,然后逐渐加力使针身进入约 20mm 的深度。此后拍摄前后位 X 线片以确保针头位于正确位置。针尖应处于椎弓根影内,大致位于椎弓根底部,接近但不超过椎弓根的内侧边界,直到 Jamshiti 针进针深度超过 20mm[5]。

然后,将克氏针穿过套管插入椎体的松质骨中。克氏针穿过套管底部时应感觉到松质骨触感,并在穿过时听到轻微的"嘎吱作响"。然后,可将克氏针推入椎体,超过针尖 15~20mm。克氏针固定到位的同时可取下套管[5,8,15,16]。

然后,对所有操作节段重复上述操作,同时将 C 型臂保持在正确的前后位成像位置。可以使用非放射线穿透式夹钳将克氏针固定以免干扰之后节段的操作。当所有合适的椎弓根都已置管并插入了克氏针,此时可拍摄前后位 X 线片以显示所有的克氏针,并将该图像保存到 C 型臂监视器的屏幕上,以便后续与侧位图观察比较。然后将 C 型臂移至横位拍摄侧位图。手术医生应确保每根克氏针在前后图和侧位图中均处于适当的位置[8,15]。

位置不正确的克氏针应按照上述步骤通过相同或新的导向孔拔出并重新插入。仅穿过椎体后半部的克氏针可能会进一步前移。但是,即使侧位图上的克氏针尖端正好位于椎体前壁后方,侧向放置的克氏针仍可能会导致椎体前部骨折,因此术者必须小心。通常放置克氏针时不会到达该点,但也应将其置于椎体的前半部,以免在取下丝攻时意外拔出克氏针[5,15]。

然后通过克氏针扩开并置入丝攻。有人建议使用小一号的丝攻(例如使用比计划的螺钉直径小 1mm 的丝攻)。应确保丝攻置入时未超过克氏针尖端以防止克氏针意外脱出。放置丝攻时尽可能地按照克氏针的轨迹放置是非常重要的,这可以避免克氏针的意外贴合和前移。手术医生应注意不要弯曲克氏针,因为这会改变克氏针轨迹且非镍钛合金制成的克氏针会断裂。术中最好避免只将一小段导针暴露在套管远端,否则会增加弯曲可能[1,8,9,17,18]。

手术下一步是将椎弓根螺钉通过克氏针植入。螺钉大小通常是通过术前影像学检查确定的。但是,手术医生还可以基于术中侧位图及丝攻插入深度的考量以确定新的螺钉尺寸。置入螺钉时也应严格遵循与克氏针相同的轨迹。基于使用的工具,螺钉放置遵循既往标准即可。一旦将螺钉置入椎体中,克氏针就可被移除。在某些情况下(如骨质疏松患者)拔除克氏针可能会比较困难,可能需要用较大的力量才能拔除。拔除克氏针过程中应避免克氏针拉出螺钉,建议使用钳子或老虎钳将克氏针拉出。为了避免将力施加在螺钉上,可以利用旋转手法进行操作,在该操作中,置钉改锥的手柄被压紧,克氏针即可被拔出和弯曲。另外,操作前可以拧松螺钉 2~3mm,以松开克氏针方便拔出。若提前拧松螺钉务必记得在移除克氏针后完全拧紧螺钉[5]。

多节段固定的穿棒技术

术前准备对于安全放置钉棒至关重要,因为相邻的螺丝座之间的微小差异都会阻碍钉棒与螺丝的连接。另外,在钉棒连接过程中,如果螺钉被施加过大的力,螺钉则容易脱出。因此,应正确设计螺钉置入位置并注意螺钉头的深度以避免上述问题发生。与开放术式一样,复杂或多节段的脊柱变形可能需要多次放置调整钉棒[5]。

如上文所述放置了椎弓根螺钉后,必须将钉棒向下穿过螺钉头部。故必须在穿棒之前测量钉棒长度,然后进行适当的预弯。目前,较小尺寸的钉棒在生产时已设计适当弧度匹配脊柱前凸曲度,但亦可根据患者实际情况进一步调整。我们推荐使用双手技术来放置钉棒:优势手负责钉棒固定器同时非优势手操纵螺钉延伸,当优势手将钉棒固定器推向对侧手位置时,对侧手同时旋转螺钉的伸长区。通过这种操作可在多节段中准确、高效地放置钉棒[2,5,17,19]。

使用带棘轮的专用钉棒固定器将钉棒进行轴向旋转,钉棒可通过顶部或底部切口从筋膜下穿过。如果感到钉棒放置困难,可能钉棒无意中被放到了筋膜上方。如果发生这种情况,侧位图上钉棒会出现在过于靠后的位置。为了避免这种情况发生,在放置椎弓根螺钉之前,应尽量避免将筋膜切得过于靠上或靠下。这样钉棒也会更容易在头侧 - 尾侧方向上移动[5,8]。另外,钉棒远端应放在近端螺钉上,并沿螺钉头部滑动,这一操作可使钉棒更加深入筋膜下方。

　　钉棒穿过所有螺钉伸长区后,将其轴向旋转 180°。在锁定 / 固定螺钉及使钉棒脱离之前,应拍摄前后位和侧位图,以确认正确的钉棒 - 螺钉结合和钉棒长度(钉棒的顶部和底部均应留有足够的长度)。然后利用固定螺母将螺钉固定到钉棒上。如果钉棒未在理想的位置完全嵌和螺钉底座,则可以使用专用工具将钉棒移动到底座中[5,8,19]。

　　如果螺钉伸长区无法转动则表明钉棒已准确穿过螺钉伸长区,并且在适当的照明和吸引后可在螺钉伸长区内直接观察到钉棒。此外,将改锥放入螺钉伸长区时,可通过钉棒移动的触觉来进一步确保正确的位置。重要的是,手术医生要确保螺钉不要太深,因其会抑制多轴螺钉的成角并阻碍钉棒放置。为了最大限度地减少钉棒和螺钉之间的应力,所有的螺钉头部应在侧位图上对齐[5]。

　　手术最后一步是关闭伤口。伤口需要分层缝合,如果伤口较大,可用CT-1 号针及 0 号 vicryl 缝线缝合筋膜层,随后用 2.0vicryl 缝线缝合皮下层。使用小直径可吸收单丝缝合线可完成伤口缝合。利用皮内缝合技术可将缝线隐藏在真皮中。在某些可能形成瘢痕的情况下,可将缝合线的末端留在体外以在手术结束 4~7 天后将缝线拆除。伤口应保持干燥并覆以敷料。在大多数患者中,使用氰基丙烯酸酯胶可减少皮肤压力并用作半封闭的抗菌屏障。通常,仅在进行减压并且有开放性椎板或硬脊膜暴露的情况下才建议放置引流管[5,8]。

经验和教训

- 手术台与患者体位对拍摄正确的 X 线图像十分重要。
- 需置入螺钉的节段均应拍摄正确的正侧位 2D X 线透视片。
- 可用手指引导套管穿过横突,并将针头放置在所定穿刺点附近。这可减少拍摄图像的次数,从而减少辐射暴露。套管针尖应从套管上取下,以免刺破手套[8]。
- Jamshidi 针应在穿入骨皮质之前定位,具体为椎弓根右侧 3 点钟方向、左侧 9 点钟方向。
- 为了避免拍摄前后位和侧位图时移动 C 型臂位置,所有节段置入椎弓根置管和克氏针后可仅拍摄前后位图像。
- 克氏针应放置到椎体的前半部,注意避免破坏前壁皮质。此外,应注意避免克氏针意外前移。可在皮肤上方 20mm 处做标记,以随时明确克氏针前移距离。

- 当克氏针拔出困难时可尝试旋转拔出。
- 为了顺利放置钉棒,应避免放置螺钉过深。
- 在锁紧螺钉和移除螺钉伸长区之前,应拍摄 X 线片确定最佳的螺钉位置,螺钉 - 钉棒接合及适当的钉棒长度。
- 当所有器件穿过导针时应保持用手固定导针。

鹰眼(Magerl)椎弓根置管技术

鹰眼或 Magerl 技术即利用透视仪沿椎弓根的长轴进行成像引导椎弓根置管。这种成像方式与前后位成像相反,为倾斜的 C 型臂视图。如果使用上文所述的标准前后位成像技术无法明确椎弓根的解剖结构,则可以考虑使用该技术。这项技术可减少电离辐射暴露,但也存在部分困难,如 C 型臂需多次重新对准和操作难度增加。

CT 引导下的经皮椎弓根螺钉固定术

利用术中 CT 成像技术可帮助引导手术医生操作并可调整螺钉尺寸。该技术可使手术医生看到轴位图像,从而有助于更精确地将螺钉植入椎弓根内[20]。这项技术同时可减小放射暴露,因手术团队可在拍摄图像时离开手术房间或站在铅板后[8,20,21]。另外,使用导航技术可增加椎弓根螺钉放置的准确度至 92%~98%。尽管这项技术与前后位成像技术类似,但仍有许多不同,包括机器笨重,照相机与导航设备之间需保持垂直线。另外,图像引导技术需额外的时间设置和注册仪器,而对于没有援助就可能失败的技术,谨慎起见,外科医生一般会根据自身情况同时使用 X 线片成像[20-22]。同时导航设置需要额外的设备,如隐形机、O 型臂(可用术前 CT 替代)及机械臂。这些设备需要前期购买,可能会花费大笔资金。

并发症

如上文所述,微创手术的主要吸引力在于可显著减少手术相关的疼痛和缩短恢复时间。另外,减少伤口感染风险也是促进微创技术日益普及的重要推动因素之一。伤口感染风险的降低是由于血运不足的软组织减少、手术部位无效腔减少以及术中出血下降所致。但是,尽管程度较轻,许多开放手术的并发症也会出现在微创手术中,例如由于术中失血,患者仍可发生术后贫血。但微创技术可减少术中失血量,因此降低了该并发症风险[23]。值得注意的是,尽管部分减少并发症的操作和技术在开放术式与微创术式中是相通的,微创手术中仍然有其特殊的减少并发症的技巧[5]。

经皮腰椎固定术可保持肌肉结构完整,减少肌肉组织破坏。但这可能会导致部分患者出现自限性的软组织刺激表现。此类肌肉痉挛给患者带来较大的痛苦,必要时用非镇静类的止痛药和物理方法进行对症处理。在放置腰椎螺钉时,若位置错误会导致邻近组织结构的破坏,故术中必须通过成像确认位置。尽管克氏针的放置是暂时的,但它仍然会在患者体内停留相对较长的时间并且位置可能会移动,故也有导致附近组织受损的可能。因此,对于克氏针的精确放置对于减少并发症来说是非常重要的。再次强调,应通过影像检查以避免与器械置入相关的术中并发症。术后并发症的发生时间和严重程度可能会有所不同,具体包括机械、神经性和感染性并发症。有病例报道在术后第1天螺帽脱落。也有研究报道部分患者术后2至3周后椎弓根螺钉脱出[24,25]。此外,多节段椎体融合可能会造成邻近椎体节段退变。最后,微创技术需要相对较长的学习曲线,手术医生应充分学习此项技术后再进行手术,以减少并发症的发生[5,10]。

术后护理

经皮椎弓根螺钉固定术后的患者不需接受类似普通脊柱手术患者的常规护理。微创术后的患者可以并且应该在术后立刻下地活动,以减少静脉血栓栓塞、肺不张、肺炎及皮肤愈合不良的风险。外部支具仅需在较高风险时应用,高风险情况包括长节段固定、骨质疏松或固定不牢靠等。在适当的病例,可以应用电子骨刺激技术促进骨质融合。物理和职业疗法可以帮助患者进行术后康复活动,有助于减少内固定失败或植骨不愈合的风险[5,23]。

局限性

尽管在局部病灶处理方面微创手术仍广受争议,但随着微创手术的手术率上升和/或复杂畸形患者手术率的上升,微创手术的优势也在增加。越来越多的研究者证明了微创手术在成人脊柱畸形治疗中的良好应用。尽管尚无研究表明微创技术显著优于开放手术,但是由于前文所述的优点,微创手术已经成为目前的发展趋势。然而,关于微创手术的部分局限性也不容忽视,如由于解剖结构的可视化程度降低以及图像引导操作的必要性,使得微创手术时间延长并使患者和医护人员较长时间暴露于辐射中[1,7]。

（唐宁 译 卢文灿 校）

参考文献

1. Mobbs RJ, Sivabalan P, Li J. Technique, challenges and indications for percutaneous pedicle screw fixation. J Clin Neurosci. 2011;18:741–9.
2. Mohamed M, Mohi Eldin ASAH. Percutaneous trandpedicular fixation: technical tips and pitfalls of sextent and pathfinder systems. Asian Spine J. 2016;10(1):111–22.
3. Foley KT, Holly L, Schwender JD. Minimally invasive lumbar fusion. Spine J. 2003;28(155):S26–35.
4. Foley KT, Gupta SK, Justis JR, Sherman MC. Percutaneous pedicle screw fixation of the lumbar spine. Neurosurg Focus. 2001;10(4):1–9.
5. Handbook of minimally invasive and percutaneous spine surgery. St. Louis: Quality Medical Publishing, INC; 2011. p. 154.
6. Danison AP, Lee DJ, Panchal RR. Temporary stabilization of unstable spine fractures. Curr Rev Musculoskelet Med. 2017;10:199–206.
7. Michael Y, Wang PVM. Minimally invasive surgery for thoracolumbar spibnal deformity: initial clinical experience with clinical and radiographic outcomes. Neurosurg Focus. 2010;28(3):E9.
8. Sembrano JN, Yson SC, Santos ERG, Polly DW Jr. Percutaneous pedicle screws. In: Minimally invasive spine surgery [Internet]. New York: Springer; 2014. p. 129–39.
9. Harris EB, Massey P, Lawrence J, Rihn J, Vaccaro A, Anderson DG. Percutaneous techniques for minimally invasive posterior lumbar fusion. Neurosurg Focus. 2008;25(2)
10. DeWald CJ, Stanley T. Intrumentation-related complications of multilevel fusions for adult spinal deformity patients over age 65. Spine J. 2006;31(19 Supp):S144–S51.
11. Holly LT, Schwender JD, Rouben DP, Foley KT. Minimally invasive transforaminal lumbar interbody fusion: indications, technique, and complications. Neurosurg Focus. 2006;20(3):1.
12. Mettler FA. Medical effects and risks of exposure to ionising radiation. J Radiol Prot. 2012;32:N9–N13.
13. Mroz TE, Abdullah KG, Steinmetz MP, Klineberg EO, Lieberman IH. Radiation exposure to the surgeon during percutaneous pedicle screw placement. J Spinal Disord Tech. 2011;24(4):264–7.
14. Hubbe U, Sircar R, Scheiwe C, Scholz C, Kogias E, Kruger MT, Volz F, Klingler J-H. Surgeon, staff, and patient radiation exposure in minimally invasive transforaminal lumbar interbody fusion: impact of 3D fluoroscopy-based navigation partially replacing conventional fluoroscopy: study protocol for a randomized controlled trial. Trials. 2015;16(142)
15. Mobbs RJ, Raley D. Complications with K-Wire insertion for percutaneous pedicle screws. J Spinal Disord Tech. 2014;27(7):390–4.
16. Weisse L, Suess O, Picht T, Kombos T. Transpedicular screw fixation in the thoracic and lumbar spine with a novel cannulated polyaxial screw system. Med Devices (Auckl). 2008;1:33–9.
17. Dahdaleh NS, Smith Z, Hitchon PW. Percutaneous pedicle screw fixation for thoracolumbar fractures. Neurosurg Clin N Am. 2014;25:337–46.
18. Scheer JK, Harvey MJ, Dandaleh NS, Smith ZA, Fessler RG. K-wire fracture during minimally invasice transforaminal lumbar interbody fusion: report of six cases and recommendations for avoidance and management. Surg Neurol Int. 2014;5(Suppl 15):S520–S2.
19. Sahoo PK. Percutaneous pedicle screw and rod insertion for fracture of the lumbar spine. Indian J Neurotrauma. 2005;2(2):143–8.

20. Acosta FL Jr, Thompson TL, Campbell S, Weinstein PR, Ames CP. Use of intraoperative iso-centric C-arm 3D fluoroscopy for sextant percutaneous pedicle screw placement: case report and review of the literature. Spine J. 2005;5:339–43.
21. Holly LT, Foley K. Three-dimensional fluoroscopy-guided percutaneous thoracolumbar pedi-cle screw placement. Technical note. J Neurosurg. 2003;99(Spine 3):324–9.
22. Bledsoe JM, Fenton D, Fogelson JL, Nottmeier EW. Accuracy of upper thoracic pedicle screw placement using three-dimensional image guidance. Spine J. 2009;9:817–21.
23. Proiette L, Scaramuzzo L, Shiro GR, Sessa S, Logroscino CA. Complications in lumbar spine surgery: a retrospective analysis. Indian J Orthop. 2013;47(4):340–5.
24. Gasbarrini A, Cappuccio M, Colangi S, Posadas MD, Ghermandi R, Amendola L. Complications in minimally invasive percutaneous fixation of thoracic and lumbar spine fractures and tumors. Eur Spine J. 2013;22(Supp 6):S965–S71.
25. Verlaan JJ, Diekerhof CH, Buskens E, van der Tweel I, Verbout AJ, Dhert WJA, Oner FC. Surgical treatment of traumatic fractures of thoracic and lumbar spine: a systematic review of literature on techniques, complications, and outcome. Spine J. 2004;29(7):803–14.

第二十六章
经皮髂骨及骶 2 螺钉固定术

Lauren Matteini

概述

在脊柱畸形或脊柱侧弯的治疗过程中,使用髂骨螺钉[1]或骶 2 骶髂螺钉(sacral-2 alar iliac, S_2AI)可实现长节段骨盆固定[2]。这项技术尽管与其他技术相似,但也有其独特的挑战性,如髂骨螺钉必须使用特殊的连接器,或使用 S_2AI 时需损伤部分骶髂关节。解剖学上,脊柱由颈椎到腰椎组成,终止于骶骨远端。骶骨与双侧髂骨形成骶髂关节,该关节活动度很小。骶骨和髂骨都为脊柱融合术中的植入物提供了远端固定点。有研究表明当植入物远端固定在 S_1 时,腰骶关节发生假关节的概率很高[3-5]。几项生物力学方面的研究显示,当使用髂骨固定时可增强腰骶关节连接的强度和稳定性[6-9]。另外,针对粉碎性骶骨骨折和伴有脊柱骨盆分离的骨盆环损伤,骨盆固定术可作为内固定方法或治疗方法的一种辅助。

从髂后上棘(posterior superior iliac spine, PSIS)到髂前下棘(anterior inferior iliac spine, AIIS),髂骨可提供 1~2 个较大尺寸螺钉的骨性通道。由骶骨和双侧髂骨构成的骶髂关节是一个宽而扁平的关节,关节下半部分衬有软骨,可做微小活动。S_2AI 螺钉放置一般不会穿过该软骨区[10],但术后远期对于该区域的影响仍有待研究。

在影像学读片过程中,该骨性通道可在闭孔出口层面上形成"泪滴"样结构。"泪滴"由三个结构形成:髂后上棘、坐骨切迹及髂前下棘[11]。螺钉放置可由 PSIS 向 AIIS 方向进行,或由 S_2 起始,穿过骶髂关节到达 AIIS。放置路线需经髂骨出口水平的 X 线片进行确认,以防刺穿坐骨切迹。手术医生同样可选择 CT 导航下的手术方式[12]。

技术细节

　　S₂AI 手术的起始位点位于第一骶孔下外侧缘,骶骨的前后位 X 线片可较好地显示此起始点(图 26.1)。螺钉由此起点朝向大转子方向置入,手术医生应在起点内侧大约 1/2cm 处切开皮肤,以避免螺钉放置时对皮肤造成不良影响。锐性切开皮肤并分离筋膜至关重要,然后将空心针(如 Jamshidi™)放置到起点位置上并拍摄一张前后位 X 线片。将 C 形臂调整到闭孔出口位置,以显示髂骨骨性通道的泪滴结构(图 26.2)。图 26.2a 即为显示髋关节上方泪滴的标准图像。然后将空心针的针头向下推进至骨性通道区。当从骶骨更内侧置入空心针时,S₂AI 的放置轨迹更加水平向后。在大约 40mm 处,旋转 C 形臂以查看髂骨翼、髂骨出口位置(图 26.2c)。在此图像上,可以看到骶髂关节及针头穿过该关节、在坐骨大切迹上方穿过髂骨。确认放置轨迹在髂骨后就可以将空心针穿入,最大深度为 120mm[12]。随后去掉套管中心针,从套管中置入导丝,并移除剩余的套管针部分。导丝可作为球形探针使用,确保放置轨迹正确且没有穿破骨质。

　　放置髂骨螺钉需要在 PSIS 上,放置起点内侧再次切开一个切口,分离筋膜到达 PSIS 骨面。即使切口很小,也可使用狭窄的 leksell 咬骨钳来去除皮质骨,以使螺钉尾部更好地放入,避免其过于突出骨面。也可利用高速磨钻来制作适合螺钉放置的骨皮质窗口。之后可使用椎弓根探针在髂骨翼中钻出 PSIS 到 AIIS 的通道以植入髂骨螺钉。与 S₂AI 类似,螺钉放置轨迹朝向大转子,可在泪滴层面或闭孔出口层面的 X 线片上观察。一旦探针穿过髂骨翼,可沿骨性通道放置一根引导针以放置空心螺钉,如图 26.3 所示。

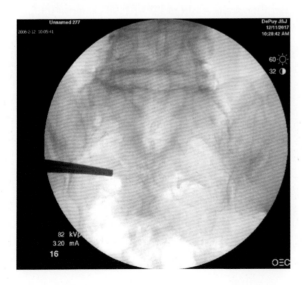

图 26.1　S₂AI 固定术的 X 线片示意,大体标本呈俯卧位。骶骨前后位像显示左侧 S₂ 起点。右侧第一、第二骶孔轮廓已标示。

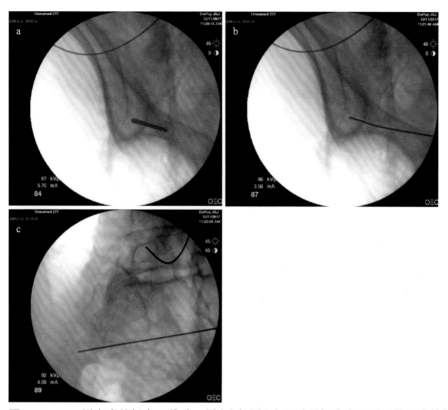

图 26.2　S₂AI 固定术的标本 X 线片。图（a）与图（b）显示了闭孔出口平面的泪滴结构。在该大体标本中，股骨头已被移除，但在髋臼顶端仍可显示泪滴结构。空心针 / 导针置入轨迹更加水平向后。切迹位像（图 c）显示导针在坐骨大切机上方处穿过骶髂关节。

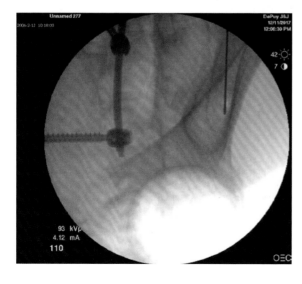

图 26.3　髂骨固定术的标本 X 线片。本图从闭孔出口层面展示了泪滴结构。在该大体标本中，股骨头已被移除，但在髋臼顶端仍可显示泪滴结构。引导针向下穿过髂骨。

　　将 S_2AI 螺钉连接到上位椎体比髂骨螺钉的连接更简单,因为 S_2AI 螺钉头部与该结构成一条直线。而髂骨螺钉则需要额外连接器连接到上位椎体,有时需要更大的微型开放切口或各自切开的切口。在某些情况下,例如未放置 S_1 螺钉的腰椎骨盆固定术中,无需额外连接即可将髂骨螺钉连接到 L_5 椎体,如图 26.4 所示。

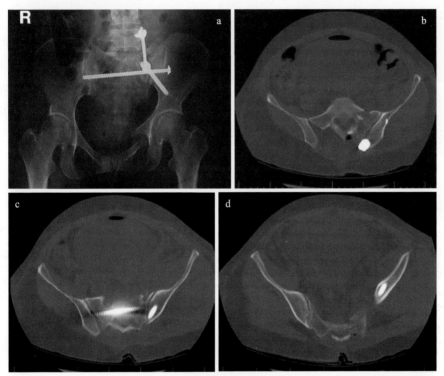

图 26.4　骨盆环粉碎性骨折后腰椎骨盆固定术后 X 线片(a)与 CT(b-d)图像。髂骨螺钉横向穿过骶骨,无需额外连接结构即固定于 L_5 椎弓根。

总结

　　骨盆内固定术是一项重要的技术,可用于提高腰骶关节交界处的稳定性,减少长节段融合术后假关节的风险,同时也可应用于创伤后的额外固定。这项手术以经皮微创的方式进行已被证明是可行和安全的。充分了解剖结构可减少放置螺钉的风险。

（唐宁 译　卢文灿 校）

参考文献

1. Tsuchiya K, Bridwell KH, Kuklo TR, Lenke LG, Baldus C. Minimum 5-year analysis of L5–S1 fusion using sacropelvic fixation (bilateral S1 and iliac screws) for spinal deformity. Spine. 2006;31(3):303–8.
2. O'Brien JR, Yu WD, Bhatnagar R, Sponseller P, Kebaish KM. An anatomic study of the S2 iliac technique for lumbopelvic screw placement. Spine. 2009;34(12):E439–42.
3. Edwards CC 2nd, Bridwell KH, Patel A, Rinella AS, Berra A, Lenke LG. Long adult deformity fusions to L5 and the sacrum. A matched cohort analysis. Spine. 2004;29(18):1996–2005.
4. Edwards CC 2nd, Bridwell KH, Patel A, Rinella AS, Jung Kim Y, Berra AB, et al. Thoracolumbar deformity arthrodesis to L5 in adults: the fate of the L5-S1 disc. Spine. 2003;28(18):2122–31.
5. Kim YJ, Bridwell KH, Lenke LG, Cho KJ, Edwards CC 2nd, Rinella AS. Pseudarthrosis in adult spinal deformity following multisegmental instrumentation and arthrodesis. J Bone Joint Surg Am. 2006;88(4):721–8.
6. Cunningham BW, Lewis SJ, Long J, et al. Biomechanical evaluation of lumbosacral reconstruction techniques for spondylolisthesis: an in vitro porcine model. Spine. 2002;27:2321–7.
7. Lebwohl NH, Cunningham BW, Dmitriev A, et al. Biomechanical comparison of lumbosacral fixation techniques in a calf spine model. Spine. 2002;27:2312–20.
8. McCord DH, Cunningham BW, Shono Y, et al. Biomechanical analysis of lumbosacral fixation. Spine. 1992;17(suppl 8):S235–43.
9. O'Brien JR, Yu WD, Kaufman BE, Bucklen B, Salloum K, Khalil S, et al. Biomechanical evaluation of S2 alar-iliac screws: effect of length and quad-cortical purchase as compared to iliac fixation. Spine. 2013;38(20):E1250–5.
10. Nottmeier EW, Pirris SM, Balseiro S, Fenton D. Three-dimensional image-guided placement of S2 alar screws to adjunct or salvage lumbosacral fixation. Spine. 2010;10(7):595–601.
11. Schildhauer TA, McCulloch P, Chapman JR, Mann FA. Anatomic and radiographic considerations for placement of transiliac screws in lumbopelvic fixations. J Spinal Disord Tech. 2002;15(3):199–205; discussion 205.
12. O'Brien JR, Matteini L, Yu WD, Kebaish KM. Feasibility of minimally invasive sacropelvic fixation: percutaneous S2 alar iliac fixation. Spine. 2010;35(4):460–4.

第二十七章
前路齿状突螺钉固定术：技巧和窍门

Daniel Kerekes, A. Karim Ahmed, Camilo Molina, C. Rory
Goodwin, and Daniel M. Sciubba

背景

前路螺钉固定作为齿状突颈部骨折的一种治疗方法，在20世纪80年代发表的一系列论文中被首次介绍[8,10,23,40,49]。从那时起，良好的融合效果以及可手术治疗的齿状突骨折发病率的增加，使得前路螺钉固定成为颈椎外科医生必须掌握的基本技术[13,60]。本章节旨在讨论齿状突骨折的解剖学和流行病学特点，综述前路螺钉固定的适应证和禁忌证，并描述该手术的常见操作陷阱。

齿状突解剖

齿状突是 C_1-C_2 寰枢关节的重要结构。齿状突前方与寰椎的前弓相连，齿状突后方与寰椎的横韧带相连。齿状突顶点是尖韧带的附着点。齿突尖韧带通过枕骨大孔前缘的附着体将枢椎与颅骨连接起来。成对的翼状韧带嵌在齿状突顶点下方两侧，把齿状突与枕骨髁牢固连接在一起。齿状突复杂的解剖结构以及与周围结构的密切关联可以通过第一和第二颈椎生骨节以及早期寰椎到枢椎齿状突形成的胚胎发育演变来解释[1]。

齿状突骨折的分类

1974年，Anderson和D'Alonzo将齿状突骨折分为三型：Ⅰ型，齿状突尖部骨折，被认为是翼状韧带撕脱性骨折；Ⅱ型，齿状突基底部骨折；Ⅲ型，同时累及齿状突和 C_2 椎体或侧块的骨折[3]。Ⅰ型骨折非常罕见且相对稳定，最常采用非手术治疗[37,53]。Ⅱ型骨折很常见，通常是头部斜向损伤的结果——形象描述为"鹅蛋砸在眼睛上"[2,24]。Ⅱ型骨折通常是不稳定的，首选的治疗方法是外科手术治疗[37,53]，是前路螺钉固定的主要适应证，也是本章的重点。Ⅲ型骨折相对稳定,通常是头部正中损伤的结果——形象描述为"鹅蛋砸在额头上"[24],通常采用非手术治疗[37,53]。

流行病学

齿状突骨折占所有急性颈椎骨折的 10%~20%,其中Ⅱ型是最常见的类型[53]。人口分布呈双峰型,高峰出现在成年早期和老年[12,51]。在 40 岁以下的患者中,此类骨折通常发生于高能量伤,如机动车事故,齿状突向前移位是最常见的[17,51]。在 60 岁以上的患者中,此类骨折通常是在站立时跌倒或其他低能量损伤后出现,齿状突向后移位是最常见的[30,51]。值得注意的是,在过去二十年中,与其他脊柱骨折相比,Ⅱ型齿状突骨折的发病率有所增加,这很可能是人口老龄化的结果[60]。

前路螺钉固定与其他治疗的比较

文献证实,对Ⅱ型齿状突骨折的患者施行手术治疗比非手术治疗可获得更好的融合效果。仅予外固定治疗,此类骨折的不愈合率通常在 40% 至 80%之间[31,44,54,64],而手术后的骨折不愈合率通常为 25% 甚至更低[5,9,36,61]。2009年的一项文献荟萃分析证实,与非手术治疗相比,手术治疗总体融合更有优势;但也发现在 45 岁以下患者或齿状突向前移位的患者中,手术与非手术这两个队列之间的结果没有统计学差异[50]。尽管有一些报道称使用头环背心治疗此类骨折的融合率很高[19,59],但也出现了许多并发症(包括心搏骤停、肺炎、深静脉血栓形成 / 肺栓塞、钉道感染、压疮、呼吸功能衰退、神经损伤、头痛等),尤其在老年人中;而手术固定可即刻达到稳定的效果且避免这一系列并发症,这进一步促使此类患者选择外科手术治疗[7,39,45,51,62]。

与后路手术相比,前路固定对患者最显著的优势是术后保留了更多颈椎旋转活动度,因为前路仅植入螺钉,没做植骨融合。在接受前路内固定手术治疗的患者中,高达 83% 的患者保留了完整的颈椎活动范围[46,47]。前路手术的其他优点包括:操作更简单、解剖剥离范围更小、手术区域重要结构更少、术中不需要植骨、术后制动时间更短[53]。

适应证

目前前路螺钉固定的唯一适应证是Ⅱ型齿状突骨折或基底较浅的高位Ⅲ型齿状突骨折。骨折也必须是可复位的,因为这项技术要求将螺钉拧进解剖复位的齿状突。此外，研究表明，对于那些受伤后早期手术的患者，其融合效果要优于延迟手术的患者，后者被定义为受伤到手术的时间在 1 周至 6 个月[5,17]。为此，一些作者认为伤后超过 3 周是前路螺钉固定的相对禁忌证[6]。骨不连的其他危险因素包括：骨折移位大于 4-6mm 以及成角畸形大于 10°[6,12,26,28]。

禁忌证

前路螺钉固定的禁忌证包括：不可复位骨折、斜形骨折、合并寰椎横韧带断裂，以及合并明显颈椎、颈胸椎侧后凸畸形。此外，合并以下情况的患者通过前路螺钉固定可能无法获得良好的效果，包括：1）颈部较短，2）延迟就诊，3）有骨质疏松症病史，4）年龄大于 70 岁。

不可复位骨折是前路螺钉固定的绝对禁忌证，因为这种情况下使用螺钉固定在技术上是不可行的。对于存在解剖异常的患者，获得植入螺钉所需的合适钉道在技术上是不可行的；因此，桶状胸和短颈被认为是该手术的相对禁忌证。在制定术前计划时应特别考虑患者解剖条件是否能够获得合适的齿状突置钉钉道，尤其对于具有上述特征的患者。

正确植入的螺钉将沿后上向前下的方向对骨折端加压复位。根据此原理，前斜形骨折可能是螺钉固定的另一个相对禁忌证，因为术后骨折端在螺钉压力作用下有发生移位的趋势[4]。

横韧带（transverse atlantal ligament，TAL）与齿状突后面相连，是寰枢椎复合体前方起稳定作用的最重要结构[42]。因此，无论齿状突的完整性如何，TAL 功能不全的患者都会出现寰枢椎不稳[27,42]。因此，TAL 断裂是前路螺钉植入的禁忌证。高达 10% 的 II 型齿状突骨折患者伴有 TAL 断裂，这些患者适合通过后路手术固定[27]。

老年及骨质疏松患者的前路固定

老年及骨质疏松患者在手术修复 II 型齿状突骨折时应予以特殊关注。组织学分析显示，骨质疏松患者齿状突底部的骨量减少尤为明显，其骨量仅为齿状突体部和枢椎骨量的 36%。此外，骨质疏松患者骨小梁显著减少，这意味着齿状突骨折愈合的可能性小[2]。尽管存在这些解剖方面的问题，许多研究已经证实，前路螺钉固定对老年患者而言仍是一种合理的选择，其临床结果也是可接受的[9,13,15,32,52]。然而，相比后路经关节突螺钉固定或 C_1 侧块螺钉固定/C_2 椎弓根螺钉固定，老年患者前路螺钉固定的并发症发生率相对较高，植骨融合率也相对较低[4,16,20,52,57]。因此，2010 年 Harrop 等人对文献进行系统回顾，达成一致共识,强烈建议老年患者采用后路固定[33]。最后,尽管老年齿状突骨折患者非手术治疗的融合率、并发症(活动度、营养、卫生)和死亡率等方面结果均比手术治疗差得多[11,58,63],但一些研究表明采用这两种治疗策略的患者其满意度和生活质量是相似的[45]。因此,应该根据患者的个体情况决定治疗方案。

影像学

影像学检查在 II 型齿状突骨折的病情评估和手术治疗中起着关键作用。为了全面了解损伤的特征,经常使用多种检查方式来评估。X 线平片价格便宜、应用广泛,通常是颈部疼痛的一线检查。包含齿状突(张口位片,译者注)和侧位过屈 - 过伸位的颈椎平片,可用于初步评估齿状突骨折端的活动度,但也已被证实对颈椎骨折的敏感性较差(检出率仅为 39%)[65]。C_1 前弓和齿状突之间的距离大于 3mm 提示横韧带断裂可能[22]。术后随访的过屈、过伸位 X 线片通常被用来评估齿状突骨折术后融合情况和稳定性[56]。

计算机断层扫描(CT)是对齿状突综合评估必不可少的手段,可用于对骨折类型进行区分,并确定骨质受累程度和移位严重程度。CT 图像也可用于协助手术计划的制定,特别是在考虑前路螺钉固定的情况下,尤其有助于确定植入螺钉的合适长度以及评估 C_2 骨皮质的相对厚度。磁共振成像(MRI)有助于确定软组织受累程度,可直接评估横韧带的完整性和可能的脊髓损伤[48]。CT 和 MRI 在诊断齿状突先天性疾病和潜在病理改变如类风湿性关节炎或感染等方面发挥着格外重要的作用[34]。

手术步骤

病人取仰卧位,以软木塞、咬合块、纱布卷或其他射线可穿透的物体撑开患者口腔,以便术中 X 线平片透视充分评估骨折情况。为使颈椎处于过伸状态,一般会在患者肩胛间区下方放置一条毯子或垫子,但须除外可能造成基底动脉损伤的严重骨碎片逆向移位情况。将患者脊柱摆放为合适序列后,手术医生还希望将患者的头部固定在手术床上(Halter 牵引器、射线可穿透的 Mayfield 夹钳或用胶带固定的 Gardner-Wells 钳),以防止在术中过程中意外移动。此时,需拍摄正侧位 X 线图像,以确保在术中能获得适合的颈椎和齿状突 X 线平片,并显示骨折复位情况。(从以往经验来看,使用带有两个 C 型臂的双平面透视是常规选择;然而,最近研究报道了使用 O 臂[66]和神经导航[35,38]所带来的置钉优势。)必要时可以灵活应用颈部的屈曲或伸展姿势以确保骨折复位。将患者按照通常的无菌操作方式来进行消毒和铺巾。

术区消毒后,透视拍片确定合适的置钉钉道位置(外科医生可能希望使用诸如探针或克氏针之类的放射显影的工具来辅助完成这一操作)。根据术前规划取颈部横向皮肤切口,通常是在 C_5-C_6 椎间盘水平,从中央向外侧切开。分离显露过程与颈椎前路椎间盘切除融合术相同:颈阔肌分离、胸锁乳突肌内侧钝性分离、颈动脉鞘向外侧牵开、气管和食管向内侧牵开。暴露椎前间隙后,颈长肌抬高、收缩。向上钝性分离椎前间隙达 C_2-C_3 水平。当显露 C_2-C_3 椎间隙时,再次透视确认。

行 C_2-C_3 椎间盘切除(切除三分之一到二分之一的椎间盘)以显露 C_2 的前下终板。如果要置入一枚螺钉,可以通过正侧位 X 线透视确定 C_2 底部中线处合适的进针点。如果要置入两枚螺钉,则需要取 C_2 底部中线旁开 3~4mm 的位置作为进针点。在确定的位置钻出一个小导向孔。如果是使用空心套管系统,则需将克氏针直接插入导向孔,并在正侧位 X 线透视引导下穿过骨折线向齿状突顶端推进,直至穿透远端骨皮质。根据手术医生的喜好,决定植入拉力螺钉或采用拉力技术的全螺纹螺钉,使螺钉尖端达到齿状突顶端骨皮质,螺钉底部与 C_2-C_3 椎间盘间隙中的 C_2 下终板平齐。有时需要过伸或过屈患者颈部来获得骨折的解剖复位。螺钉的长度应根据齿状突顶点到 C_2 底部的长度来确定,可由术前 CT 测量或使用克氏针定位的长度来判断。螺钉直径通常为 4mm。如果没有使用空心套管系统,则在无克氏针引导的情况下按上述步骤进行。经皮穿刺前路螺钉固定也已有文献报道,这也是另一种可选择的方法[11]。

通过正、侧位 X 线透视确定螺钉最终的位置。仔细止血并冲洗切口。根据需要使用间断缝合法缝合颈阔肌,关闭皮肤切口。

置入一个螺钉还是两个螺钉?

一些最早的前路螺钉固定文献中报道了置入两枚螺钉的病例(图27.1)[7]。此后许多研究表明,该手术中置入一枚螺钉在生物力学和临床效果上与置入两枚螺钉的效果相当[21,25,36,43,55,61]。如果出于对骨折解剖复位或增加稳定方面的考虑去植入两枚螺钉,需要注意的是,有尸体研究表明,齿状突外横径至少为 9.2mm 才能满足置入两枚螺钉的钉道要求[13]。

常见陷阱

前路螺钉固定常见的陷阱通常与术前计划不足有关,包括螺钉钉道轨迹、螺钉进钉点、前方斜形骨折、螺钉的植入、影像系统的使用和克氏针的应用。

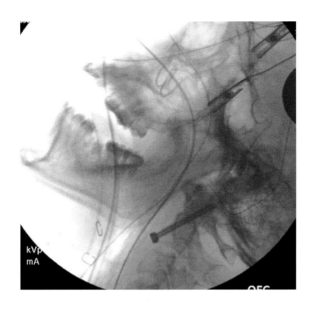

图 27.1 正确置入齿状突前路螺钉的术后 X 线片

引导螺钉沿着理想钉道轨迹在齿状突内正确植入是一项精细且具有挑战性的任务。桶状胸和短颈是获得合适钉道的常见障碍。严重的颈胸段后凸畸形也会影响进钉点的正确定位。早期经常参考术中影像对于掌握齿状突三维解剖是至关重要的,而三维解剖结构是这一精细手术的核心。

与在 C_2 前面置入螺钉相比,在 C_2 下终板置入齿状突螺钉可能更难实现。因此,在这个操作过程中的一个常见错误是过于向前穿透 C_2 皮质,使螺钉头部位于 C_2 椎体前方,而不是下方。由此会带来许多问题。首先,螺钉头部向前突起,术后可能刺激食管和或气管。其次,C_2 椎体前方的骨皮质要比椎间隙内的骨皮质薄得多[2],因此,向前置入 C_2 的螺钉更有可能随着时间的推移而失去把持力,甚至发生螺钉拔出,导致骨折复位不良,愈合时间延长[42]。通过前路 C_2-C_3 椎间盘切除可直接显露出 C_2 下终板的理想进针点,从而避免置钉位置的选择不当。

对于外科医生来说,前斜形骨折行前路螺钉固定可能是个特别麻烦的问题,因为螺钉施加的力几乎平行于骨折的方向。因此,在齿状突 Ⅱ 型骨折中,骨折线由前下方向后上方的患者,其骨折不愈合率更高[5]。这种骨折类型的患者应该考虑后路固定或非手术治疗。或者外科医生可将塑形的 1/3 管型钢板固定于骨折端,以防止斜形骨折块的移位[29]。

除了钉道轨迹之外,获得最终正确的螺钉位置是一个毫米级的问题,也是一个持续存在的挑战。可能鉴于齿状突远端的重要解剖结构,一个常见的错误是未将螺钉拧入到坚固的齿状突尖部皮质骨中。如果不能获得齿状突尖部皮质骨的把持力,螺钉更有可能拔出或失败,螺钉对骨折的加压力不会达到最大化[5,15,42]。如果患者的解剖条件不良,对固定到齿状突远端骨皮质存在安全顾虑,一些研究建议使用全螺纹可变螺距螺钉[41]或空心松质骨拉力螺钉[18]。

就拉力螺钉技术本身而言,螺钉置入还存在其他困难。如果使用拉力螺钉,重点是螺钉螺纹部分不能跨越骨折,否则无法实现跨越骨折线的拉力效应,也无法获得骨折加压效果。同样,如果使用拉力螺钉技术,重点是齿状突近端骨块要"穿透"至骨折远端,否则将无法实现拉力效应。通过术前CT或术中克氏针精确评估并确定合适的螺钉长度,这有助于获得牢固的螺钉植入。

前路固定的另一个并发症发生在使用双平面透视上。虽然应用两个C臂可以对侧位和正位进行有效成像,但是这种设置的局限性是一次只能显示一个图像。因此,手术团队只能在一个平面的图像上追踪螺钉钉道轨迹——最常见是在更直观的侧位片上。然而,如果没有注意正位片,螺钉在侧位片上看似很好地拧进齿状突,但最终仍有可能是拧进入软组织中。在使用双平面透视的情况下,经常查看正侧位图像是成功置钉的关键。神经导航的实时监控对避免钉道轨迹偏差起重要作用[35]。

最后一个陷阱来自克氏针的使用。使用克氏针的正确方法是平行于克氏针方向将空心螺钉加压拧入。如果操作环境受限,无法实施平行克氏针的螺钉加压操作,螺钉与克氏针之间形成一定角度,这可能会对克氏针施加剪切应力,导致克氏针被向前推进插入脑干,或者克氏针的尖端折断并残留在齿状突内[42]。因此,当空心钻头和螺钉与克氏针配合使用时,必须注意保持平行克氏针方向施加压力。作为一种额外的预防措施,克氏针末端可以用持针器夹住,以防止其意外向前推进。

结果

在伤后6个月内的齿状突骨折中,前路螺钉固定的融合率约为73%~96%[5,9,13,36,61]。通常认为该手术的应用率较低[12],其并发症发生率为8%~25%[4,8,14]。主要并发症包括吞咽困难、依赖鼻饲营养、内固定失败和颈椎失稳。2015年的一项系统性回顾综述发现:与非手术治疗相比,前路螺钉固定术为60岁以上的患者提供短期和远期的生存优势,但这种优势与后路固定术相比没有显著差异[58]。总体而言,良好的前路螺钉固定可以即刻恢复颈椎稳定性,且大多数患者在保持颈椎活动度的情况下获得了颈部疼痛的即刻改善。

结论

对于许多成年齿状突骨折患者,前路螺钉内固定是一种有效且有价值的手术方法。随着人口老龄化和Ⅱ型齿状突骨折发病率的上升,预计对该手术的需求将会增加。尽管手术成功需要技术专长,但良好的前路螺钉固定可极大地改善这类不稳定骨折患者的生活质量,并且比后路固定拥有更多的优势。展望未来,随着神经导航模式在这一背景下得到更广泛的应用和研究,预计该类手术结果将会得到进一步的提升和改善。

(卢文灿 译 杜悠 校)

参考文献

1. Akobo S, Rizk E, Loukas M, Chapman JR, Oskouian RJ, Tubbs RS. The odontoid process: a comprehensive review of its anatomy, embryology, and variations. Childs Nerv Syst. 2015;31:2025–34.
2. Althoff B. Fracture of the odontoid process. An experimental and clinical study. Acta Orthop Scand Suppl. 1979;177:1–95.
3. Amling M, Pösl M, Wening VJ, Ritzel H, Hahn M, Delling G. Structural heterogeneity within the axis: the main cause in the etiology of dens fractures. A histomorphometric analysis of 37 normal and osteoporotic autopsy cases. J Neurosurg. 1995;83:330–5.
4. Andersson S, Rodrigues M, Olerud C. Odontoid fractures: high complication rate associated with anterior screw fixation in the elderly. Eur Spine J. 2000;9:56–9.
5. Apfelbaum RI, Lonser RR, Veres R, Casey A. Direct anterior screw fixation for recent and remote odontoid fractures. J Neurosurg. 2000;93:227–36.
6. Apuzzo ML, Heiden JS, Weiss MH, Ackerson TT, Harvey JP, Kurze T. Acute fractures of the odontoid process. An analysis of 45 cases. J Neurosurg. 1978;48:85–91.
7. Bednar DA, Parikh J, Hummel J. Management of type II odontoid process fractures in geriatric patients; a prospective study of sequential cohorts with attention to survivorship. J Spinal Disord. 1995;8:166–169.
8. Böhler J. Anterior stabilization for acute fractures and non-unions of the dens. PubMed – NCBI. Available: https://www.ncbi.nlm.nih.gov/pubmed/7033229. Accessed 29 August 2017.
9. Börm W, Kast E, Richter H-P, Mohr K. Anterior screw fixation in type II odontoid fractures: is there a difference in outcome between age groups? Neurosurgery. 2003;52:1089–92; discussion 1092–4.
10. Borne GM, Bedou GL, Pinaudeau M, Cristino G, Hussein A. Odontoid process fracture osteosynthesis with a direct screw fixation technique in nine consecutive cases. J Neurosurg. 1988;68:223–6.
11. Chapman J, Smith JS, Kopjar B, Vaccaro AR, Arnold P, Shaffrey CI, et al. The AOSpine North America Geriatric Odontoid Fracture Mortality Study: a retrospective review of mortality outcomes for operative versus nonoperative treatment of 322 patients with long-term follow-up. Spine. 2013;38:1098–104.
12. Clark CR, White AA. Fractures of the dens. A multicenter study. J Bone Joint Surg Am. 1985;67:1340–8.
13. Collins I, Min W-K. Anterior screw fixation of type II odontoid fractures in the elderly. J Trauma. 2008;65:1083–7.
14. Daher MT, Daher S, Nogueira-Barbosa MH, Defino HLA. Computed tomographic evaluation of odontoid process: implications for anterior screw fixation of odontoid fractures in an adult population. Eur Spine J. 2011;20:1908–14.

15. Dailey AT, Hart D, Finn MA, Schmidt MH, Apfelbaum RI. Anterior fixation of odontoid fractures in an elderly population. J Neurosurg Spine. 2010;12:1–8.

16. Dobran M, Nasi D, Esposito DP, Iacoangeli M. Posterior fixation with C1 lateral mass screws and C2 pars screws for type II odontoid fracture in the elderly: long-term follow-up. World Neurosurg. 2016;96:152–8.

17. Dunn ME, Seljeskog EL. Experience in the management of odontoid process injuries: an analysis of 128 cases. Neurosurgery. 1986;18:306–10.

18. Eap C, Barresi L, Ohl X, Saddiki R, Mensa C, Madi K, et al. Odontoid fractures anterior screw fixation: a continuous series of 36 cases. Orthop Traumatol Surg Res. 2010;96:748–52.

19. Falavigna A, Righesso O, da Silva PG, Siri CR, Daniel JW, Esteves Veiga JC, et al. Management of Type II odontoid fractures: experience from Latin American Spine Centers. World Neurosurg. 2017;98:673–81.

20. Faure A, Graillon T, Pesenti S, Tropiano P, Blondel B, Fuentes S. Trends in the surgical management of odontoid fractures in patients above 75 years of age: retrospective study of 70 cases. Orthop Traumatol Surg Res. 2017. Available: http://www.sciencedirect.com/science/article/pii/S1877056817302153.

21. Feng G, Wendlandt R, Spuck S, Schulz AP. One-screw fixation provides similar stability to that of two-screw fixation for type II dens fractures. Clin Orthop. 2012;470:2021–8.

22. Fielding JW, van Cochran GB, Lawsing JF, Hohl M. Tears of the transverse ligament of the atlas. A clinical and biomechanical study. J Bone Joint Surg Am. 1974;56:1683–91.

23. Geisler FH, Cheng C, Poka A, Brumback RJ. Anterior screw fixation of posteriorly displaced type II odontoid fractures. Neurosurgery. 1989;25:30–37-38.

24. Graham RS, Oberlander EK, Stewart JE, Griffiths DJ. Validation and use of a finite element model of C-2 for determination of stress and fracture patterns of anterior odontoid loads. J Neurosurg. 2000;93:117–25.

25. Graziano G, Jaggers C, Lee M, Lynch W. A comparative study of fixation techniques for type II fractures of the odontoid process. Spine. 1993;18:2383–7.

26. Greene KA, Dickman CA, Marciano FF, Drabier JB, Hadley MN, Sonntag VK. Acute axis fractures. Analysis of management and outcome in 340 consecutive cases. Spine. 1997;22:1843–52.

27. Greene KA, Dickman CA, Marciano FF, Drabier J, Drayer BP, Sonntag VK. Transverse atlantal ligament disruption associated with odontoid fractures. Spine. 1994;19:2307–14.

28. Hadley MN, Dickman CA, Browner CM, Sonntag VK. Acute axis fractures: a review of 229 cases. J Neurosurg. 1989;71:642–7.

29. Haher T, Merola, A, editors. Odontoid fixation. In: Surgical techniques for the spine. New York: Thieme Medical Publishers, Inc.; 2003, p. 16.

30. Hanigan WC, Powell FC, Elwood PW, Henderson JP. Odontoid fractures in elderly patients. J Neurosurg. 1993;78:32–5.

31. Hanssen AD, Cabanela ME. Fractures of the dens in adult patients. J Trauma. 1987;27:928–34.

32. Harrop JS, Przybylski GJ, Vaccaro AR, Yalamanchili K. Efficacy of anterior odontoid screw fixation in elderly patients with Type II odontoid fractures. Neurosurg Focus. 2000;8:e6.

33. Harrop JS, Hart R, Anderson PA. Optimal treatment for odontoid fractures in the elderly. Spine. 2010;35:S219–27.

34. Jain N, Verma R, Garga UC, Baruah BP, Jain SK, Bhaskar SN. CT and MR imaging of odontoid abnormalities: a pictorial review. Indian J Radiol Imaging. 2016;26:108–19.

35. Jaiswal A, Shetty AP, Rajasekaran S. Role of intraoperative Iso-C based navigation in challenging spine trauma. Indian J Orthop. 2007;41:312–7.

36. Jenkins JD, Coric D, Branch CL. A clinical comparison of one- and two-screw odontoid fixation. J Neurosurg. 1998;89:366–70.

37. Julien TD, Frankel B, Traynelis VC, Ryken TC. Evidence-based analysis of odontoid fracture management. Neurosurg Focus. 2000;8:1–6.

38. Kantelhardt SR, Keric N, Giese A. Management of C2 fractures using Iso-C(3D) guidance: a single institution's experience. Acta Neurochir. 2012;154:1781–7.
39. Kuntz C, Mirza SK, Jarell AD, Chapman JR, Shaffrey CI, Newell DW. Type II odontoid fractures in the elderly: early failure of nonsurgical treatment. Neurosurg Focus. 2000;8:e7.
40. Lesoin F, Autricque A, Franz K, Villette L, Jomin M. Transcervical approach and screw fixation for upper cervical spine pathology. Surg Neurol. 1987;27:459–65.
41. Magee W, Hettwer W, Badra M, Bay B, Hart R. Biomechanical comparison of a fully threaded, variable pitch screw and a partially threaded lag screw for internal fixation of Type II dens fractures. Spine. 2007;32:E475–9.
42. Mazur MD, Mumert ML, Bisson EF, Schmidt MH. Avoiding pitfalls in anterior screw fixation for Type II odontoid fractures. Neurosurg Focus. 2011;31:E7.
43. McBride AD, Mukherjee DP, Kruse RN, Albright JA. Anterior screw fixation of Type II odontoid fractures. A biomechanical study. Spine. 1995;20:1855–1859-1860.
44. Molinari RW, Khera OA, Gruhn WL, McAssey RW. Rigid cervical collar treatment for geriatric Type II odontoid fractures. Eur Spine J. 2012;21:855–62.
45. Molinari WJ, Molinari RW, Khera OA, Gruhn WL. Functional outcomes, morbidity, mortality, and fracture healing in 58 consecutive patients with geriatric odontoid fracture treated with cervical collar or posterior fusion. Glob Spine J. 2013;3:21–32.
46. Montesano PX, Anderson PA, Schlehr F, Thalgott JS, Lowrey G. Odontoid fractures treated by anterior odontoid screw fixation. Spine. 1991;16:S33–7.
47. Montesano PX, Juach EC, Anderson PA, Benson DR, Hanson PB. Biomechanics of cervical spine internal fixation. Spine. 1991;16:S10–6.
48. Munakomi S, Tamrakar K, Chaudhary PK, Bhattarai B. Anterior single odontoid screw placement for type II odontoid fractures: our modified surgical technique and initial results in a cohort study of 15 patients. F1000Res. 2016;5. Available: http://www.ncbi.nlm.nih.gov/pmc/articles/PMC5133680/.
49. Nakanishi T. Internal fixation of the odontoid fracture. Cent Jpn J Orthop Surg Traumatol. 1980;23:399–406.
50. Nourbakhsh A, Shi R, Vannemreddy P, Nanda A. Operative versus nonoperative management of acute odontoid Type II fractures: a meta-analysis. J Neurosurg Spine. 2009;11:651–8.
51. Pepin JW, Bourne RB, Hawkins RJ. Odontoid fractures, with special reference to the elderly patient. Clin Orthop. 1985;193:178–83.
52. Platzer P, Thalhammer G, Oberleitner G, Schuster R, Vécsei V, Gaebler C. Surgical treatment of dens fractures in elderly patients. J Bone Joint Surg Am. 2007;89:1716–22.
53. Rao G, Apfelbaum RI. Odontoid screw fixation for fresh and remote fractures. Neurol India. 2005;53:416–23.
54. Ryan MD, Taylor TK. Odontoid fractures in the elderly. J Spinal Disord. 1993;6:397–401.
55. Sasso R, Doherty BJ, Crawford MJ, Heggeness MH. Biomechanics of odontoid fracture fixation. Comparison of the one- and two-screw technique. Spine. 1993;18:1950–3.
56. Sayama CM, Fassett DR, Apfelbaum RI. The utility of MRI in the evaluation of odontoid fractures. J Spinal Disord Tech. 2008;21:524–6.
57. Scheyerer MJ, Zimmermann SM, Simmen H-P, Wanner GA, Werner CM. Treatment modality in Type II odontoid fractures defines the outcome in elderly patients. BMC Surg. 2013;13:54.
58. Schroeder GD, Kepler CK, Kurd MF, Paul JT, Rubenstein RN, Harrop JS, et al. A systematic review of the treatment of geriatric Type II odontoid fractures. Neurosurgery. 2015;77(Suppl 4):S6–14.
59. Schweigel JF. Management of the fractured odontoid with halo-thoracic bracing. Spine. 1987;12:838–9.
60. Smith HE, Kerr SM, Fehlings MG, Chapman J, Maltenfort M, Zavlasky J, et al. Trends in epidemiology and management of Type II odontoid fractures: 20-year experience at a model system spine injury tertiary referral center. J Spinal Disord Tech. 2010;23:501–5.
61. Subach BR, Morone MA, Haid RW, McLaughlin MR, Rodts GR, Comey CH. Management of

acute odontoid fractures with single-screw anterior fixation. Neurosurgery. 1999;45:812–819-820.

62. Tashjian RZ, Majercik S, Biffl WL, Palumbo MA, Cioffi WG. Halo-vest immobiliza-tion increases early morbidity and mortality in elderly odontoid fractures. J Trauma. 2006;60:199–203.

63. Vaccaro AR, Kepler CK, Kopjar B, Chapman J, Shaffrey C, Arnold P, et al. Functional and quality-of-life outcomes in geriatric patients with Type-II dens fracture. J Bone Joint Surg Am. 2013;95:729–35.

64. Wang GJ, Mabie KN, Whitehill R, Stamp WG. The nonsurgical management of odontoid fractures in adults. Spine. 1984;9:229–30.

65. Woodring JH, Lee C. Limitations of cervical radiography in the evaluation of acute cervical trauma. J Trauma. 1993;34:32–9.

66. Wu J, Wadhwa R, Than K, Mummaneni P. Complication avoidance and management using the O-arm for odontoid screw fixation: technical note. Cureus. 2014;6. Available: http://www.cureus.com/articles/2695-complication-avoidance-and-management-using-the-o-arm-for-odontoid-screw-fixation-technical-note. Accessed 30 August 2017.

第二十八章
脊柱术后脑脊液漏

Michelle Feinberg, Kathleen Knudson, Jezer Martinez, Crystal Adams, Fadi Sweiss, and Jonathan H. Sherman

引言

　　脑脊液漏（Cerebrospinal fluid，CSF）是脊柱手术的常见并发症，但也可能与创伤或其他介入性操作有关，如腰椎穿刺。脑脊液漏可导致头痛、脑膜炎，以及住院时间延长所致的深静脉血栓形成等并发症。脑脊液漏的治疗方法包括非手术治疗及一期修补术。但文献中尚无脑脊液漏治疗方案的明确共识。

　　本章旨在综述这一常见的并发症，探讨其发病率、病因、临床及影像学表现。此外，还将讨论各种不同的治疗方案及其利弊。这将为住院医师和低年资医师提供指南，以帮助他们在治疗患者时制定临床决策。

发病率

　　硬脊膜破裂导致脑脊液漏是脊柱脊髓手术最常见的并发症之一[1]。脊柱手术后脑脊液漏的实际发病率很可能被低估了。既往文献报道其发病率为0.5%~20%[2]。与初次手术相比，翻修手术脑脊液漏的发生率更高。此外，与颈椎手术相比，腰椎手术脑脊液漏的发生率更高[1]。与前路手术相比，后路手术脑脊液漏的发生率更高[1]。与开放手术相比，微创手术似乎也降低了脑脊液漏的风险[3]。

　　硬脊膜破裂的几个危险因素已经明确。多篇综述均指出高龄是一个危险因素。这可能是由于老年患者退行性病变加重所致，包括椎管狭窄、黄韧带增厚和骨赘形成等[4]。此外，后纵韧带骨化使患者在手术中发生脑脊液漏的风险增加 13.7 倍[5,6]。其他增加脑脊液漏风险的病变包括：滑膜囊肿、椎间盘破裂、骨刺和瘢痕组织[7]。关节突旁囊肿的存在也会增加硬脊膜撕裂的发生率。据报道，关节突旁囊肿伴硬脊膜破裂的发生率为 17%~18%，处于该并发症发生率的最高水平[8]。这些囊肿的粘连特性会增加其分离过程中硬脑膜撕裂的风险。既往脊柱手术后瘢痕组织形成一直被认为是意外硬脊膜破裂的最高危因素[9]。

肥胖症的流行成为脊柱外科医生面临的日益严峻的挑战,也是脊柱外科术后并发症发生率增加的一个公认的独立危险因素[10]。意外硬脊膜破裂的发病率也与肥胖症显著相关。最近一项对照研究,将患者分为非肥胖组、肥胖组和病态肥胖组并进行比较,发现肥胖组和病态肥胖组硬脊膜破裂的发生率明显高于非肥胖组[11]。非肥胖组的脑脊液漏发生率为0.9%,肥胖组为1.2%,病态肥胖组为1.4%[11]。

手术过程中一些技术上的原因也会增加脑脊液漏的风险,最常见的是使用Kerrison咬骨钳造成硬脊膜的损伤[6]。确保Kerrison咬骨钳垂直于硬膜囊进行操作,可有效降低硬脊膜损伤[7]。使用精细的剥离器械分离硬脊膜,可避免硬膜囊卡在Kerrison咬骨钳里。使用高速磨钻也会引起硬脊膜撕裂[3],因此在使用磨钻时也应注意保护硬脊膜[7]。

脊柱内固定物位置不当也会导致脑脊液漏[12]。这通常见于椎弓根螺钉或深部前路脊柱融合螺钉偏内侧植入时。选择合适长度的螺钉,并正确植入螺钉可避免这种并发症的发生。

临床表现

虽然脊柱手术后脑脊液漏的患者可能没有临床症状,但也可能出现其他症状和体征。硬脊膜不完全闭合会导致脑脊液从蛛网膜下腔持续渗漏。如果脑脊液持续渗漏,颅内压力下降会导致颅内内容物向尾侧移位[13]。这将导致脑脊液漏最常见的症状,即体位性头痛。恶心、呕吐、畏光、头晕和耳鸣等,这些都可能与脑脊液漏引起的头痛相关[13]。如果有持续脑脊液漏,那么患者会有发生切口感染、裂开和脑膜炎的风险[6]。此外,持续的脑脊液漏可引起假性脑脊膜形成,从而导致脊神经根疝出[14]。如果发生这种情况,患者可出现神经损害症状,包括神经根病或脊髓病症状。脑脊液漏的另一个并发症是形成硬脊膜至皮肤的脑脊液瘘管,继而可导致脑膜炎、蛛网膜炎或硬膜外脓肿[1]。

颅内硬膜下血肿或小脑出血是脑脊液漏的一种罕见但严重的并发症。脑脊液动力学的改变使脆弱的桥静脉处于拉伸状态,这可导致它们破入硬膜下腔,导致出血。这突显出充分修补闭合硬脊膜撕裂的重要性[14]。

硬脊膜撕裂的远期结果尚不清楚。脊柱患者预后研究试验(The Spine Patient Outcomes Research Trial,SPORT)是一项大型前瞻性试验,随访了因椎管狭窄首次行腰椎椎板切除减压,伴或不伴腰椎融合的患者。短期内,术中发生硬脊膜撕裂的患者住院时间较未发生硬脊膜撕裂的患者显著延长约1天[15]。

两组在切口愈合相关并发症及术后神经损伤方面并无差异。长期随访数据显示,两组患者在 4 年随访期内的疼痛结果或身体功能评分无差异[15]。此外,两组再手术率也没有差异[15]。这些结果验证了其他几项较小的回顾性研究,这些研究均发现术中发生硬脊膜撕裂的患者远期手术疗效与未发生硬脊膜撕裂的患者没有显著差异[2,16,17]。

　　无论是否有硬脊膜撕裂,患者腰痛和腿痛的视觉模拟评分改善程度相似[18]。此外,患者的功能状态也获得相似的改善[18]。尽管没有长期的有害影响,但硬脊膜撕裂是引发法律诉讼的第二大常见并发症[19]。尽管硬脊膜撕裂的医学法律后果是真实的,但几乎没有证据证明硬脊膜撕裂患者的疗效较未发生硬脊膜撕裂有什么不同。

影像学检查

　　磁共振成像(magnetic resonance imaging,MRI)是目前评估和诊断脊柱手术后脑脊液漏的“金标准”。MRI 可以帮助确定脑脊液积聚的位置和特征。MRI 影像上,脑脊液在 T_1 加权像呈低信号,T_2 加权像呈高信号。增强显像上明显强化提示存在感染的可能。脊柱内固定物可能会出现伪影,使图像变得模糊。

　　另一项可能对评估脑脊液漏有效的检查是计算机断层扫描(computed tomography,CT)脊髓造影。这项研究可以显示蛛网膜下腔的细节情况,并可能有助于确定脑脊液漏的位置[20]。这项研究也可以用于无法完成 MRI 检查的患者,如果有植入物的话,还可以更好地显示脊柱植入物的相关细节。也可以对切口进行检测,任何渗漏液体都可以送检 β-2 转铁蛋白。这种肽对脑脊液高度敏感,大多数中心均可检测[21]。

治疗

　　当手术中发生硬脊膜破裂,充分修复漏口是至关重要的。但目前尚没有标准的方法来修复脑脊液漏。如果可能,应尝试水密缝合硬脊膜破裂部位。无论是采用连续缝合法还是间断缝合法,术后脑脊液漏的发生率没有差异[22]。缝合后,麻醉师应在 20~25cm 水柱压力下进行 Valsalva 动作 5~10s[14]。如果没有看到脑脊液漏出,则可以认为获得了水密缝合。大多数情况下,持续的脑脊液渗漏来自缝合后的针孔,因此建议使用较小口径的针进行缝合[23]。

　　如果术中无法达到严密缝合或希望增强初次缝合的密闭性,可应用纤维蛋白或牛源胶原蛋白进行加固。纤维蛋白密封胶是一种人或牛来源的凝胶基质,结合了纤维蛋白原和凝血酶。最初,它是作为止血剂被发明出来的。然而,它能迅速形成纤维蛋白交联,这使得它可以用作密封剂。随着时间的推移,纤维蛋白栓会转化为生理性胶原肉芽组织[24]。研究表明,当纤维蛋白胶增加缝合密闭性后,脑脊液渗漏所需的压力更大[22]。使用纤维蛋白密封剂的一个问题是动物研究表明它可能会抑制骨融合[25]。此外,纤维蛋白密封剂价格高昂,5 毫升的价格高达 4 592 美元[26]。所形成的水凝胶密封剂将在原位保留 4 至8 周,后可被身体吸收[27]。

另一个增强缝合密闭性的选择是纤维蛋白胶类产品。它由凝血酶和浓缩的封闭蛋白溶液组成,主要是冷沉淀[27]。纤维蛋白胶还没有被 FDA 批准用于神经外科手术,因此尽管已被广泛使用,但严格意义上讲,它的使用是超说明书的[27]。

胶原基质类产品也可以应用于闭合破裂的硬脊膜。胶原蛋白能吸引成纤维细胞协助继发性伤口愈合[28]。它最常被用作硬脊膜缺损区域的覆盖物,并可与密封剂一起使用。使用胶原基质的一个主要好处是它可覆盖初次修复时缝合针孔造成的高压渗漏[28]。

术后脑脊液漏常用的治疗方法是保持严格平卧休息。其生理原因是,直立姿势时腰椎脑脊液静水压力增加,增加了刚刚修复的硬脊膜压力[29]。虽然传统的做法如此,但几乎没有证据支持保持平卧在减少持续性脑脊液漏方面有任何益处,事实上它可能是有害的[30]。硬脑膜修补后延长卧床时间增加了患者深静脉血栓、肺部并发症和泌尿系并发症的发生率,而对伤口引流及硬膜愈合率没有任何改善[29]。腰大池引流也可用于治疗持续性脑脊液漏。这种方法与严格卧床相比,能达到类似的生理学效果,降低了硬脊膜撕裂部位的压力。但作为一种侵入性操作,腰大池引流确实存在操作相关的风险。

结论

硬脊膜破裂是脊柱外科常见的并发症。到目前为止,导致硬脊膜破裂的最重要的危险因素是二次手术,尽管老年和肥胖也是重要的危险因素。虽然硬脊膜破裂是引发医疗诉讼的常见原因,但硬脊膜撕裂的患者在疼痛及功能改善、再次手术率方面没有差异。尽管包括纤维蛋白密封剂和胶原基质在内的许多产品都可以用来加强缝合效果,但主要的修复方法仍然是一期硬脊膜缝合。

（卢文灿 译 杜悠 校）

参考文献

1. Guerin P, El Fegoun AB, Obeid I, Gille O, Lelong L, Luc S, Bourghli A, Cursolle JC, Pointillart V, Vital JM. Incidental durotomy during spine surgery: incidence, management and complications. A retrospective review. Injury. 2012;43:397–401.

2. Wang JC, Bohlman HH, Riew KD. Dural tears secondary to operations on the lumbar spine. Management and results after a two-year-minimum follow-up of eighty-eight patients. J Bone Joint Surg. 1998;80:1728–32.

3. Wong AP, Shih P, Smith TR, Slimack NP, Dahdaleh NS, Aoun SG, El Ahmadieh TY, Smith ZA, Scheer JK, Koski TR, Liu JC, Fessler RG. Comparison of symptomatic cerebral spinal fluid leak between patients undergoing minimally invasive versus open lumbar foraminotomy, discectomy, or laminectomy. World Neurosurg. 2014;81:634–40.

4. Epstein NE. The frequency and etiology of intraoperative dural tears in 110 predominantly geriatric patients undergoing multilevel laminectomy with noninstrumented fusions. J Spinal Disord Tech. 2007;20:380–6.

5. Smith MD, Bolesta MJ, Leventhal M, Bohlman HH. Postoperative cerebrospinal-fluid fistula associated with erosion of the dura. Findings after anterior resection of ossification of the posterior longitudinal ligament in the cervical spine. J Bone Joint Surg. 1992;74:270–7.

6. Hannallah D, Lee J, Khan M, Donaldson WF, Kang JD. Cerebrospinal fluid leaks following cervical spine surgery. J Bone Joint Surg. 2008;90:1101–5.

7. Menon SK, Onyia CU. A short review on a complication of lumbar spine surgery: CSF leak. Clin Neurol Neurosurg. 2015;139:248–51.

8. Salmon B, Martin D, Lenelle J, Stevenaert A. Juxtafacet cyst of the lumbar spine. Clinical, radiological and therapeutic aspects in 28 cases. Acta Neurochir. 2001;143:129–34.

9. Takahashi Y, Sato T, Hyodo H, Kawamata T, Takahashi E, Miyatake N, Tokunaga M. Incidental durotomy during lumbar spine surgery: risk factors and anatomic locations: clinical article. J Neurosurg Spine. 2013;18:165–9.

10. Kalanithi PA, Arrigo R, Boakye M. Morbid obesity increases cost and complication rates in spinal arthrodesis. Spine. 2012;37(11):982–8.

11. Burks CA, Werner BC, Yang S, Shimer AL. Obesity is associated with an increased rate of incidental durotomy in lumbar spine surgery. Spine. 2015;40:500–4.

12. Faraj AA, Webb JK. Early complications of spinal pedicle screw. Eur Spine J. 1997;6:324–6.

13. Vakharia SB, Thomas PS, Rosenbaum AE, Wasenko JJ, Fellows DG. Magnetic resonance imaging of cerebrospinal fluid leak and tamponade effect of blood patch in postdural puncture headache. Anesth Analg. 1997;84:585–90.

14. Kim KD, Wright NM. Polyethylene glycol hydrogel spinal sealant (DuraSeal Spinal Sealant) as an adjunct to sutured dural repair in the spine: results of a prospective, multicenter, randomized controlled study. Spine. 2011;36:1906–12.

15. Desai A, Ball PA, Bekelis K, Lurie J, Mirza SK, Tosteson TD, Weinstein JN. SPORT: does incidental durotomy affect long-term outcomes in cases of spinal stenosis? Neurosurgery. 2015;76:S57–63.

16. Jones AA, Stambough JL, Balderston RA, Rothman RH, Booth RE Jr. Long-term results of lumbar spine surgery complicated by unintended incidental durotomy. Spine. 1989;14:443–6.

17. Cammisa FP Jr, Girardi FP, Sangani PK, Parvataneni HK, Cadag S, Sandhu HS. Incidental durotomy in spine surgery. Spine. 2000;25:2663–7.

18. Adogwa O, Huang MI, Thompson PM, Darlington T, Cheng JS, Gokaslan ZL, Gottfried ON, Bagley CA, Anderson GD, Isaacs RE. No difference in postoperative complications, pain, and functional outcomes up to 2 years after incidental durotomy in lumbar spinal fusion: a prospective, multi-institutional, propensity-matched analysis of 1,741 patients. Spine J.

2014;14:1828–34.

19. Goodkin R, Laska LL. Unintended "incidental" durotomy during surgery of the lumbar spine: medicolegal implications. Surg Neurol. 1995;43(1):4–12; 12–4.

20. Bosacco SJ, Gardner MJ, Guille JT. Evaluation and treatment of dural tears in lumbar spine surgery: a review. Clin Orthop Relat Res. 2001;389:238–47.

21. McCudden CR, Senior BA, Hainsworth S, Oliveira W, Silverman LM, Bruns DE, Hammett-Stabler CA. Evaluation of high resolution gel β(2)-transferrin for detection of cerebrospinal fluid leak. Clin Chem Lab Med. 2013;51(2):311–5.

22. Cain JE Jr, Dryer RF, Barton BR. Evaluation of dural closure techniques. Suture methods, fibrin adhesive sealant, and cyanoacrylate polymer. Spine. 1988;13:720–5.

23. Dafford EE, Anderson PA. Comparison of dural repair techniques. Spine. 2015;15:1099–105.

24. Sawamura Y, Asaoka K, Terasaka S, Tada M, Uchida T. Evaluation of application techniques of fibrin sealant to prevent cerebrospinal fluid leakage: a new device for the application of aerosolized fibrin glue. Neurosurgery. 1999;44:332–7.

25. Jarzem P, Harvey EJ, Shenker R, Hajipavlou A. The effect of fibrin sealant on spinal fusions using allograft in dogs. Spine. 1996;21:1307–12.

26. Jankowitz BT, Atteberry DS, Gerszten PC, Karausky P, Cheng BC, Faught R, Welch WC. Effect of fibrin glue on the prevention of persistent cerebral spinal fluid leakage after incidental durotomy during lumbar spinal surgery. Eur Spine J. 2009;18:1169–74.

27. Epstein NE. Dural repair with four spinal sealants: focused review of the manufacturers' inserts and the current literature. Spine J. 2010;10:1065–8.

28. Narotam PK, Jose S, Nathoo N, Taylon C, Vora Y. Collagen matrix (DuraGen) in dural repair: analysis of a new modified technique. Spine. 2004;29:2861–7.

29. Radcliff KE, Sidhu GD, Kepler CK, Gruskay J, Anderson DG, Hilibrand A, Albert TJ, Vaccaro AR. Complications of flat bed rest after incidental durotomy. Clin Spine Surg. 2016;29:281–4.

30. Allen C, Glasziou P, Del Mar C. Bed rest: a potentially harmful treatment needing more careful evaluation. Lancet. 1999;354:1229–33.

第二十九章
微创骶髂关节融合术

Cristian Gragnaniello, Fadi Sweiss, Crystal Adams, and
Jonathan H. Sherman

引言

　　微创骶髂关节（sacroiliac joint, SIJ）融合术是一种用于缓解下腰痛的外科手术。该种疼痛通常由髂嵴以下放射至臀部和大腿。经过大量检查后，SIJ 被确认为引起疼痛的原因。单独 SIJ 疼痛可采用保守治疗，具体措施包括药物治疗、物理治疗、应用 SIJ 关节带和类固醇注射等。对于因骶髂关节退变性疼痛导致活动严重受限，且保守治疗无效的患者可以考虑行骶髂关节融合手术。SIJ 相关疼痛的诊断很困难，且其发病率在过去一直被低估。然而，由于新的微创融合技术的发展，对保守治疗失败的 SIJ 相关疼痛可以进行融合手术。据报道，超过 60% 的患者术后疼痛评分和生活质量得到改善[1-4]。

SIJ 融合术前准备

　　对 SIJ 解剖学知识及其与周围结构关系的理解，是该区域外科手术成功的关键。

　　SIJ 是一个滑动和旋转运动非常有限的关节，其主要功能是在轴向的脊柱和骨盆 - 下肢复合体之间传递应力。骶髂关节由不同部分组成，并具有较大的关节面。骶髂关节面由骶骨耳状面和髂骨耳状面组成，在冠状面上呈斜向分布。骶髂关节的上三分之一是韧带联合，是一种高度纤维化的连接，而下三分之二是由关节软骨衬里，只有下三分之一是由滑膜衬里。

　　尽管 SIJ 具有滑膜包裹形成的关节囊，但其稳定性主要是由韧带和肌肉来维持。关节囊外的多个韧带与其相关，包括：骶髂骨间韧带（从髂骨结节到骶骨结节）、骶髂前韧带、骶髂后韧带（骨间顶部的另一层韧带）、髂腰韧带、骶棘韧带和骶结节韧带。

　　维持 SIJ 稳定的肌肉包括背阔肌、臀肌和梨状肌。影像解剖学在进行 SIJ

微创融合时尤为重要,因为用于放置和推进植入物的图像对于大多数外科医生来说并不熟悉。

　　CT/MRI 常用于 SIJ 微创融合的术前评估和准备,其扫描应包括常规扫描所不包含的一些特殊扫描序列。如前所述,因骶髂关节在冠状面呈斜向分布,故在轴旁位、冠状旁位和矢状旁位进行扫描的显示效果最好。

　　每个人都需要熟悉骨盆的三种 X 线平片:正位片、入口位片和出口位片。骨盆入口位片是通过将 C 形臂与骶骨长轴对齐拍摄,并最终获得从上往下投照骶骨的影像。骨盆出口位片是垂直于骶骨长轴放置增强器拍摄,从而获得显示骶骨前部和骶骨孔的影像。

　　术前 X 线平片应看见的标志物必须包括:骶骨翼部、骶骨后骨皮质、坐骨大切迹、出口位片的骶孔以及 S_1 终板。所有患者手术前都应该进行 X 线检查,因为骶骨可能存在某些畸形会导致手术时内植物放置困难。

　　Miller 等人已描述了骶髂关节融合植入内固定的安全区域[5]。找到可用于植入内固定的骶骨表面是至关重要的,因为在畸形的骶骨中,骶骨翼坡度越倾斜,提供可植入内固定的表面就越少。这在骨盆入口位片上可以很好地显示为骨皮质压痕,有效地确定了内固定安全放置的极限。

诊断

　　SIJ 病变不仅可通过影像学判断,还可以从病史和查体中获得线索。虽然 SIJ 病变所致的大多数症状与脊柱和髋关节等病变的临床症状相同,但典型的病史在 SIJ 病变患者中常常存在,如外伤史、脊柱(尤其是腰椎)手术史、产后开始或加重的疼痛,以及在坐位时仅一侧疼痛加重,迫使坐位时重心位于健侧[6,7]。

　　有多种体格检查手段可对 SIJ 施加压力,包括 FABER 试验(屈曲、外展、外旋)、压缩试验、大腿推压试验、Patrick's 试验、撑开试验、Yeoman's 试验、骶骨推压试验和 Gaenslen's 试验。如果其中三到五种动作可引出患者的疼痛,可进一步行诊断性治疗,使用局麻药进行骶髂关节内注射。如果注射药物后患者疼痛减轻 50% 以上,则认为诊断性治疗阳性[8]。然后,影像学检查可进一步排除髋部和腰椎等其他病变,从而确诊 SIJs 退行性病变。

手术技术和设备

　　病人俯卧于 X 线可透视的手术台上,便于 C 形臂在正位(包括入口位和出口位)和侧位之间交替拍摄。入口位平片从顶部显示骶骨,出口位平片则从前面显示。侧位平片上双侧坐骨切迹重叠,看似一条线。该图像对于确定内植物安全区域是非常重要的,因为它可间接估计骶骨翼的倾斜角度。在该图像中,髂骨皮质密度区代表了 SIJs 的前界,确定了内植物放置安全区域的前界和上界。这是非常重要的,因为任何突破骶骨前皮质的操作都会增加 L₅ 神经根损伤的风险,因为 L₅ 神经根正好经过 SIJ 的内侧,在骶骨前皮质之上。

从与骶翼线相交处开始,沿侧面骶骨后皮质的体表投影做皮肤切口,长度为 3cm。垂直切开深筋膜,钝性剥离至髂骨皮质。

在侧位像上,导针的起点位于 S₁ 终板以下 1cm、骶后皮质前方 1cm,平行于骶骨翼,位于终板与 S₁ 孔之间的中点。然后将 C 臂调至入口位,将导针指向骶骨中部。最后根据出口位图像确定导针与 S₁ 终板方向平行。

将导针穿过骶髂关节进入骶骨 2~3mm。然后使用丝攻沿导针的轨迹攻丝,最后植入内植物。攻丝时注意不要突破骨皮质壁,以免损伤 L₅ 神经和骶管内多根神经根[9-12]。根据内植物类型和髂骨皮质密度区情况,重复这一步骤,植入 2~3 枚内植物。

并发症处理

术中并发症包括神经根及硬脊膜损伤,必须采用后正中开放手术入路进行补救手术。如果怀疑血管或内脏损伤,必须同期进行直视下探查。

如果患者术后再次出现与术前相同的症状,则需要完善同样的逐步诊断步骤,包括 SIJ 注射和 CT/MRI 检查,以排除内固定并发症和假关节形成。假关节形成可发生在进行脊柱融合的任何部位,表现为轴性或神经根性疼痛,可出现于既往腰椎融合手术后或腰椎病变后数月至数年[13-15]。

(卢文灿 译 杜悠 校)

参考文献

1. Buchowski JM, Kebaish KM, Sinkiv V. Functional and radiographic outcome of sacroiliac arthrodesis for the disorders of the sacroiliac joint. Spine J. 2005;5:520–8.
2. Miller LE, Block JE. Minimally invasive arthrodesis for chronic sacroiliac joint dysfunction using the SImmetry SI joint fusion system. Med Devices (Auckl). 2014;7(7):125–30. https://doi.org/10.2147/MDER.S63575. eCollection 2014.
3. Ledonio CG, Polly DW Jr, Swiontkowski MF, Cummings JT Jr. Comparative effectiveness of open versus minimally invasive sacroiliac joint fusion. Med Devices (Auckl). 2014;7:187–93.
4. Ackerman SJ, Polly DW Jr, Knight T, Holt T, Cummings J Jr. Nonoperative care to manage sacroiliac joint disruption and degenerative sacroiliitis: high costs and medical resource utilization in the United States Medicare population. J Neurosurg Spine. 2014;20(4):354–63.

5. Miller AN, Routt ML Jr. Variations in sacral morphology and implications for iliosacral screw fixation. J Am Acad Orthop Surg. 2012;20(1):8–16.

6. Stark JG. The diagnosis and treatment of sacroiliac joint abnormalities. Curr Orthop Pract. 2010;21:336–48.

7. Wong CK, Johnson EK. A narrative review of evidence-based recommendations for the physical examination of the lumbar spine, sacroiliac and hip joint complex. Musculoskeletal Care. 2012;10:149–61.

8. Vanaclocha V, Herrera JM, Sáiz-Sapena N, Rivera-Paz M, Verdú-López F. Minimally invasive sacroiliac joint fusion, radiofrequency denervation, and conservative management for sacroiliac joint pain: 6-year comparative case series. Neurosurgery. 2018;82(1):48–55.

9. Rudolf L. Sacroiliac joint arthrodesis-MIS technique with titanium implants: report of the first 50 patients and outcomes. Open Orthop J. 2012;6:495–502.

10. Sachs D, Capobianco R. One year successful outcomes for novel sacroiliac joint arthrodesis system. Ann Surg Innov Res. 2012;6:13.

11. Gaenslen FJ. Sacro-iliac arthrodesis: indications, author's technique and end-results. JAMA. 1927;89:2031–5.

12. Smith-Petersen MN. Arthrodesis of the sacroiliac joint. A new method of approach. J Bone Joint Surg Am. 1921;3-A:400–5.

13. Abbasi H, Hipp JA. The assessment of fusion following sacroiliac joint fusion surgery. Cureus. 2017;9(10):e1787.

14. Dengler JD, Kools D, Pflugmacher R, Gasbarrini A, Prestamburgo D, Gaetani P, van Eeckhoven E, Cher D, Sturesson B. 1-year results of a randomized controlled trial of conservative management vs. minimally invasive surgical treatment for sacroiliac joint pain. Pain Physician. 2017;20(6):537–50.

15. Sachs D, Capobianco R, Cher D, Holt T, Gundanna M, Graven T, Shamie AN, Cummings J Jr. One-year outcomes after minimally invasive sacroiliac joint fusion with a series of triangular implants: a multicenter, patient-level analysis. Med Devices (Auckl). 2014;7:299–304.

第三十章
化脓性脊柱感染的治疗策略

Ehab Shiban, Bernhard Meyer

病原学及流行病学

椎间盘炎是最为常见的脊柱感染类型[1]。将近 50% 的病例是源于细菌从远处感染灶血行种植感染而来,皮肤溃疡、胃肠道感染以及感染性心内膜炎是最常见的感染灶。另外 50% 的病例是由于远处手术相关操作所引起的血行种植感染(如膝关节置换术),或由于脊柱手术术中污染[2,3]。

在西方国家,化脓性脊柱感染是脊柱感染的主要类型;金黄色葡萄球菌是最常见的致病菌,可在 40% 的病例中检测到金黄色葡萄球菌[4]。链球菌、肺炎球菌以及肠球菌等革兰氏阳性菌也常常被检测出来。近期有报道,革兰氏阴性菌亦可引起化脓性脊柱感染,如大肠埃希菌、铜绿假单胞菌、沙门氏菌、克雷伯菌等。近十年,多重耐药菌的出现已经成为包括脊柱感染在内所有医学领域所面临的重要问题[2,3]。在发展中国家,结核分枝杆菌仍是脊柱感染的主要致病菌[5]。

由于人口老龄化,免疫抑制人群的比例不断上升,以及诊断手段的进步,近些年来椎间盘炎的发病率有所增加,在西方国家每 10 万人群中每年发病人数从 0.5 增长至 10[6,7]。

尽管相比于其他脊柱疾病,椎间盘炎绝对病例数较少,但它常常给患者预后及社会成本带来巨大影响。除了因住院时间延长产生较高医疗费用外,包括工作日及收入损失等在内的间接损失也很大,尤其是对于保守治疗的患者。

诊断

大多数椎间盘炎患者表现为保守治疗无效的持续性腰背痛。相比于椎间盘退变引起的疼痛,椎间盘炎患者常主诉疼痛在平卧时仍无法缓解。超过一半的患者会出现发热[2,3]。C 反应蛋白（C-reactive protein, CRP）检测灵敏度很高, 几乎在所有椎间盘炎患者中均会升高。而白细胞数仅会在半数患者中升高[2,3]。

对于 CRP 升高合并持续性腰背痛的患者, 均建议完善脊柱影像学检查。增强核磁共振检查已经成为诊断"金标准"。脊柱外科医生应参考核磁共振短 TI 反转恢复序列（Short-TI inversion recovery（STIR）sequence）, 该序列是脂肪抑制成像的方法之一, 可抑制骨髓成像中的脂肪信号, 更加清晰的诊断椎间盘炎（图 30.1）。为了更好地显示椎体终板骨质破坏, 可以完善脊柱 CT 检查。此外,

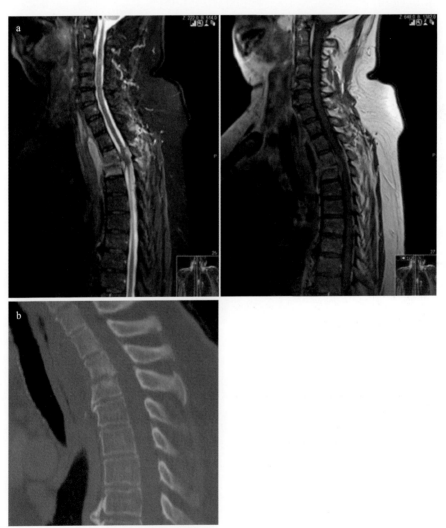

图 30.1 （a）右侧 MRI-STIR 序列显示感染的椎间盘上下节段椎体骨髓水肿以及硬膜外脓肿。左侧增强 MRI 可见椎间盘感染。（b）CT 扫描可见椎体终板骨质破坏。

约 5% 椎间盘炎患者合并其他节段脊柱感染,因此我们建议应进行全脊柱影像学检查。

结合临床表现、实验室检查以及影像学检查,几乎所有椎间盘炎患者可以获得正确诊断。但仍有 5% 的病例在诊断上存在不确定性。对于诊断不明的患者,可建议行 CT 引导下活检术以明确诊断,其灵敏度为 52%,特异度为 99.9%[8]。脊柱外科医生应与放射科医生充分沟通病情,活检时需同时获取椎体骨组织及周围软组织标本。软组织活检标本微生物培养阳性率(63.5%)比骨组织(39.7%)要高得多[9]。

治疗

尽管有一些临床指南可供参考,但针对椎间盘炎并无标准化治疗方案,主要还是基于不同中心的临床经验[10-13]。

椎间盘炎的治疗基于维持受累脊柱节段稳定以及长期应用抗菌药物的原则。然而针对这两项基本原则,仍存在许多争议。关于抗菌药物治疗时长一直是激烈争论的重点。最近法国一项多中心随机临床试验研究将保守治疗的自发性椎间盘炎患者随机分为两组,一组予以 6 周抗菌药物治疗,一组予以 12 周抗菌药物治疗。主要研究结局是随访 12 个月的治愈率和存活率。作者发现这两组患者间无明显统计学差异。在 12 个月随访时,治愈率和存活率大约为 85%[4]。

通过卧床休息、佩戴脊柱支具外固定以及脊柱内固定术,可以达到受累脊柱节段制动的效果。若不存在绝对或相对手术指征(表 30.1),保守治疗仍被认为是治疗的"黄金标准"。然而,近些年来西欧的治疗理念发生了转变,大多数脊柱外科医生倾向手术治疗以避免长时间卧床制动,尤其是针对老年及体质较差的患者群体[2,3]。

表 30.1　脊柱感染患者手术指征

绝对手术指征:
脊柱不稳定
脊柱畸形
神经损伤
保守治疗无效
相对手术指征:
多重耐药菌感染

　　上文提到的法国随机对照研究仅仅解决了抗菌药物治疗时长的争议,但这项随机对照研究在脊柱外科领域又引发了新一轮的争议,即是否需要对上述提及的没有绝对或相对手术指征的患者进行手术治疗。保守治疗最终只能使 90% 的患者炎症消退,在 12 个月随访时治愈率和存活率仅为 85%[4]。另一方面,有研究报道手术治疗可以治愈几乎全部患者[2,3]。近期一项系统性回顾分析[14]纳入了三项关于手术治疗和保守治疗的回顾性对照研究[15-17]。在前两项研究中,手术治疗的指征为神经损伤,广泛的骨质破坏,硬膜外脓肿形成以及非手术治疗失败。尽管这些研究详细报道了手术并发症及再次手术比率,但并没有对两组间进行统计分析比较。Nastro 等人对比了 3 至 4 个月佩戴脊柱支具治疗和脊柱内固定手术辅以 4 周软支具治疗的效果,发现 9 个月后两组间在疼痛和愈合率方面没有显著统计学差异。

特殊治疗策略

术区感染

　　对于胸腰椎脊柱术后术区感染的患者,其处理方式有所不同。首先,我们需要明确其感染深度(浅表感染或深部感染)及临床表现,以指导治疗方向。对于未合并败血症的浅表感染可以采用保守治疗。对于深部感染,需要行翻修手术。如果没有内固定松动的迹象(内固定旁的"光晕现象"),则内固定无需在初次翻修手术中取出。手术的主要目的以清创,活检获取病原学以及引流为主。如果 CRP 仍没有下降或患者仍主诉剧烈疼痛,则需要进一步完善影像学检查,判断有无内固定取出的指征(图 30.2)。

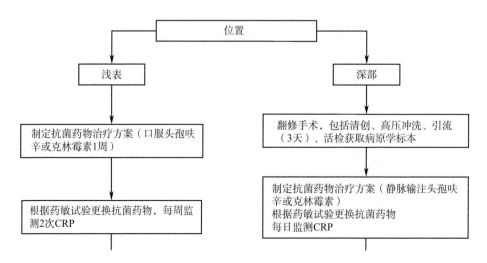

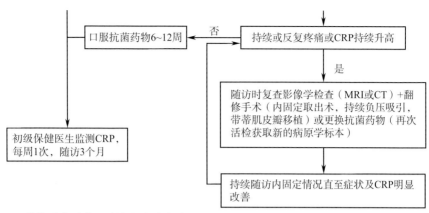

图 30.2　脊柱手术后术区感染患者治疗流程

（杜悠　译　郭建伟　卢文灿　校）

参考文献

1. Zimmerli W. Clinical practice. Vertebral osteomyelitis. N Engl J Med. 2010;362:1022–9.
2. Shiban E, Janssen I, Wostrack M, Krieg SM, Ringel F, Meyer B, Stoffel M. A retrospective study of 113 consecutive cases of surgically treated spondylodiscitis patients. A single-center experience. Acta Neurochir. 2014a;156(6):1189–96.
3. Shiban E, Janssen I, Wostrack M, Krieg SM, Horanin M, Stoffel M, Meyer B, Ringel F. Spondylodiscitis by drug-multiresistant bacteria: a single-center experience of 25 cases. Spine J. 2014b;14(12):2826–34.
4. Bernard L, Dinh A, Ghout I, Simo D, Zeller V, Issartel B, Le Moing V, Belmatoug N, Lesprit P, Bru JP, Therby A, Bouhour D, Dénes E, Debard A, Chirouze C, Fèvre K, Dupon M, Aegerter P, Mulleman D. Antibiotic treatment for 6 weeks versus 12 weeks in patients with pyogenic vertebralosteomyelitis: an open-label, noninferiority, randomised, controlled trial; Duration of Treatment for Spondylodiscitis (DTS) study group. Lancet. 2015;385(9971):875–82.
5. Garg RK, Somvanshi DS. Spinal tuberculosis: a review. J Spinal Cord Med. 2011;34(5):440–54.
6. Kehrer M, Pedersen C, Jensen TG, Lassen AT. Increasing incidence of pyogenic spondylodiscitis: a 14-year population-based study. J Infect. 2014;68(4):313–20.
7. Murillo O, Grau I, Lora-Tamayo J, Gomez-Junyent J, et al. The changing epidemiology of bacteraemic osteoarticular infections in the early 21st century. Clin Microbiol Infect. 2015;21(3):254.e1–8.
8. Pupaibool J, Vasoo S, Erwin PJ, Murad MH, Berbari EF. The utility of image-guided percutaneous needle aspiration biopsy for the diagnosis of spontaneous vertebral osteomyelitis: a systematic review and meta-analysis. Spine J. 2015;15(1):122–31.
9. Kim CJ, Kang SJ, Choe PG, Park WB, Jang HC, Jung SI, Song KH, Kim ES, Kim HB, Oh MD, Park KH, Kim NJ. Which tissues are best for microbiological diagnosis in patients with pyogenic vertebral osteomyelitis undergoing needle biopsy? Clin Microbiol Infect. 2015;21(10):931–5.
10. Berbari EF, Kanj SS, Kowalski TJ, et al. 2015 Infectious Diseases Society of America (IDSA) clinical practice guidelines for the diagnosis and treatment of native vertebral osteomyelitis in

adults. Clin Infect Dis. 2015;61(6):e26–46.

11. Gasbarrini A, Boriani L, Nanni C, et al. Spinal infection multidisciplinary management project (SIMP): from diagnosis to treatment guideline. Int J Immunopathol Pharmacol. 2011;24(1 Suppl 2):95–100 14.

12. Socie´te´ de pathologie infectieuse de langue franc¸aise (SPLIF). Recommandations pour la pratique clinique Spondylodiscites infectieuses primitives, et secondaires a` un geste intradiscal, sans mise en place de mate'riel. Med Mal Infect. 2007;37:544–72.

13. Sobottke R, Seifert H, Fatkenheuer G, Schmidt M, Gossmann A, Eysel P. Current diagnosis and treatment of spondylodiscitis. Dtsch Arztebl Int. 2008;105(10):181–7.

14. Rutges JP, Kempen DH, van Dijk M, Oner FC. Outcome of conservative and surgical treatment of pyogenic spondylodiscitis: a systematic literature review. Eur Spine J. 2016;25(4):983–99.

15. Karadimas EJ, Bunger C, Lindblad BE, Hansen ES, Høy K, Helmig P, Kannerup AS, Niedermann B. Spondylodiscitis. A retrospective study of 163 patients. Acta Orthop. 2008;79(5):650–9.

16. Nasto LA, Colangelo D, Mazzotta V, Di Meco E, Neri V, Nasto RA, Fantoni M, Pola E. Is posterior percutaneous screw rod instrumentation a safe and effective alternative approach to TLSO rigid bracing for single-level pyogenic spondylodiscitis? Results of a retrospective cohort analysis. Spine J. 2014;14(7):1139–46. pii: S1529-9430(13)01401-0.

17. Valancius K, Hansen ES, Hoy K, Helmig P, Niedermann B, Bunger C. Failure modes in conservative and surgical management of infectious spondylodiscitis. Eur Spine J. 2013;22(8):1837–44.

第三十一章
腰椎翻修手术

David Hanscom, Peter Grunert

综述

　　腰椎间盘突出或椎管狭窄减压术后部分患者因为一些原因可能需要接受翻修手术。对于软性椎间盘突出患者,翻修手术的发生率为5%~11%[1];对于腰椎管狭窄患者,翻修手术的发生率为10%~17%[2]。翻修手术难度超过初次手术,效果更不好预测。目前对于翻修手术的手术指征、术前处理、治疗方案的选择尚有争议。本章将对这些争议的内容进行重点讨论。由于不同病人影响手术效果的因素不同,本章并不能直接提供简单有效的处理方法。

软性椎间盘突出

　　目前已有很多文献对于软性椎间盘突出的治疗方法进行讨论。多数的软性椎间盘突出经过系统保守治疗后,症状可以明显减轻或消失。随着随访MRI上椎间盘的吸收,椎间盘突出导致的神经根症状将会自发的缓解[3]。腰椎间盘切除手术可以直接去除导致症状的病因,术后患者症状缓解迅速,可以更快恢复到正常的生活,并发症发生率低。因此对于不同的病人,根据病人情况选择合适的治疗方案非常重要。如果病人能够耐受目前的疼痛程度,暂时不想手术,那么保守治疗是一个很好的选择。但是,这需要医生积极地参与,给患者提供合理的方式减轻疼痛,避免因剧烈疼痛导致患者采取手术减轻疼痛。如果疼痛不能耐受或持续时间长超过可耐受的范围,那么腰椎间盘切除术是一个很好的选择。文献报道手术成功率超过85%[4]。

腰椎管狭窄

　　腰椎管狭窄与椎间盘突出的发病机制不同,治疗方案也不相同。导致腰椎管狭窄的原因是骨及韧带增生,这些病变不会随着时间延长逐渐减轻;但是软性椎间盘突出通常能够被吸收,随着椎间盘的吸收症状可以逐渐减轻甚至消失。其他的不同还包括:

- 腰椎管狭窄可同时发生在多个节段,这增加了明确导致目前症状的责任节段的难度。软性椎间盘突出则很少发生在多个节段。

- 由于腰椎管狭窄常累及多个节段,症状常不明确,这再次增加了明确疼痛确切来源的难度。

- 腰椎椎管狭窄会随着时间逐渐加重。患者的症状也会随着时间逐渐变化。

- 已经存在多年椎管狭窄的患者出现急性的疼痛。当这些患者在生活中遇到了巨大的压力时,可能导致身体的肾上腺素、皮质醇、内啡肽等化学递质分泌变化。动物实验表明这些神经递质可以增加神经传导速度导致痛阈下降,原来已经存在的椎管狭窄开始出现症状[5]。

导致腰椎减压术后神经根性症状持续或复发的原因如下:

- 部分椎间盘碎片残留或去除骨性或韧带结构不充分导致减压不充分

- 手术节段错误

- 手术错误 - 术前未发现椎间孔内或外神经根压迫。术中仅进行中央椎管的减压而未处理更外侧的椎间盘,导致减压不充分。

- 小关节再次增生导致中央或神经根管再次出现狭窄。

- 椎间盘突出复发率在 10 年内高达 30%[6]。

- 新的突出或狭窄可发生在不同节段。

- 感染 - 表面感染,深部感染,或椎间盘炎。

- 在椎间盘切除手术中很少发生硬膜囊撕裂或神经根的损伤,但是在椎管狭窄手术中却很常见[7]。

- 出现类似于幻肢痛的持续性疼痛。当身体任何部位的慢性痛加重时,40%~60% 神经根性疼痛可能会被诱发或加重[8,9]。

在评估腰椎减压术后神经根性痛持续或复发原因时,应该评估所有这些可能性。术前需向患者充分交待术前已经存在的腰背痛术后缓解的可能性很低,这不应该作为是否进行翻修手术的因素。持续或复发的腰背痛是一个单独的问题,不在本章讨论范围。

一项 2011 年的医疗保险数据库收录了 31 543 名接受腰椎翻修手术的腰椎管狭窄患者(>68 岁)。他们发现翻修手术的发生率取决于既往接受的手术方式。有一种观点认为初次腰椎管减压手术应进行融合,并把它作为"金标准"。但是在 4 年随访过程中这类手术再次手术的概率跟单纯减压及简单关节突固定再次手术的概率相同(10.7%)。在采用前后路或手术节段超过两个的复杂腰椎手术患者中再手术的发生率更高(13.5%)。随着年龄及合并症增加,再手术的概率降低。但是这个研究并没有考虑疾病进展的自然病程,未考虑邻近节段进展导致椎管狭窄需要接受再次手术治疗的情况[10]。

复发的或持续的神经根痛的临床症状

腰椎减压术后患者可能出现不同的症状,明确患者的症状对于下一步治疗非常重要。

- 神经根性疼痛从未得到充分缓解
- 神经根性疼痛在短时间内(几天到几周)减轻,但仍然持续
- 几个月内没有疼痛,后症状逐渐复发
- 初次手术后症状缓解明显,但是突然再次发作同样的疼痛。

不管是否存在神经功能损害,上述的任何一种情况都可能发生。如果反复发作的症状导致马尾综合征,那么这就超出了本文讨论的范围。

根据患者术后的临床表现将患者分类到上述类别中,详细的询问患者的病史,治疗过程及以前和现在的影像学检查结果,制定下一步的治疗方案。

病史／临床评估

术前详细地了解患者的初始症状;否则,你就不能准确地制定正确的治疗计划。这里有一些问题需要询问你的病人,以便根据患者的情况制定不同的治疗方案。

– 术前患者的疼痛类型是什么? 主要是腰痛还是腿疼?

腰椎减压术对腰痛为主的患者无效或不适用。手术可能像安慰剂一样可能使腰痛短暂减轻,但一般不会持久。病人通常能清楚地回答这个问题。如果腿部疼痛严重但持续时间较短,这可能不是神经根的问题。

即使患者有神经源性跛行史,也可能是腰部疼痛,而不是腿部疼痛导致患者停止走动并坐下休息。

– 手术前症状出现了多久? 是否是一种慢性疼痛? 在手术前几个月有没有明显的变化?

慢性疼痛以前被定义为在预期愈合时间后仍持续的疼痛。神经科学研究表明,慢性疼痛是"一种与既往的生活经历纠缠在一起的记忆。这种记忆不能被抹去"[11]。典型的例子是幻肢痛,它可以发生在身体的任何部位。研究已经证实急性疼痛可以从大脑的痛觉区转移到情感区域。随着时间延长,痛觉区域进入休眠状态。虽然导致疼痛的诱发因素已经消失,但是大脑仍会记忆

这种疼痛。并且这种疼痛可能会在 12 个月内反复发生[12]。

－ 疼痛的模式是什么? 这种疼痛是有特定的皮肤定位还是弥漫性的?

孤立的软性椎间盘破裂引起的疼痛应与特定的皮节或肌节相匹配。如果原来的疼痛是弥漫性的或与患者的病变部位不匹配,那么手术可能不是一个好主意。只有在症状与影像学检查结果相匹配的情况下才需要手术治疗。

脊柱椎管狭窄的症状可以表现为弥漫性,可能不需要精确匹配也可以取得满意的效果。中央椎管狭窄可以有双侧或单侧症状,病人症状通常表现为较低水平的脊髓受压的表现。如果疼痛发生在特定的皮肤部位,那么压迫应该在神经根的水平或靠近神经根的水平。

－ 疼痛是否在不同的体位时持续存在?

一般来说,坐着时软性椎间盘突出更严重,站立和行走时狭窄更严重。这并不绝对,如果椎管狭窄症的患者坐着时病情加重。患者可能在椎管狭窄水平同时存在椎间盘突出的情况。如果患者存在严重的狭窄和大的椎间盘突出,患者不论在什么位置都会有持续的疼痛。通常,在同时存在椎管狭窄及椎间盘突出的患者初始症状是坐立时皮节的疼痛。然而,随着椎间盘突出引起的炎症消退,疼痛可能变得更像神经源性跛行,并在行走或站立时出现更多症状。

－ 疼痛有多严重? 严重到需要手术干预吗?

脊椎外科医生听到的最一致的抱怨可能是:"如果我知道手术后疼痛这么严重,我就不会做手术了。"如果最初的疼痛相对较轻,那么手术益处不大,术后出现神经刺激症状或复发时出现的症状可能更严重。这种病人即使进行翻修手术也不可能取得很好的手术效果。动物研究表明,当处理沮丧及愤怒状态时,神经传导会增加,疼痛会加重[5]。

－ 是否有神经损害症状?

这至关重要,因为许多患者都有神经功能的损害。如果在术前就存在神经功能的损害,它可能会在术后改善,也可能不改善。如果这种损害是在手术后发生的,并且持续存在,那么进一步的手术很有可能无法改善这些症状。如果神经功能损害是一种新出现的症状,尽管没有足够的证据支持,但是这种情况下术后改善的可能性可能极大。

值得注意的是,肠道和膀胱症状很少由慢性腰椎管压迫引起。即使腰椎管狭窄很严重,也很少导致肠道及膀胱的功能障碍。真正的马尾综合征都是急性发作的,并且有明确的压迫存在,非常容易辨认。如果患者膀胱和肠道的症状没有明显的主观感觉异常或客观感觉改变,那么这些症状不太可能来自脊柱。典型的马尾综合征的症状包括鞍区感觉异常 / 麻痹、膀胱失去控制、双腿无力和麻木。这才是真正的紧急情况。

然而,病人经常遇到这种被外科医生解释为马尾综合征的急症。即使存在严重的,甚至极端的狭窄,也不是马尾综合征,不是紧急情况。更有可能是过敏性膀胱综合征,这与慢性疼痛有关。通过治疗慢性疼痛,这些症状就会消失[13]。

－在初次手术前,是否记录文献报道的与术后效果不佳相关的风险因素?

已经有很多文献表明,多数外科医生在手术前未能解决与术后效果不佳相关的风险因素。2014年的一篇论文显示,只有大约10%的外科医生在手术之前解决了这些问题[14]。如果这些问题没有得到解决,那么手术后效果不好那就不足为奇了。这些危险因素包括:抑郁、焦虑、小题大做、恐惧回避、失眠、肥胖、年龄较小、女性、疼痛持续时间、阿片类药物依赖程度、残疾、家庭成员依赖、工作满意度、吸烟、非法药物滥用、过量的酒精摄入、其他慢性疼痛、情境性压力和儿童虐待史[15-17]。

文献已经证明外科医生在临床实践中并不能高效的识别这些"高危"患者。尽管医生对他们的总体评估很有信心,但识别高危病人的能力在25%到40%之间。不管医生是第一年的住院医师还是资深的主治医师,结果都是一样的。在一个繁忙的诊所里,要评估的东西太多了[18]。

如果这些高危的患者术后出现症状复发或持续疼痛,这些患者仍然高危。除非在术前这些危险因素得到系统的处理和治疗。否则,翻修手术也不太可能取得满意的效果。

影像学评估

在进行更多的检查之前可以通过直接比较患者术前和术后的影像了解患者目前的情况。如果持续的疼痛基本上都是腰部疼痛,那么腰椎动力位 X 线片就足以评估减压后的不稳定。如果没有神经根性症状,腰椎 CT 及 MRI 并不能提供更多的信息,除非在临床上发现一些特殊的"危险信号"提示可能存在更严重的病理变化。

MRI

如果术后出现神经根性疼痛,MRI 是首选的影像学检查。它可以揭示或排除许多类型的病理变化。首先,观察 MRI 上是否存在团块性压迫? 如果没有团块压迫,那么应该考虑其他潜在的疼痛来源。这些来源包括:

- 较高水平椎间盘压迫 - 包括胸椎椎间盘
- 带状疱疹——即使轻微的皮肤损伤,带状疱疹也会引起严重的疼痛

- 糖尿病性神经炎或肌萎缩
- 其他周围神经病变
- 肌萎缩侧索硬化症,这种疾病通常表现为与狭窄严重程度不成比例的肌肉萎缩
- 肿瘤 - 通常是转移性的 -50% 的脊柱转移灶表现为神经根病
- 持续性患肢痛
- 影响背部或腿部的复杂区域疼痛综合征

如果在相应的神经根上有明确的压迫并伴有相应的症状,那么就需要进行检查,并根据疼痛的程度决定是否需要再次手术。评估压迫的来源非常重要。残余瘢痕组织或肉芽组织在减压术后很常见,很少需要进行翻修。其他的来源还包括:

- 残留的椎间盘碎片 - 这通常可以通过对比术前和术后影像学检查或使用增强 MR 扫描来确定。在初次手术的第一年,增强 MR 非常有用。造影剂可以流入瘢痕组织,但不会流入残留或复发的碎片。
- 复发性的椎间盘突出——这也很容易识别,因为椎间盘碎片通常与椎间盘间隙连接。增强 MR 可以帮助确定突出复发的程度。
- 椎管减压不充分:
 - 上外侧侧隐窝减压不充分。
 - 在出口神经的肩部仍有残留黄韧带压迫。
 - 最常见的一种情况是中央管减压后在椎间孔内或椎间孔外仍有残余的椎间盘压迫。
- 瘢痕组织压迫通常在软性椎间盘切除术后更常见。脊椎手术后都会有瘢痕组织,但椎间盘切除后的纤维组织似乎会产生更多的瘢痕。腰椎椎管狭窄减压术后,瘢痕较少,残留的椎间盘通常很容易被识别。
- 滑膜囊肿——由于术后不稳定,腰椎减压术后可能迅速形成囊肿。这种不稳定在检查中常不容易发现,但是囊肿的存在表明不稳定。囊肿的形成常与屈伸 X 线上的椎体的平移以及 T_2 MRI 图像上的小关节突关节积水有关。

增强 MR 可用于术后一年内椎间盘突出复发的鉴别诊断。造影剂可以流入瘢痕组织,但是不会流入椎间盘碎片,在图像上表现为低信号。由于椎管狭窄多是骨性压迫,增强 MR 对复发性狭窄没有帮助。

脊髓造影 /CT

如果患者症状不典型,目前影像学检查又不能明确病因,那么就需要进行进一步的检查。下一个需要进行的检查通常是脊髓造影,然后是 CTM 扫描。

当病人因为某些原因不能行 MRI 检查时,也可以考虑行这类检查。如果脊髓造影时发现造影剂中断,与患者症状相符合,那么下一步就可以考虑手术治疗。如果造影剂流畅,则不应考虑手术。手术仅用于那些存在结构性压迫的患者(图 31.1)。

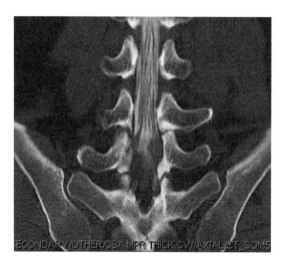

图 31.1　中年男性,分别在 L_4-L_5 的两侧进行椎管减压。术后患者双侧 L_5 神经根痛复发,进行了近一年的保守治疗。复查 MRI 不能解释目前症状。脊髓造影 CTM 显示右侧可能有瘢痕组织压迫 L_5 神经根。行 L_4-L_5 后外侧融合后患者症状缓解良好。

CT 扫描

普通 CT 扫描对狭窄减压后神经根性疾病的评估非常有用。椎间孔减压术后会导致峡部变弱,容易导致峡部骨折。虽然椎间孔狭窄可以通过 MRI 扫描发现,但不容易发现峡部骨折。识别这些峡部骨折很重要,因为它常导致腰椎不稳出现腰痛及神经刺激症状,需要进行融合(图 31.2a,b)。

腰椎正侧位及前屈后伸动力位像

腰椎椎管狭窄减压术后,可能发生关节突受损或峡部骨折,造成不稳定。前屈后伸 X 线可以识别这些不稳定并指导手术治疗进行融合。正侧位片应包括髋部,因为髋关节炎可能与 L_2 或 L_3 神经根病相混淆。

EMG/NCV(肌电图 / 神经传导速度)

如果对责任节段有疑问,可以用肌电图 / 神经传导图来进行验证。如果肌电图结果有持续的急性变化,那么这条神经可能是疼痛的原因。如果呈阴性或仅显示慢性变化,并不意味着神经压迫不是疼痛的原因。

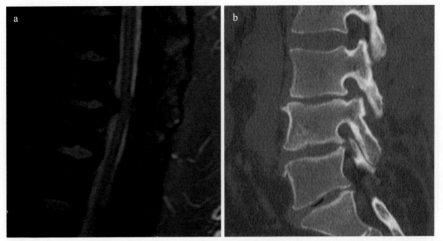

图 31.2 （a）29 岁男性，患者 L_4-L_5 和 L_5-S_1 可见椎间盘突出及椎管狭窄，症状持续超过 1 年多，近期发生截瘫。进一步的检查发现真正的问题是 T_{10}-T_{11} 椎间盘破裂。（b）50 岁男性，曾两次行右侧 L_3-L_4 减压，但是术后效果不佳。患者术前存在慢性腰痛，右大腿前疼痛。患者精神压力很大。我们花了将近一年的时间来治疗失眠，压力和愤怒后，症状减轻。这是他第三次手术前的 CT 扫描，给予右侧的 L_3-4 TLIF/ 后外侧融合。

其他病因也可以考虑行 EMG/NCV 来进行排除，如周围神经卡压、肌萎缩侧索硬化症和糖尿病相关症状等。

神经阻滞

选择性神经阻滞可以帮助确认病变节段，但不能区分走行根及出口根受压。其他非压迫性原因引起的神经炎注射皮质类固醇后症状也会减轻。

其他要考虑的因素

最后，考虑所有的可能性。除脊柱病变外，还有许多其他原因导致类似神经根受压的表现。除了上面提到的，还包括：
- 坐骨切迹肉瘤
- 坐骨神经炎
- 卵巢 / 膀胱子宫癌症
- 髋关节炎
- 髌骨软化症
- 髂胫束肌腱炎

- 转子滑囊炎
- 硬膜内 / 髓内肿瘤
- 胸部动静脉畸形
- 股外侧皮神经压迫
- 腓骨头腓神经受压
- 梨状肌综合征
- 炎症性关节炎

只有在病史、临床检查和影像学检查有充足证据证明脊柱病变导致症状的前提下，才应该考虑进行翻修手术。否则应继续检查。根性疼痛是一种症状；不是一个诊断。

临床表现

疼痛缓解不充分

如果一个病人接受手术后神经根疼痛没有任何明显的缓解，那么有几种可能。

- 初次手术不正确，术前发现的病理变化不是症状的原因，或者症状没有严重到需要手术干预。
- 手术在技术上做得不好，或者未去除压迫。椎间盘切除术的根本问题可能来自残留的椎间盘碎片。椎间盘手术并不像看起来那么容易。我从一开始就觉得没有"简单"的显微椎间盘切除术。这个问题可以缩小为术前获取影像学资料，术中确保手术切除的部分与影像学发现的病变相一致。如果术中切除的椎间盘比你预期的少，那么就继续寻找。还有一种可能性就是脱出的椎间盘在第一次 MR 和接受手术的时间间隔内发生了吸收。当你进行椎间盘脱出的手术时应该考虑这些问题，你可能仅发现一些肉芽组织而没有残留的椎间盘碎片。
- 对于腰椎管狭窄症患者，可能存在三种导致椎管减压不充分的可能性。第一种可能是虽然中央椎管狭窄很严重，但是真正的问题可能在椎间孔。椎间孔减压最好采用椎间孔外减压术，这样可以完全打开椎间孔，同时保留椎峡部。第二个可能性是走形神经根的肩部残留过多的黄韧带。第三种可能性，也是最常见的问题，中央椎管减压充分，但侧隐窝狭窄仍存在导致走形根受压。
- 初次手术节段错误或节段正确但位置错误。这里不做详细说明。这种情况比你想象的更常见。是导致手术失败的主要原因。在手术前仔细地阅读术前影像,术中成像时以及在手术开始时适当放慢速度仔细阅读影像至关重要。即使术中放针进行定位,仍然很容易将所要手术的节段定位在上一节或下一节。

● 疼痛可能是由其他原因引起的。以下是作者所见证的一些例子:

- 阑尾切除术后发现病因是因 T_{11}-T_{12} 椎间盘破裂导致。

- 对 L_3 和/或 L_4 进行减压手术,最终证实是髋关节炎。一个典型的病例在确诊病因是双侧髋骨关节炎之前曾进行了四次脊柱手术。在术前观察患者的步态和检查髋部 ROM 非常重要。常规腰椎正侧位片应包括髋部(图 31.3)。

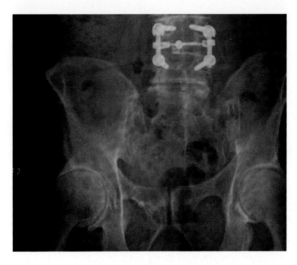

图 31.3　70 岁男性,术前存在明显的平背畸形,进行了 5 年的康复训练,并进行随访。患者同时存在大腿疼痛,检查发现这种疼痛是由双侧髋关节关节炎导致。双侧全髋关节置换术后,腿部疼痛改善明显。患者疼痛和功能在一个可接受的范围,因此不需要选择手术矫正平背畸形。

- 一例 L_5-S_1 融合术,结果病因是双侧髂胫束肌腱炎。

- 一例腰椎峡部滑脱患者行腰骶融合术,结果出现截瘫。病因其实是 T_5-T_6 星形细胞瘤。对这个病例进行回顾性分析发现患者脊髓造影中的脑脊液蛋白为 103,但是疼痛分布在 L_5 支配区。

- L_3 减压术后效果不良结果发现病因是髌骨软骨软化。

- 两名患者腰椎管狭窄明显,但肌力减弱涉及多个肌群,力量减弱程度与椎管狭窄严重程度不成比例。幸运的是,在手术之前发现患者患有 ALS(肌萎缩侧索硬化症)。

● 目前多项研究表明,慢性疼痛是一种与很多的生活场景相关的嵌入式记忆,这种记忆无法消除。这种记忆一旦形成,任何手术的结果都是不可预测的。不管最初的病理变化是否严重到需要手术治疗[11]。

疼痛只是一种症状。病史很关键,如果对疼痛的来源有任何怀疑,就不要做手术。

短期疼痛缓解

似乎几乎每个人都能从手术中得到至少几周的缓解——即使手术在技术上做得不太好，手术做得不对，节段错误，或者没有必要。人们对发生这种情况的原因尚有争议[19]。

软性椎间盘可能在术后几天或几周内再次破裂。这通常是与服用止痛药物导致的术后便秘用力增加相关。病人术后可能感觉好多了，他们可能会很快回到相对重的工作。有时，一个扭腰可能导致椎间盘再次破裂。

对于腰椎管狭窄患者，充分的减压术后患者症状可能得到一些缓解。然而，如果术后残留很多增生的骨赘，那么术前同样的症状将会不可避免的再次出现。

术后缓解良好，逐渐出现症状

这种情况总是发生进行椎管减压术后周围骨赘的再度增生。目前还不清楚为什么一个病人会再次发生狭窄。增生的原因主要是不稳定，这可以通过屈伸 X 线发现。它可以发生在中央、侧隐窝、椎间孔或极外侧。

其他原因还包括单侧间隙塌陷导致椎间孔狭窄和相应的神经根病。也可能来自内侧小关节囊增生导致侧隐窝的再次狭窄。

从定义上讲，椎间盘的再次突出不可能是症状逐渐复发的原因[20]。椎间盘可能会再次破裂，但是它的发生都是急性的，很少会慢慢地再次发生。

术后症状减轻，突然恢复术前症状

椎间盘切除术后，术前症状的突然复发有两种可能。要么是椎间盘再次破裂要么是之前的疼痛回路被重新激活。因为疼痛还在术前相同的分布区域，因此尽可能获取准确的病史至关重要。很多时候病人抱怨术后仍有腰部疼痛，这可以当作腰椎劳损来治疗。你可以只治疗症状而不进行进一步的检查，除非出现严重的神经根性疼痛或者发现一些让人担心可能存在严重问题的症状。例如，一个新的椎间盘破裂可能发生在原手术节段的上位椎间盘水平，但突出的椎间盘很大足以在先前的神经根分布区域中产生症状。腰椎增强 MRI 有助于鉴别诊断。

当人们处于巨大的压力之下时，身体中的应激反应物质会升高，并持续存在。动物实验显示在压力应激下神经传导速度增加，痛阈值降低[5]。残留压迫将可能产生症状。此外,疼痛回路还与焦虑/愤怒回路有关,在一定的压力水平上,这些焦虑/愤怒回路也可能产生疼痛症状。值得注意的是,外科医生并不能在临床实践中准确地识别这些承受巨大压力的患者,准确率仅为25%~43%[18]。有意思的是,进行培训及多年的临床经验也不能提高诊断的准确性。从问卷中询问或获取信息至关重要。疼痛的强度通常是相同的,给予正确的治疗这些慢性疼痛可以迅速缓解。对于那些存在未解决的慢性疼痛的患者,40%~60%进行进一步的手术治疗后患者可能诱发或加重这些慢性疼痛[8]。

椎板切除术/椎板切开术后突然出现症状复发,很少由原发性椎间盘突出导致。但是存在椎板切除术后不稳定的可能性。这种不稳定可能是单侧的,也可能是双侧的。单侧症状可能由椎板切除导致单侧或双侧峡部骨折导致。

所有可能的病理原因

软性椎间盘突出
- 椎间盘的残留
- 椎间盘的再次突出
- 瘢痕组织
- 疼痛回路的重新激活

椎板切除术
- 峡部骨折——单侧或双侧
- 关节突不稳定
- 减压不充分
- 侧隐窝
- 神经根的肩部
- 椎间孔内
- 骨质再次增生
- 疼痛回路的重新激活

翻修手术前的准备

有需要手术治疗的病灶吗?这是首要问题,之前已经详细讨论过了。只有存在明显的压迫,并且与受压神经有相匹配的症状时,才应考虑手术治疗。如果两者不匹配,那么需要进行进一步的检查排除其他疾病的可能。轴性腰痛很少需要进行任何手术,更不用说翻修手术了。

第二个问题是神经根性疼痛是否严重到需要手术。多数病人对他们的腰痛更加沮丧,而腿疼并不关注。

目前对于什么是真正的神经根性疼痛尚有许多争议。通常,腿部疼痛跟神经根性疼痛不同,腿部疼痛是一种持续几分钟到几秒的快速刺痛。它可能随着位置变化,也可能不会,尤其是当它来自另一个来源时,比如肌腱炎。神经根性疼痛应该沿着神经根走行,通常较严重并持续数个小时。通常疼痛都是在固定的位置。例如,L_5-S_1 椎间孔狭窄患者会随着站立和行走加重。如果坐着时 L_5 疼痛更严重,那么需要考虑疼痛的其他来源。

疼痛的性质很重要。如果刺痛或感觉减弱是最主要的主诉,那就不需要进行手术。术后感觉异常不太可能改善,并不值得冒险进行手术。

无痛性肌力减弱是一个有争议的问题,现在没有任何真正的方法来评估手术结果与非手术治疗效果的好坏。是否需要手术及术后是否需要翻修也尚有争议。因为大多数软性椎间盘突出患者不进行手术症状也可能改善,因此目前尚不清楚手术减压能提高软性椎间盘突出患者术后神经功能恢复的机会。椎管狭窄患者的神经损害发病缓慢,即使接受手术治疗运动恢复的可能性也很低。

择期手术,特别是脊柱翻修手术应避免在患者存在严重精神压力的情况下进行手术。即使有相对严重的压迫,手术决定也应慎重。持续的压力会使身体的化学成分发生明显的变化,增加神经传导的速度[4]。应该尽一切努力帮助病人度过这些不愉快的过程。当疼痛阈值下降时,受累区将首先出现症状。随着压力逐渐减轻,症状也明显减轻。相反,有充分的证据表明,在存在焦虑、抑郁、恐惧、回避、愤怒、残疾、年龄较小、女性等高危因素下进行手术,会产生较差的手术效果。只有 10% 的外科医生在手术前处理了这些因素[14]。

手术方式的选择

软性椎间盘突出的翻修手术

通常的做法是在进行翻修手术时按照原来的手术路径重新切除椎间盘。也有些例外情况,如椎间盘突出较大或需要大范围的椎板切除才能安全的取出椎间盘。尽管单纯椎间盘切除是一个合理的选择,但是若椎间盘可能会再次破裂或多次破裂需要接受反复手术治疗时,应考虑进行融合手术。

目前对于软性椎间盘突出翻修手术应进行单纯的再次椎间盘切除还是进行融合手术仍存在争议。支持融合的观点认为为了更安全彻底的解除神经根的压迫需要切除更多的骨头,容易造成术后不稳,需要进行融合。支持单纯椎间盘切除的观点认为再次的椎间盘切除手术创伤小,并发症发生率低,邻近节段退变概率小。一项前瞻性研究将需要接受翻修手术的软性椎间盘突出患者分为两组,一组进行融合,另一组进行再次单纯椎间盘切除。术后两者再手术率相同,但在融合组并发症发生率更高。因此,对于此类患者再次椎间盘切除不进行融合是首选的手术方法[21]。

一些规模较小的研究已经证明了软性椎间盘突出患者翻修手术进行融合的有效性。但是,在这些研究中没有对照组[22]。一项大型回顾性研究认为融合组患者的再手术率低于单纯椎间盘切除的患者(5.0% vs. 0.25%)。但是也有文献认为融合手术并发症发生率更高,内固定融合术后第一年的再手术率大约在20%[2]。除非有明确的解剖学异常影响手术决策,一个简单的椎间盘切除术应该是首选的治疗选择。

如果脊髓造影发现手术瘢痕阻碍了脊髓造影剂的流动,那么进行全椎板切除并进行固定融合彻底减压神经可能是一个更好的主意。瘢痕组织压迫导致的临床症状常不明确。即使有明显异常的脊髓造影,瘢痕组织切除的效果仍不可预测。你必须确保已经彻底解决了解剖学上的压迫。

复发的骨性狭窄的翻修手术

椎管狭窄的翻修手术充满了不可预测的情况。最常见的情况是骨头很厚,术中需要进行更广泛的骨切除来充分减压神经。这种操作很有可能会造成术后不稳,需要第三次手术进行融合。由于手术操作范围较小,增加了术中进行安全彻底减压的难度。对于翻修手术,如果想要效果确切,进行彻底的广泛椎板切除、关节突切除及融合是一个更好的选择。但是就像上面说的,进行融合手术并不能降低再次手术的概率[2]。另一项来自瑞典的注册研究前瞻性地研究了50岁以上患者的减压伴或不伴融合的随访结果。在两年的随访中,手术结果和再手术率无显著差异。如果脊柱是稳定的或者在减压的同时并不造成不稳定,那么融合手术并不是必需的[23]。

如果术中存在需要融合的可能性,那么术前同意应该包括这种可能性。有时候这种不稳定可能要到手中才被发现。

如果关节突关节受损或峡部骨折导致不稳定,那么应选择进行融合手术。选择哪种方式取决于手术节段的数量和手术大夫的个人习惯。

如果在手术时发现滑膜囊肿,那么手术节段是不稳定的。虽然简单的切除囊肿是初次手术的选择,但是对造成囊肿的病变小关节进行融合可能是更好的治疗选择。治疗解剖上存在小关节突囊肿的患者比治疗来自初次手术的瘢痕更加困难更有挑战性。切除囊肿所在的小关节后,囊肿附着或瘢痕粘连到硬脑膜的部分可以单独留下。小关节切除后,囊肿不会复发。

技术要点

无论是否存在椎间盘再次破裂,减压是否不充分,脊柱不稳或骨赘再生是否加重,翻修手术的技术要点与初次手术相同。

再次椎间盘切除

再次手术的首要原则是从正常解剖到病变平面。与椎板切除术或切开术的翻修相比,再次椎间盘切除更具有挑战性,因为走行的神经可能与之前切开的纤维环粘连。术中仔细分离椎间盘上下获得良好的解剖结构至关重要。

软性椎间盘切除的翻修手术复杂且充满陷阱,这值得我们首先进行介绍。我们以左侧 L_4-L_5 为例进行说明。

翻修手术的切口应明显长于第一次手术的切口。这可以让我们找到椎板上下正常的解剖结构。使用大的 Cobb 剥离子可以减少无意进入椎管造成硬膜撕裂的风险。可以沿初次手术的切口切开瘢痕到达硬膜囊。使用单侧牵开器,将组织牵开到关节突关节的外侧,暴露 L_4、L_5 的峡部。充分暴露 L_4 左侧椎板,用刮匙将 L_4 椎板下缘暴露干净。使用高速魔钻在上次的瘢痕组织或残留的黄韧带周围扩大椎板切开的范围。花费几分钟去除一些内侧的椎板及棘突的上缘,腾出更多的操作空间便于术中牵拉神经。术中使用显微镜有助于鉴别结构。

第二步需要从 L_5 椎板上缘剥离瘢痕组织。去除部分 L_5 上缘差不多一半椎板至 L_5 椎弓根水平。首先找到 L_5 椎弓根。在 L_5 椎弓根的内侧找到 L_5 神经根。沿 L_5 神经根向远端轻微移动,仔细辨认 L_5 椎弓根。用神经剥离子沿 L_5 椎弓根向上滑动到达 L_5 神经根的上缘,然后向内侧牵拉暴露 L_4-L_5 椎间盘。术中切除 L_5 椎弓根上侧及外侧的部分骨头可以增加术中操作空间。

注意寻找椎间盘上方 L_5 神经根的肩部。进一步去除 L_4 椎板的下缘,切除硬膜囊上方黏连的瘢痕。通过上下来回运动,将瘢痕与 L_5 神经根一起向内侧牵拉。如果椎间盘向远端突出,那么就很难移动椎间盘上的神经。解剖的重点应放在椎间盘的上方,术中尽可能创造更大的操作空间,以便能够安全的牵拉硬膜囊。然后再向近端找到再次突出的椎间盘。如果椎间盘向远端突出,那么应使用相反的顺序。首先在正常组织上牵拉神经对于手术非常有帮助,可以在硬膜囊及瘢痕之间形成张力,方便术中进行精确的分离。

对于腰椎间盘突出翻修手术,脊柱外科医生可能基于他们接受的训练和经验妥善处理这个问题。如果能从硬脑膜囊和神经根上彻底去掉瘢痕,那么基本上把这个手术变成了初次椎间盘切除术。如果瘢痕不容易剥落,那么唯一的选择就是将瘢痕和神经一起移动。无论哪种方式,术中都需要精细操作,仔细解剖,将所有的结构解剖清楚,那么椎间盘切除就是最后一步了。再次确认术中切除的部分与影像上看到的病变是一致的。

再次椎板切开或椎板切除

椎管减压翻修与椎间盘切除翻修手术差别明显。椎间盘切除术后,神经根可能与切开的纤维环粘连,术中牵拉神经的难度很大。虽然椎管减压翻修手术没有神经根粘连的问题,但是在手术部位常形成很多增生的骨赘,硬膜囊常与增生的骨赘粘连。两种手术与初次手术相比都有较高的硬脑膜撕裂的风险。因此,神经损伤的风险较高。

椎管减压翻修手术的步骤与上面描述的椎间盘切除的步骤相同。首先确定责任节段的下位椎弓根非常重要(例如上面的例子是 L_5 椎弓根)。术中可能感觉许多结构都像是椎弓根。L_5 神经根能够轻松地在椎间盘上拉动。术中扩大 L_4 椎板切开的范围可以创造更多的操作空间。

在扩大 L_4 椎板切开范围时,注意保护 L_4 的峡部,尽可能多的保持骨骼完整,避免造成延迟骨折。暴露清楚瘢痕近端结构,去除手术区域的黄韧带。暴露 L_5 椎板上缘,向中央及远端暴露 3~5mm 到达瘢痕组织的远端。然后调转 90°,去除椎板至 L_5 椎弓根。一旦你找到了椎弓根,你就找到了 L_5 神经根的肩部。尽可能在脊髓的侧面和前面操作,尽可能降低硬膜囊撕裂的风险。有时,去除 L_5 椎板很容易就可以到达之前手术的区域。

在使用椎板咬骨钳之前可以用磨钻将骨头磨薄。许多习惯使用细磨钻的手术医生有可能磨破椎板造成硬膜囊损伤。避免这种事情最重要的就是术中解剖清楚,精细操作,不要尝试在局部挖出压迫。

翻修手术仔细解剖、精细操作的必然结果就是去除大量骨头,造成节段不稳定。如果术前计划存在出现这种可能,那么术前应与患者交待术中进行融合的可能性。

翻修手术的并发症

如果遵循本章上面所述的包括技术建议的所有方法,翻修手术的结果可以达到接近初次手术的效果。但是大多数人认为翻修手术的并发症发生率更高[24]。这些并发症包括:

- 硬膜撕裂
- 神经根损伤
- 感染
- 术后效果较差

手术效果

目前尚没有一个好的方法来提前预测翻修手术的具体效果。文献报道的与不良结果相关的危险因素在病例里记录也不一致,在手术前多数也未得到恰当的处理。手术只是解决方法的一部分,仅适用于那些在特定神经分配区症状与影像学相符合的患者。有些患者疼痛初次发作后症状随情绪反复变化。在这种长期疼痛的情况下接受翻修手术导致翻修手术的效果更不确定[12]。在翻修手术前系统处理影响翻修手术效果的危险因素显得尤为重要。

在下列情况下能取得良好的手术效果:

- 症状与影像学上确定的病变相符合。
- 术前提前向患者及家属充分交代手术预期能获得的效果,降低患者的预期。脊柱手术,无论是否融合,都不能减轻背痛。
- 患者至少有 6 周的充足睡眠[25,26]。
- 术前减少麻醉药物的使用。如果每天使用的麻醉药物计量超过 80mg 吗啡的当量,术前应减少麻醉药品的计量。较高的计量会激活并上调神经系统的敏感性[27]。
- 妥善处理患者术前的精神压力水平[28,29]。
- 焦虑、恐惧和逃避
- 愤怒 / 灾难
- 抑郁
- 注意患者精神压力的变化,并给予妥善的处理。不要在患者存在严重的精神压力下进行手术[30]。
- 在工伤的情况下制定术后计划。术前疼痛门诊评估很有帮助。
- 对患者术前进行慢性疼痛本质的教育。神经科学研究中心认为"慢性疼痛是一种与某些生活场景密切相关的根深蒂固的记忆。这种记忆一旦形成,并不会立刻消除。"[11]。术前妥善处理这些危险因素可以解决这个问题。"预处理"过程应在任何手术前,尤其是翻修手术前。
- 术前进行物理康复。

如果上述所有情况在术前未得到妥善处理,翻修手术的效果将是不可预测的。其他因素包括:

- 即使经过广泛的影像学检查,疼痛的来源也不清楚。

- 诊断错误。参见上面提到的髋关节炎,髋骨软化症等。

- 总体情况尚未评估。对未经处理的慢性疼痛的患者进行手术将导致40%~60%患者在新的手术部位可能出现慢性疼痛。5%~10%的可能成为永久性的疼痛[31]。

- 翻修手术操作必须精细。即使病人表现不好,术中也必须明确解剖结构及责任节段。初次手术操作不精细,将导致翻修手术更为复杂。如果手术医师不擅长翻修手术,那么就应该将病人交给一个可以信任的手术技术全面的脊柱外科医生。

- 有些时候疼痛实际上是由于精神压力导致的既往疼痛回路的重新激活。这种疼痛临床表现上像初次手术前症状一样,在同一情景下发生。在精神压力较大的情况下不进行择期手术可避免此类问题的发生[28,29,32]。

(郭建伟 译 张延斌 卢文灿 校)

参考文献

1. Malter AD, McNeney B, Loeser JD, Deyo RA. 5-year reoperation rates after different types of lumbar spine surgery. Spine (1976). 1998;23:814–20.
2. Deyo RA, Martin BI, Kreuter W, Jarvik JG, Angier H, Mirza SK. Revision surgery following operations for lumbar stenosis. JBJS. 2011;93:1979–86.
3. Macki M, Hernandez-Hermann M, Bydon M, Gokaslan A, McGovern K, Bydon A. Spontaneous regression of sequestrated lumbar disc herniation: literature review. Clin Neurol Neurosurg. 2014;120:136–40.
4. Weinstein JN, Tosteson TD, Lurie JD, et al. Surgical vs nonoperative treatment for lumbar disk herniation: the spine patient outcomes research trial (SPORT): a randomized trial. JAMA. 2006;296:2441–50.
5. Chen X, et al. Stress enhances muscle nociceptor activity in the rat. Neuroscience. 2011;185:166–73.
6. Frymoyer JW, Matteri RE, Hanley EN. Failed lumbar disc surgery requiring second operation. A long-term follow-up study. Spine. 1978;3:7–11.
7. Cammisa FP Jr. Incidental durotomy in spine surgery. Spine. 2000;25:2663–7.
8. Ballantyne J, et al. Chronic pain after surgery or injury. Pain Clin Updates. IASP. 2011;19:1–5.
9. Schug SA, et al. Chronic pain after surgery or injury. Pain Clin Updates. 2011;19:1–5.
10. Deyo R, et al. Revision surgery following operations for lumbar stenosis. JBJS. 2011;93:1979–86.
11. Mansour AR, et al. Chronic pain: the role of learning and brain plasticity. Restor Neurol Neurosci. 2014;32:129–39.
12. Hashmi JA, et al. Shape shifting pain: chronification of back pain shifts brain representation from nociceptive to emotional circuits. Brain. 2013;136:2751–68.
13. Abbass A, Lovas D, Purdy A. Direct diagnosis and management of emotional factors in chronic headache patients. Cephalalgia. 2008;28(12):1305–14.
14. Young AK, et al. Assessment of pre-surgical psychological screening in patients undergoing

spine surgery. J Spinal Disord Tech. 2014;27:76–9.

15. Edwards RR, Cahalan C, Mensing G, Smith M, Haythornthwaite JA. Pain, catastrophizing, and depression in the rheumatic diseases. Nat Rev Rheumatol. 2011;7(4):216–24.

16. Linton SJ. A review of psychological risk factors in back and neck pain. Spine (Phila Pa 1976). 2000;25(9):1148–56.

17. Felitti VJ, et al. The relationship of adult health status to childhood abuse and family dysfunction. Am J Prev Med. 1998;14:245–58.

18. Daubs MD, Patel AA, Willick SE, et al. Clinical impression versus standardized questionnaire: the spinal surgeon's ability to assess psychological distress. J Bone Joint Surg Am. 2010;92(18):2878–83.

19. Basbaum AI, Fields HL. Endogenous pain control mechanisms: review and hypothesis. Ann Neurol. 1978; https://doi.org/10.1002/ana410040511.

20. McGirt MJ, Eustacchio S, Varga P, Vilendecic M, Trummer M, Gorensek M, Ledic D, Carragee EJ. A prospective cohort study of close interval computed tomography and magnetic resonance imaging after primary lumbar discectomy: factors associated with recurrent disc herniation and disc height loss. Spine. 2009;34:2044–51.

21. White AH, von Rogov P, Zucherman J, Heiden D. Lumbar laminectomy for herniated disc: a prospective controlled comparison with internal fixation fusion. Spine. 1987;12:305–7.

22. Abd El-Kader HEA. Transforaminal lumbar interbody fusion for management of recurrent disc herniation. Asian Spine J. 2016;10:52–8.

23. Forsth P, Michaelsson K, Sanden B. Does fusion improve the outcome of decompressive surgery for lumbar stenosis? Bone Joint J. 2013;95-B:960–5.

24. Fandino J, Botana C, Viladrich A, Gomez-Bueno J. Reoperation after lumbar disc surgery: results in 130 cases. Acta Neurochir. 1993;122:102–4.

25. Zarrabian MM, et al. Relationship between sleep, pain and disability in patients with spinal pathology. Arch Phys Med Rehabil. 2014;95:1504–9.

26. Agmon M, Armon G. Increased insomnia symptoms predict the onset of back pain among employed adults. PLoS One. 2014;8:e103591. pp. 1–7.

27. Liang D, et al. Chronic morphine administration enhances nociceptive sensitivity and local cytokine production after incision. Mol Pain. 2008;4:7.

28. Chaichana KL, Mukherjee D, Adogwa O, Cheng JS, McGirt MJ. Correlation of preoperative depression and somatic perception scales with postoperative disability and quality of life after lumbar discectomy. J Neurosurg Spine. 2011;14(2):261–7.

29. Main CJ, Wood PL, Hollis S, Spanswick CC, Waddell G. The distress and risk assessment method. A simple patient classification to identify distress and evaluate the risk of poor outcome. Spine (Phila Pa 1976). 1992;17(1):42–52.

30. Rahe RH, et al. Social stress and illness onset. J Psychosomatic Res. 1964;8:35.

31. Perkins FM, Kehlet H. Chronic pain as an outcome of surgery. Anesthesiology. 2000;93:1123–33.

32. Block AR, Ohnmeiss DD, Guyer RD, Rashbaum RF, Hochschuler SH. The use of presurgical psychological screening to predict the outcome of spine surgery. Spine J. 2001;1(4):274–82.

第三十二章
椎弓根螺钉的翻修策略

Tiffany Grace Perry

术前影像学检查

术前 X 线平片可以帮助外科医生了解内固定物的节段及位置。同时也可以了解有无椎弓根螺钉断裂,断裂螺钉能否全部取出。如果由于螺钉断裂在骨内无法取出,则该节段则无法更换新的螺钉。通常术中可重新选取新的进钉点或进钉路线,以达到最佳把持力,避免断钉对新螺钉的影响。断裂螺钉尖部截面可能在 X 光片上很难确定。因此,CT 对于翻修手术可能获益更多,尤其对于评估合并假关节的病例[1]。

CT 对于评估椎弓根螺钉周围的光晕很有帮助,因此外科医生可根据 CT 结果评估内固定器械的松动程度。同时,CT 也可以帮助外科医生预测翻修所需的螺钉尺寸。椎弓根螺钉周围存在明显的光晕,可能预示着该节段无法置入新的螺钉。有些翻修手术可能需要直径达 10.5mm 的螺钉。对于一些内固定严重松动的病例,该尺寸螺钉甚至仍无法获得坚强的内固定强度。

当翻修置换新椎弓根螺钉时,通常需增加椎弓根螺钉直径 1mm 以上。而且需要根据 CT 扫描结果决定是否需要增加椎弓根螺钉长度以增强把持力。对于前次手术螺钉长度过短的情况,椎弓根螺钉应延长置入到椎体内合适位置以增强抗拔出力。

明确内固定物

术前必须获得前次手术记录,以明确内固定物的种类和生产厂家。术前明确生产厂家、螺钉类别、螺钉配件以及连接器种类是成功高效地取出内固定物的关键。如果螺钉已经明显松动,可应用 Kocher 钳或咬骨钳将螺钉轻易拔出。如果螺钉尚未完全松动,则最好不要直接拔出螺钉;可应用合适的改锥或万用改锥将螺钉旋出。如果无法找到合适的改锥,可剪一根短棒作为扳手将螺钉旋出。

当全部螺钉均拔出后,应准确记录每根螺钉的长度和直径,以选用新的螺钉。同时,我们还应关注螺钉上的螺纹宽度。

术者可根据术前影像资料判断有无椎弓根骨折,椎弓根骨折后的碎片可能会侵犯椎间孔或椎管。如果怀疑椎弓根骨折,术者应慎重选取更粗的螺钉,否则可能会引起椎弓根扩张,压迫神经根。

螺钉翻修的辅助工具

对于螺钉严重松动或椎弓根严重破环的病例,术者需要配备一些辅助工具以完成翻修融合手术。骨水泥增强螺钉是可应用的技术之一。术前应仔细阅览 CT 片以确保没有椎弓根破坏以及椎弓根骨折,否则可能会导致骨水泥外溢。只要椎弓根结构完整,椎体皮质没有破坏,就可以应用骨水泥强化翻修的椎弓根螺钉[2]。

其他可用于翻修手术的工具包括关节突螺钉,但其直径较小,把持力较低。椎板钩可用于椎弓根骨折或椎弓根过细而无法置换螺钉的病例。

在翻修手术中最重要的理念是知道从何处开始,从何处结束。比较谨慎的顺序是先取出所有已经明确松动的螺钉,然后再探查 CT 上提示较为牢固的螺钉。显然如果更换不同内固定生产厂家,需要移除所有椎弓根螺钉。术者可应用 Kocher 钳或咬骨钳夹持螺钉头部并向外拔出,以测试螺钉是否牢固。只要螺钉感觉是牢靠的,则可以保留。如果担心螺钉拔出或松动,都应该取出并更换更大尺寸螺钉。

无论胸腰椎翻修手术的原因是什么,均应该保证在翻修手术中内固定器械绝对稳定。翻修手术次数越多,椎体骨质越差,把持螺钉的强度越低。

螺钉设计

更换螺钉时,另一个需要考量的是螺钉螺纹的设计问题。过去几十年,很多研究致力于开发新的螺钉螺纹以抵抗拔出力。如今螺钉的螺纹种类繁多,术者不仅需要关注螺钉的直径和长度,而且需要关注螺钉螺纹的样式。如果应用混合螺纹螺钉,术者应关注螺纹角度、螺距以及内外直径。术者应更换各个尺寸均增大的螺钉进行翻修[3]。

螺钉移位

通过术前影像学检查,术者应关注有无内固定移位,或有无螺钉断裂偏离原有钉道。如果螺钉已经移位或原螺钉位置不佳,则可能侵犯椎间孔,压迫神经根,严重者可能进入椎管。在取出此类螺钉时应特别小心,最大限度减少对邻近神经结构的损伤。如果需选取新的钉道置入螺钉,可应用图像导航系统辅助制定,以获得最佳把持力[4]。如果原先的钉道螺钉把持力不够,且没有新的钉道可置钉,则可以跳过该节段,因为新的钉棒与松动螺钉连接是不能接受的。

要点:
- 术前影像学资料可确定移除内固定的节段,内固定生产厂家,椎弓根或椎体有无骨折,以及钉棒有无断离。
- 制定翻修计划。了解翻修节段周围的解剖结构。
- 制定多个计划(计划 A,B,C,D)。

总结

脊柱翻修手术是最能给术者带来成就感的手术。由于翻修手术耗时费力,很多外科医生不愿接手翻修手术。翻修手术就像是将一套 2 000 块的拼图放在你面前,你必须将他们拼成一幅艺术作品。有时当你专注于某一小点时,可能就会忘记了最终目标。当一块拼图并非放在它看起来应该在的位置时,则很容易感到沮丧不已。术中若出现这样的情况,应适时向后退一步,想想术前制定的总体目标。拼拼图的方法有很多。有些人喜欢先搭好外周框架。有人喜欢将拼图内部一部分一部分拼好,然后再将它们合在一起。不论采用何种方法,最终均可以拼成一幅完整的图片。在脊柱手术中,无论最终用何种方法,最重要的是达成术前制定的目标。

（杜悠　译　郭建伟　卢文灿　校）

参考文献

1. Wu X, Shi J, Wu J, Cheng Y, Peng K, Chen J, Jiang H. Pedicle screw loosening: the value of radiological imagings and the identification of risk factors assessed by extraction torque during

screw removal surgery. J Orthop Surg Res. 2019;14:6.

2. Renner SM, Lim TH, Kim WJ, Katolik L, An HS, Andersson GB. Augmentation of pedicle screw fixation strength using an injectable calcium phosphate cement as a function of injection timing and method. Spine (Phila Pa 1976). 2004;29(11):E212–6.

3. Seng WRD, Chou SM, Siddiqui SS, Oh JYL. Pedicle screw designs in spinal surgery: is there a difference? A biomechanical study on primary and revision pull-out strength. Spine (Phila Pa 1976). 2019;44(3):E144–9.

4. Mason A, Paulsen R, Babuska JM, Rajpal S, Burneikiene S, Nelson EL, Villavicencio AT. The accuracy of pedicle screw placement using intraoperative image guidance systems. J Neurosurg Spine. 2014;20(2):196–203.

第三十三章
颈椎手术的翻修策略

Anthony Conte, Faheem A. Sandhu

引言

2002 年至 2011 年间,美国共进行了 30 多万例颈椎手术。根据每年的统计数据,颈椎手术的数量及花费均有显著增长[24]。Liu 等人的一项研究回顾了 2001 年至 2013 年间大约 42 万例退行性颈椎疾病,发现年手术量持续上升[19]。在美国,接受颈椎手术的平均年龄为 52 岁,而随着医疗技术的进步,美国人平均预期寿命增长至 78 岁。与之相伴的是颈椎翻修手术的比例亦在增加。2002 年至 2011 年间,超过 3 500 例一至两个节段前路颈椎间盘切除术需行翻修手术,超过 250 例颈椎间盘置换术需行翻修手术[25]。多个研究均观察到颈椎手术翻修率升高的趋势,2 年内 ACDF 手术的翻修率为 9%~10%,31 个月内的翻修率为 15%[32,33]。颈椎后路手术的翻修同样普遍,颈椎后路椎间孔切开术的 2 年翻修率为 6.7%~9.9%[1,23]。在如今的医疗环境中,术者必须熟练掌握翻修手术的手术指征和手术技术,才能帮助患者获得最佳手术效果。

翻修手术指征

邻近节段病变

邻近节段病变(Adjacent segment disease,ASDI)是指原融合节段的邻近节段出现颈椎病症状,而邻近节段退变(adjacent segment degeneration,ASDG)是指影像学上出现邻近节段退变征象而没有明显的临床症状。ACDF 术后邻近节段病变的发病率不同研究有所不同:每年的发病率约为 3%,术后 10 年内的发病率约为 25%,31 个月内的发病率约为 15.3%,9 年内的发病率约为 11.99%[5,14,32]。Carrier 等人的研究发现,ACDF 术后邻近节段退变的发生率约为 47.33%。ASDI 并非只发生于前路手术。一项研究发现,后路椎间孔切开术后 7 年 ASDI 的发病率约为 4.9%[6]。

邻近节段病变究竟是由于颈椎融合节段引起邻近节段应力改变所致,还是颈椎正常退变所致,在颈椎外科领域争议较大。事实上,答案可能是二者兼而有之。生物力学研究显示如果融合上下椎体,去除正常椎间盘活动能力,其邻近节段椎间压力及承重虽在正常范围内但均有增加[9]。增加椎间盘内压力最终可能导致早期椎间盘退变。然而,在 Bydon 等人的研究中,增加颈椎前方结构的高度会导致邻近节段应力增加,但并不会增加邻近节段病变的概率[2]。此外,研究人员没有发现融合节段个数与发生邻近节段病变发病率有明显相关性,这也表明颈椎自然退变可能在邻近节段病变中起主要作用。

假关节

尽管在过去 20 年间内固定器械和植骨材料取得了进步,但假关节形成仍然是颈椎融合术后面临的常见并发症。一项荟萃分析统计得出,如今颈椎前路融合手术 2 年内出现假关节的发病率为 2%~3%[28]。与单节段融合手术相比,多节段前路手术术后假关节形成的发病率更高。后路椎板切除及融合手术假关节形成的发病率因文献而异,为 1%~8%[37]。吸烟,营养不良,长时间应用糖皮质激素,合并糖尿病、肾功能不全会增加颈椎手术术后假关节形成的发病率。ACDF 或后路颈椎融合术后假关节形成患者常常表现为颈椎轴性疼痛、神经根性症状、脊髓病变以及术前症状复发。术后 6 个月随访时出现上述症状应高度怀疑假关节形成,应评估动力位影像学检查评估有无假关节形成[18]。对于无症状的假关节形成患者,如果目前没有颈椎不稳定的迹象,则可以密切随访。使用外置骨生长刺激器进行直接电流刺激已经证实可以促进骨性融合。

症状复发 / 残留狭窄 / 术后评分不佳的手术指征

对于颈椎术后症状复发的患者,必须详细询问病史,确定疼痛相关的责任节段。需要问患者几个重要问题:"他 / 她在手术前有什么症状?","这些症状术后缓解过一段时间吗? 还是在术后保持不变?","围手术期或术后是否出现任何并发症?"。虽然颈椎减压及融合手术在解决神经根性症状及脊髓症状方面疗效很好,但对于慢性颈椎轴性疼痛疗效欠佳。多项研究表明,ACDF 手术治疗慢性颈椎轴性疼痛的阳性结果为 70%~85%[36]。因此建议对颈椎轴性疼痛患者采用融合手术治疗之前,应尝试保守治疗方法,并完善影像学评估。术前准备不充分可能会导致融合节段错误,并加重慢性疼痛症状。

通过了解患者的病史,术者可了解初次手术减压范围,以及减压是否充分。MRI 或 CT 脊髓造影是评估内固定植入后椎管狭窄的诊断方法。手术后症状无明显改善,表明仍有残留狭窄需要进一步减压。术后一段时间症状改善,随后神经症状又进一步恶化通常提示出现其他病变,包括植骨失败,内固定失败或下沉,假关节形成以及邻近节段病变。

感染

后路颈椎术后感染的发生率较前路手术更高,通常继发于切口延长、存在解剖无效腔隙以及术中失血过多。患者合并糖尿病、肥胖、多种内科合并症、免疫缺陷状态以及合并既往感染史,均可导致颈椎术后感染风险增加。早期感染通常表现为切口引流增多,局部红肿,发热,以及白细胞升高。晚期感染症状通常不典型,不易辨识。晚期感染最常见的危险信号是原本好转的疼痛或神经症状进一步加重。CT 扫描可提示内固定松动以及内固定周围光晕征,而 MRI 见边缘强化的病灶通常提示脓肿形成。影像学检查和临床症状均提示感染则须返回手术室进行术区细菌培养,彻底清创,放置伤口负压吸引,以及保留多根伤口引流。术中应评估内固定物有无松动,尽最大努力保留内固定物以帮助骨性融合。通常,清创术后建议静脉应用抗菌药物至少 8 周以上。

脊柱后凸／畸形

后路颈椎椎板切除术后颈椎后凸畸形是颈部疼痛及神经系统障碍的常见原因。脊柱严重退行性改变的老年患者可出现颈椎后凸畸形。颈椎后凸畸形会导致脊柱矢状序列向前倾。肌肉和韧带等张力带结构松弛使脊柱矢状序列失平衡进一步恶化,导致支撑的肌肉过度紧张。肌肉负荷增加导致颈椎轴性疼痛和背痛加重。此类患者通常需弯腰以维持视线水平,这也进一步加重了疼痛和疲劳。此外,随着后凸畸形进展,脊髓可能会移位贴附于椎体后方,一段时间后引起神经症状及脊髓压迫。手术可纠正后凸畸形,恢复矢状位平衡,避免神经症状进一步恶化。

影像学检查

评估颈椎术后复发疼痛时,应首先完善颈椎正侧位、前屈后伸位 X 线检查。颈椎正侧位 X 线片可检查初次手术内固定物情况以及局部力线情况,而前屈后伸位 X 线应在术后 3~6 个月后进行检查,可明确有无假关节形成。前屈后伸位 X 线片上,C_2-C_7 Cobb 角变化大于等于 2° 则预示着可能存在潜在的假关节形成[3]。Rhee 等人最新的一项系统回顾显示,前屈后伸位 X 线片上目标节段椎体间距是否大于 1mm 以上可作为准确评估融合效果的方法[27]。

颈椎前屈后伸位及站立位全脊柱 X 线片可用于评估颈椎畸形以及矢状位力线。合并颈椎畸形患者应完善颈椎前屈后伸位 X 线片,明确畸形的僵硬程度。最近的文献主要关注颈椎后凸/畸形患者全脊柱 X 线片上整体序列的影像学参数,以及各参数与患者疼痛症状及生活质量的关系。正常人群中,C_2-C_7的 Cobb 角平均约为 10°[10,13],而全颈椎前凸(寰椎到 C_7)通常平均为 40°[13]。可以应用矢状位平衡(sagittal vertical axis,SVA)来评估脊柱整体矢状面序列,从 C_1 前结节,C_2 的中心,或 C_7 椎体绘制一条铅垂线,测量该垂线与 S_1 后上角的距离,即为 SVA。该距离增加与疼痛加重及神经功能评分恶化相关。为了评估颈椎局部畸形情况,可从 C_2 中心和 C_7 后上角各绘制一条铅垂线,测量两条铅垂线间的距离,即为颈椎 SVA。在颈椎畸形患者中,两条铅垂线间的距离大于 4cm 与疼痛加重及神经功能评分恶化相关。测量 T_1 倾斜(水平线和 T_1终板直线间的角度)与颈椎前凸角的差值,可明确局部脊柱序列和畸形。二者相差 15°~20° 以上预示着神经功能障碍的风险极高。最后,颏额垂线角(chin-brow to vertical angle),即颏额连线与铅垂线的夹角,是评估水平视线的指标,颏额垂线角 10° 以内通常被认为是正常的。

CT 平扫是另一个评估颈椎病变极有价值的检查。前路或后路手术融合间隙可通过 CT 扫描准确评估。CT 扫描可观察骨性融合的细微结构,感染导致的终板侵蚀样改变,螺钉周围光晕征,以及螺钉拔出。CT 可测量椎间孔大小,并可明确有无骨赘侵犯椎间孔导致狭窄。由于已经置入内固定器械,CT脊髓造影用于评估残留狭窄、有无骨性狭窄,相较 MRI 更有优势。

MRI 是评估颈椎周围软组织和椎间盘韧带复合体的"金标准"。邻近节段退变和神经受压在 MRI 检查中很容易识别。脊髓内 T_2 高信号预示着不可逆的脊髓软化,这可能是颈椎减压术后症状持续不缓解的原因。此外,由于脊髓受压或张力增大引起的脊髓空洞可通过 MRI 诊断及监测。应用钆对比剂行增强 MRI 检查可明确有无软组织和筋膜下感染。增强核磁也可用于鉴别瘢痕组织和复发椎间盘突出,后者注射钆对比剂不会增强显影。

进一步检查

当考虑进行颈椎翻修手术时,必须考虑一系列临床及实验室检查结果,以明确患者疾病的特点。对于颈椎影像提示无明显压迫的合并四肢症状的患者,需要完善肌电图及神经传导检查。周围神经病变导致的症状常常和脊髓压迫症状相仿,或者也是患者整体症状中的一部分。如果患者存在脊髓软化,需告知患者相关症状恢复可能性极小。如果影像学检查和神经传导检查均没有阳性发现,应建议神经内科会诊,进一步完善相关实验室检查。腰椎穿刺脑脊液检查可用于检测寡克隆带以诊断多发性硬化,检测有无蛋白升高以诊断格林巴雷综合征。同时也需要鉴别肌萎缩侧索硬化症或慢性脱髓鞘性多发性神经病。

表现为持续性疼痛或神经系统症状的患者,很难通过影像学和实验室检查识别出潜在的感染。术后白细胞计数升高可继发于生理性应激和炎症反应,以及深部感染,但通常不会高于 $10 \times 10^3/mL$。红细胞沉降率是评估全身炎症反应的另一个指标,通常会在术后 6~8 周持续升高,对诊断潜在的感染并不敏感。C 反应蛋白是肝细胞合成的一种在疾病急性期急剧增多的蛋白,用于识别术后感染更加敏感。Kang 等人发现脊柱术后 3 天内 CRP 每日均有升高,平均升高至 15mg/L[17]。该数值通常在术后一周开始恢复正常。CRP 水平持续升高表明可能存在潜在的感染。

喉返神经损伤和食管穿孔是颈椎前路手术的并发症,当计划翻修手术时需考虑并发症的影响。喉返神经损伤会导致声带异常、声音嘶哑、吞咽困难和误吸。这些症状可能是永久的,也可能是暂时性的,持续数周。前路颈椎手术术后喉返神经损伤和声带麻痹的发病率为 2%~24%[30]。翻修手术前,患者应完善耳鼻喉科会诊,行直接喉镜检查,以评估有无声带麻痹。声带功能障碍是对侧手术入路的禁忌证。颈前路手术应从同侧入路,必要时应请耳鼻喉科医生术中协助。如果没有发现声带功能障碍,术者可以避开瘢痕组织,从对侧入路实施手术。

食管穿孔是前路颈椎手术罕见但高致命性并发症。食管损伤的发病率不到 0.1%,可发生于围手术期,或在术后数年继发于内固定移位[22]。如果患者主诉颈椎前路术后持续性吞咽困难,应结合食管镜检查对内固定位置进行评估,判断有无植骨失败、食管侵蚀,或食管瘘。

翻修策略

现今社会,颈椎手术日益增多,这就要求神经脊柱外科医生对翻修手术策略及手术入路更加熟练。不同手术入路和手术技术,亦或是混合入路和技术,都是基于初次手术失败的原因和目前影像学特点来决定的。结合前屈后伸位 X 线片、CT 脊髓造影以及 MRI,辅以详细的病史,脊柱外科医生可识别后凸畸形、假关节形成、神经压迫以及脊柱不稳等并发症。翻修手术的目标应该是解决并纠正这些问题,不论是从前方入路、后方入路还是混合入路。

　　假关节的翻修手术策略取决于初次手术的手术入路。对于曾行前路椎间盘切除及融合术的患者,从瘢痕侧入路极具挑战性,而从对侧入路则又面临双侧喉返神经损伤风险。从前方入路其植骨区域直观可见;但取出植骨材料及内固定物极具挑战。对于 ACDF 手术假关节形成的患者,前路翻修手术的成功率低于后路手术,术后假关节形成率高达 44%[5]。相反,ACDF 术后假关节形成患者行后路内固定手术,其融合率高达 98%~100%[4,20]。这提示我们,对于颈椎前路融合术后假关节形成的患者,应采用后方入路进行翻修手术,除非合并有中 - 重度后凸畸形。对于术后影像学检查显示残留神经受压的患者,应行椎板及椎间孔切除术,并与后路内固定融合术联合进行。后路重建手术中,假关节形成极为罕见,其未融合率低至 1%[11]。如果后路手术后患者出现有症状的假关节形成,则倾向行前路手术进行翻修,以降低重复后路手术硬膜损伤及神经损伤的风险。前路手术可以通过椎间孔路径对残留狭窄进行减压。

　　与假关节形成类似,邻近节段病变的翻修手术策略也取决于初次手术入路及影像学检查结果。ACDF 术后的患者,可再行前路手术治疗邻近节段病变。对于交界性后凸以及腹侧脊髓严重压迫的患者,于邻近病变节段再行 ACDF 手术是有效的。延长节段行 ACDF 手术需要充分切除瘢痕组织,取出并更换内固定器械,面临血管及软组织损伤的巨大风险。为了避免大范围切除以及取出内固定时血管及软组织损伤的风险,过去几年中自稳(Stand-alone)钛笼 /钢板逐步广泛应用于邻近节段病变患者。应用自稳钛笼行椎间盘切除及融合术与标准钛笼 / 钢板系统类似。应用自稳椎间器,颈椎锚定螺钉或钩可通过钛笼前部固定于上下终板中,可避免取出内固定物。与应用标准钛笼 / 钢板相比,应用自稳椎间器手术的患者术后疼痛改善程度是相似的,但可缩短手术时间,减少术中出血,降低吞咽困难的风险[21,35]。

　　逐渐涌现的保留椎间活动非融合技术以及椎间盘置换术是目前正在研究的用于邻近节段病变的治疗手段。多个研究表明,一个或两个节段颈椎间盘置换术在改善颈部疼痛和功能方面和 ACDF 同样有效,而且还可以降低术后 5至 7 年内发生邻近节段病变和退变的概率[7,8,15,16]。

　　然而很少有人关注应用颈椎间盘置换术治疗 ACDF 术后邻近节段病变。虽然是超说明书使用,但椎间盘置换术对邻近节段病变症状及功能的改善与传统手术相似,而且还降低了邻近节段退变的风险,保留了邻近节段活动度。保留活动度技术虽仍需进一步探索,但其在治疗邻近节段退变的前景是光明的。

　　当讨论颈椎手术邻近节段病变时,我们必须意识到该疾病并非只发生于颈椎前路手术。Clarke 等人的研究观察到颈椎后路椎间孔切除术后 10 年邻近节段病变发病率为 6.7%,而同节段病变的发病率为 5.0%[6]。Bydon 等人观察到颈椎后路椎间孔切除术再手术率为 9.9%,平均再手术时间为术后 2.5 年。

到随访 2 年和 10 年时,再手术率分别高达 18.3% 和 24.3%1[1]。这一数据表明颈椎后路椎间孔切除术后翻修的原因不仅仅是邻近节段退变,还有残留狭窄,椎间盘突出、手术节段退行性颈椎病进展。在邻近节段病变或同节段病变的病例中,前路椎间盘切除融合术被证明是成功的[34]。前路手术可避免后路手术中瘢痕组织的剥离以及潜在颈髓和神经根的损伤。

术后颈椎后凸畸形合并冠状面、矢状面失平衡是近期研究越来越多的课题,脊柱外科医生着眼于改善脊柱整体序列以缓解患者长期疼痛,促进恢复。根据详细的病史和体格检查,结合前屈后伸位 X 线片的测量,CT 以及 MRI,我们可制定出恢复脊柱序列,防止后凸畸形恶化的治疗策略。后凸畸形翻修手术的最终目标是恢复脊柱序列,维持脊柱稳定,充分减压神经,以及避免神经功能进一步恶化。通过增加颈椎前柱结构缩短后柱结构,限制了对脊髓的牵张力,从而减轻了脊髓的压迫和牵拉。

翻修矫形手术的第一步是明确颈椎后凸畸形是僵硬还是柔韧。若后凸畸形可通过背伸动作纠正,则既可通过前路也可通过后路进行手术。前路减压融合术适用于腹侧脊髓受压,无骨性融合,后凸畸形少于 2~3 个节段等情况。椎间植骨恢复颈前凸,椎体切除后放入钛笼,或一些混合手段,均是恢复脊柱矢状面平衡的手段。颈前路手术可恢复 10° 至 30° 颈椎前凸[26,29,31]。由于椎体切除次数的增加导致植骨移位的概率提高,前柱结构高度增加导致假关节形成的概率提高,因此前路手术应被限制在 3 个椎间盘节段内。单纯后路翻修手术适用于 3 个节段以上的轻 - 中度后凸畸形,脊髓背侧受压,初次后路手术以及没有骨性融合等情况。术中可用 Gardener-Wells 钳牵引以恢复颈椎矢状位平衡,并通过侧块螺钉和棒进行固定。选择性椎板椎间孔切除可应用于任何疑似狭窄的区域。前后路联合手术适用于中重度后凸畸形,以及有证据表明脊髓腹背侧均受压的情况。通过前后路联合手术,术者可完成比单纯前路手术更大的减压范围以及更好的前凸矫正效果。尽管该技术耗时较长,出血量较大,但假关节形成及植骨相关并发症概率显著低于单纯前路手术 2[29]。

僵硬性后凸畸形常常需要更复杂的手术方法,这是由于颈椎已经骨性融合,而且也无法通过术前牵引缓解畸形。对于尚未骨性融合的僵硬畸形,前路椎间盘切除融合术或椎体切除钢板内固定术可用于恢复颈椎前凸。对于已经骨性融合的僵硬畸形,手术入路通常取决于融合的部位。对于合并前柱融合的僵硬颈椎畸形,可通过前路椎间融合内固定术或椎体截骨植骨术矫正颈椎后凸畸形。对于合并后柱融合或 360° 融合的僵硬畸形,常常需要联合后 - 前 - 后手术以及后柱截骨手术才能纠正后凸畸形。对于这些病例,后方截骨辅以侧块螺钉及椎弓根螺钉内固定可恢复颈前凸并保留活动度。前路椎间融合或椎体切除融合术可进一步有助于恢复颈前凸。前路融合之后,后路手术放置矫形棒以达到脊柱最终稳定。对于合并以颈胸交界区域为中心的颌眉后凸畸形，在 C_7-T_1 节段行经椎弓根椎体截骨（pedicle subtraction osteotomy，PSO）可恢复颈前凸[12]。

并发症

不论前路还是后路手术，翻修手术并发症的发生率都急剧升高。ACDF 翻修手术平均感染率为 1.3%[25]。后路翻修手术的感染率明显增高，主要是由于对瘢痕组织的广泛破坏，以及存在解剖无效腔。前路翻修手术可能会使患者喉返神经损伤和声带麻痹的风险增加 4 倍[30]。声音嘶哑、发音困难以及吞咽困难在颈椎前路手术中发生率均较高。食管穿孔和血管损伤虽然较为罕见，但在翻修手术中发生率均升高，主要是由于需切开瘢痕组织，软组织间隙模糊。后路翻修手术中剥离瘢痕组织十分具有挑战性，将颈髓至于硬膜意外损伤或神经损伤的风险之中。前路和后路手术均可导致 C_5 麻痹或一过性神经损伤，然而其发生率在翻修手术中没有明显增加。

（杜悠 译　郭建伟 卢文灿 校）

参考文献

1. Bydon M, Mathios D, Macki M, Garza-Ramos R, Sciubba D, Witham T, Wolinsky JP, Gokaslan Z, Bydon A. Long-term patient outcomes after posterior cervical foraminotomy: an analysis of 151 cases. J Neurosurg Spine. 2014;21:727–31.
2. Bydon M, Xu R, Macki M, Garza-Ramos R, Sciubba D, Wolinsky JP, Witham T, Gokaslan Z, Bydon A. Adjacent segment disease after anterior cervical discectomy and fusion in a large series. Neurosurgery. 2014;74:139–46.
3. Cannada L, Scherpin S, Yoo J, Jones P, Emery S. Pseudoarthrosis of the cervical spine: a comparison of radiographic diagnostic measures. Spine. 2003;28(1):46–51.
4. Carreon L, Glassman S, Campbell M. Treatment of anterior cervical pseudoarthrosis: posterior fusion versus anterior revision. Spine J. 2006;6:154–6.
5. Carrier C, Bono C, Lebl D. Evidence-based analysis of adjacent segment degeneration and disease after ACDF: a systematic review. Spine J. 2013;13:1370–8.
6. Clarke M, Ecker R, Krauss W, McClelland R, Dekutoski M. Same-segment and adjacent-segment disease following posterior cervical foraminotomy. J Neurosurg Spine. 2007;6:5–9.
7. Davis R, Kim K, Hisey M, Hoffman G, Bae H, Gaede M, Rashbaum R, Nunley PD, Peterson D, Stokes J. Cervical Total disc replacement with the Mobi-C cervical artificial disc compared with anterior discectomy and fusion for treatment of 2-level symptomatic degenerative disc disease: a prospective, randomized, controlled multicenter clinical trial. J Neurosurg Spine. 2013;19:532–45.
8. Davis R, Nunley PD, Kim K, Hisey M, Jackson R, Bae H, Hoffman G, Gaede S, Danielson G, Gordon C, Stone M. Two-level total disc replacement with Mobi-C cervical artificial disc versus anterior discectomy and fusion: a prospective, randomized, controlled multicenter clinical

trial with 4-year follow-up results. J Neurosurg Spine. 2015;22:15–25.

9. Eck J, Humphreys C, Lim TH, Jeong ST, Kim J, Hodges S, An H. Biomechanical study on the effect of cervical spine fusion on adjacent level intradiscal pressure and segmental motion. Spine. 2002;27(22):2431–4.

10. Gillis C, Kaszuba M, Traynelis V. Cervical radiographic parameters in 1-2 level anterior discectomy and fusion. J Neurosurg Spine. 2016;25:421–9.

11. Guppy K, Harris J, Chen J, Paxton E, Alvarez J, Bernbeck J. Reoperation rates for symptomatic nonunions in posterior cervical fusions with and without bone morphogenetic protein in a cohort of 1158 patients. J Neurosurg Spine. 2016;24:556–64.

12. Hann S, Chalouhi N, Madineni R, Vaccaro A, Albert T, Harrop J, Heller J. An algorithmic strategy for selecting a surgical approach in cervical deformity correction. Neurosurg Focus. 2014;36(5):E5.

13. Hardacker J, Shuford R, Capicotto P, Pryor P. Radiographic standing cervical segmental alignment in adult volunteers without neck symptoms. Spine. 1997;22(13):1472–80.

14. Hilibrand A, Carlson G, Palumbo M, Jones P, Bohlman H. Radiculopathy and myelopathy at segments adjacent to site of a previous anterior cervical arthrodesis. J Bone Joint Surg. 1999;81(4):519–27.

15. Jackson R, Davis R, Hoffman G, Bae H, Hisey M, Kim K, Gaede S, Nunley PD. Subsequent surgery rates after cervical total disc replacement using a Mobi-C cervical disc prosthesis versus anterior cervical discectomy and fusion: a prospective randomized clinical trial with 5-year follow-up. J Neurosurg Spine. 2016;24:734–45.

16. Janssen M, Zigler J, Spivak J, Delamarter R, Darden B, Kopjar B. ProDisc-C total disc replacement versus anterior cervical discectomy and fusion for single-level symptomatic cervical disc disease. J Bone Joint Surg Am. 2015;97:1738–47.

17. Kang BU, Lee SH, Ahn Y, Choi WC, Choi YG. Surgical site infection in spinal surgery: detection and management based on serial C-reactive protein measurements. J Neurosurg Spine. 2010;13:158–64.

18. Koerner J, Kepler C, Albert T. Revision surgery for failed cervical spine reconstruction. HSSJ. 2015;11:2–8.

19. Liu C, Zygourakis C, Yoon S, Kliot T, Moriates C, Ratliff J, Dudley RA, Gonzales R, Mummaneni P, Ames C. Trends in utilization and cost of cervical spine surgery using the National Inpatient Sample Database, 2001-2013. Spine. 2017;42(15):906–13.

20. Liu H, Ploumis A, Schwender J, Garvey TA. Posterior cervical lateral mass screw fixation and fusion to treat pseudoarthrosis of anterior cervical fusion. J Spinal Disord Tech. 2012;25(3):138–41.

21. Liu Y, Wang H, Li X, Chen J, Sun H, Wang G, Yang H, Jiang W. Comparison of a zero-profile anchored spacer and the PEEK cages with an anterior plate in anterior cervical discectomy and fusion for multilevel cervical spondylotic myelopathy. Eur Spine J. 2016;25:1881–90.

22. Lu X, Guo Q, Ni B. Esophagus perforation complicating anterior cervical spine surgery. Eur Spine J. 2012;21:172–7.

23. Lubelski D, Healy A, Silverstein M, Abdullah K, Thompson N, Riew KD, Steinmetz M, Benzel E, Mroz T. Reoperation rates after anterior cervical discectomy and fusion versus posterior cervical foraminotomy: a propensity-matched analysis. Spine J. 2015;15:1277–83.

24. Marquez-Lara A, Nandyala S, Fineberg S, Singh K. Current trends in demographics, practice, and in-hospital outcomes in cervical spine surgery: a National Database Analysis between 2002-2011. Spine. 2014;39(6):476–81.

25. Nandyala S, Marquez-Lara A, Fineberg S, Singh K. Comparison of revision surgeries for one to two-level cervical TDR and ACDF from 2002-2011. Spine J. 2014;14:2841–6.

26. Park Y, Riew K, Cho W. The long-term results of anterior surgical reconstruction in patients with postlaminectomy cervical kyphosis. Spine J. 2010;10:380–7.

27. Rhee J, Chapman J, Norvell D, Smith J, Sherry N, Riew KD. Radiological determination of postoperative cervical fusion: a systematic review. Spine. 2015;40(13):974–91.

28. Shriver M, Lewis D, Kshettry V, Rosenbaum B, Benzel E, Mroz T. Pseudoarthrosis rates in anterior cervical discectomy and fusion: a meta-analysis. Spine J. 2015;15:2016–27.

29. Song KJ, Johnson JS, Choi BR, Wang JC, Lee KB. Anterior fusion alone compared with combined anterior and posterior fusion for the treatment of degenerative cervical kyphosis. J Bone Joint Surg Br. 2010;92:48–52.

30. Tan TP, Govindarajulu A, Massicotte E, Venkatraghavan L. Vocal cord palsy after anterior cervical spine surgery: a qualitative systematic review. Spine J. 2014:1332–42.

31. Uchida K, Nakajima H, Sato R, Yayama T, Mwaka E, Kobayashi S, Baba H. Cervical spondylotic myelopathy associated with kyphosis or sagittal sigmoid alignment: outcome after anterior or posterior decompression. J Neurosurg Spine. 2009;11:521–8.

32. Van Eck C, Regan C, Donaldson W, Kang J, Lee J. The revision rate and occurrence of adjacent segment disease after anterior cervical discectomy and fusion: a study of 672 consecutive patients. Spine. 2014;39(26):2143–7.

33. Veeravagu A, Cole T, Jiang B, Ratliff J. Revision rates and complication incidence in single and multilevel anterior cervical discectomy and fusion procedures: an administrative database study. Spine J. 2014;14:1125–31.

34. Wang T, Lubelski D, Abdullah K, Steinmetz M, Benzel E, Mroz T. Rates of anterior cervical discectomy and fusion after initial posterior cervical foraminotomy. Spine J. 2015;15:971–6.

35. Wang Z, Jiang W, Li X, Wang H, Shi J, Chen J, Meng B, Yang H. The application of zero-profile anchored spacer in anterior cervical discectomy and fusion. Eur Spine J. 2015;24:148–54.

36. Wieser E, Wang J. Surgery for neck pain. Neurosurgery. 2007;60:51–6.

37. Woods B, Hohl J, Lee J, Donaldson W, Kang J. Laminoplasty versus laminectomy and fusion for multilevel cervical spondylotic myelopathy. Clin Orthop Relat Res. 2011;469:688–95.

第三十四章
脊柱转移性肿瘤的固定

Rod J. Oskouian Jr., Emre Yilmaz, Tamir A. Tawfik

引言

脊柱转移性肿瘤

在美国,每年大约有 120 万例新发癌症病例以及约 55 万死亡病例。死亡的原因主要是由肿瘤转移引起的并发症。骨骼系统是继肺和肝之后第三大最常见的转移部位。而脊柱是骨骼转移最常见的部位[1,2]。尸检研究显示多达 70% 的癌症患者会发生脊柱转移。10%~30% 的癌症患者会出现脊柱转移瘤的相关症状[3]。

脊柱转移瘤可能导致疼痛、活动受限、骨折、脊柱失稳以及因脊髓受压而导致的瘫痪。手术治疗包括神经减压、节段固定和植骨融合术。脊柱转移性肿瘤手术治疗的主要目标是恢复 / 保护神经系统功能、缓解疼痛和改善生活质量[4]。关于脊柱肿瘤生物学的理解对确定治疗目标和选择最合适治疗方式至关重要。

癌症患者

约 85% 的典型癌症患者年龄在 55 岁以上。这些患者免疫状态通常会低下,表现为白细胞减少(感染风险高,缺乏正常发热反应)、体重减少超过 20%、分解代谢增加、摄入量减少、人血白蛋白低于 3~4mg/dl、感染率增加、伤口愈合差、化疗 / 放疗 / 糖皮质激素治疗、凝血异常、血小板减少症、深静脉血栓风险增加、血小板计数偏低、伤口并发症发生率高、高龄、免疫系统异常、恶病质、放疗 / 化疗等,还可能涉及整形外科 / 皮瓣闭合等问题。因此,对患者进行评估是作出合理决策的关键。在考虑手术治疗之前,必须在多科协助下全面考量患者的内科状况、临床表现、肿瘤状况以及手术计划的可行性[5,6]。

治疗注意事项

无论采取何种治疗措施，了解肿瘤实体的性质对于选择最佳治疗方案至关重要。除了放射诊断工具外，通常还需要进行活检以明确诊断。活体组织检查包括细针穿刺、CT 引导下组织活检或切开活检等。

对于尤文氏肉瘤、骨源性的肉瘤、恶性程度高的软骨肉瘤和未分化脊索瘤的患者而言，可以考虑行术前化疗[7,8]。

对于有高复发风险的患者，术前放疗是合理的。但是，根据 Ghogawala 等人的研究报道，与单纯行手术减压相比，术前放疗会增加手术主要并发症发生率（32% vs. 12%，$P<0.05$）[9]。治疗计划 / 时机对于患者是否能接受到正确的治疗非常重要。患有黑色素瘤、肾细胞癌和肉瘤等"放疗不敏感"肿瘤的脊柱转移瘤患者并不适合放疗，而骨髓瘤和淋巴瘤则对放疗的敏感性较高。

外科手术治疗前还可以考虑术前动脉栓塞。考虑到 60% 的脊柱转移瘤血供丰富，术前行栓塞术"可能有助于确定脊髓的局部血供、减少术中失血、减少局部复发、甚至达到缓解疼痛等作用。富血供的病灶可能被局部的动脉供血包裹，这使得没有术前行栓塞的手术切除变得极为困难和危险"[10]。

手术指征

当前的外科治疗既包括局部减压、椎体成形术 / 后凸成形术等，也包括通过前方和 / 或后方固定结合复杂重建技术而实现的根治性肿瘤全椎体切除术（en bloc 切除）[11]。脊柱转移瘤手术治疗的主要目标是缓解疼痛。此外，大范围切除或者全椎体切除术可能增加患者的存活率。转移瘤所导致的脊柱不稳是手术治疗的重要适应证。脊柱肿瘤不稳定评分（SINS, spinal instability neoplasia score）是一个全面评估脊柱肿瘤所导致脊柱不稳的系统评分，为脊柱肿瘤患者的手术决策提供指导[12]。腰椎塌陷的危险因素包括椎弓根破坏以及病灶累及椎体的百分比。若存在 35%~40% 的单纯椎体受累或 25% 的椎体受累合并椎弓根或后柱破坏，即可预测即将发生椎体塌陷。胸椎塌陷的危险因素是肋椎关节破坏和椎体受累百分比。在 50%~60% 的单纯椎体受累或 25%~30% 的椎体受累合并肋椎关节受累的情况下，可达到预测椎体发生塌陷的标准[13]。神经系统症状是手术治疗的重要指征，包括脊髓受压 / 脊髓病变、神经根受压 / 神经根病变以及顽固性疼痛。

治疗方面包括病灶切除或椎体全切除、辅助化疗或放化疗，也包括微创椎体成形术 / 后凸成形术。微创手术的适应证包括病理压缩性骨折引起的脊柱轴性疼痛,还有因骨质较差无法行其他开放手术的多发性骨髓瘤,同时可结合放疗手术治疗伴有疼痛的转移性椎体塌陷。

手术注意事项 / 手术规划

手术应尽量安排在放疗、病理性骨折发生之前以及神经功能正常的情况下进行。术前应仔细计划手术的可行性、选择合适的入路和显露方法。大多数脊柱转移性肿瘤需要使用坚强的后路内固定器械。尽管如此,仍应考虑到根治性肿瘤全椎体切除及其固定的手术策略,必要时应与整形外科讨论如何进行术区软组织修复重建。

转归 / 预后

Choi 等人在其前瞻性多中心队列研究中报告的长期生存预测因素包括肿瘤类型、脊柱转移的椎体数以及是否合并内脏转移。而术前 Karnosky, Frankel 和 EQ-5D 评分是预测术后生存质量的最佳预测指标[14]。在由转移引起脊髓受压的病例中,手术联合放疗预后优于单纯放疗[4]。Fehlings 等人在一项前瞻性多中心研究中表明,对局灶性症状转移性硬膜外脊髓压迫和至少有 3 个月以上生存预后的患者进行手术干预可改善疼痛程度、神经系统功能以及与健康相关的生活质量[15]。Harrington 等人的研究显示由于转移性恶性肿瘤而导致椎体塌陷和脊髓受压的患者,前路减压及固定可以改善 67.7% 的病例的症状[16]。Yang 等人在他们的系统综述中描述,脊柱微创和开放外科手术用于治疗疼痛性脊柱转移瘤的病例均可改善疼痛和神经功能障碍。与微创手术相比,开放手术的主要并发症发生率高、生存率低且复发率更高[17]。脊柱微创治疗能够为转移性脊柱肿瘤疾病提供更加安全及简单的治疗方法[18]。

（张延斌 译　杨震 王升儒 校）

参考文献

1. Cole JS, Patchell RA. Metastatic epidural spinal cord compression. Lancet Neurol. 2008;7(5):459–66.
2. Prasad D, Schiff D. Malignant spinal-cord compression. Lancet Oncol. 2005;6(1):15–24.
3. Galasko CS. Skeletal metastases. Clin Orthop Relat Res. 1986;210:18–30.
4. Patchell RA, Tibbs PA, Regine WF, Payne R, Saris S, Kryscio RJ, et al. Direct decompressive surgical resection in the treatment of spinal cord compression caused by metastatic cancer: a randomised trial. Lancet. 2005;366(9486):643–8.

5. Choi D, Bilsky M, Fehlings M, Fisher C, Gokaslan Z. Spine oncology-metastatic spine tumors. Neurosurgery. 2017;80(3S):S131–S7.
6. Curtin M, Piggott RP, Murphy EP, Munigangaiah S, Baker JF, McCabe JP, et al. Spinal metastatic disease: a review of the role of the multidisciplinary team. Orthop Surg. 2017;9(2):145–51.
7. Benjamin RS, Wagner MJ, Livingston JA, Ravi V, Patel SR. Chemotherapy for bone sarcomas in adults: the MD Anderson experience. Am Soc Clin Oncol Educ Book. 2015:e656–60.
8. Wagner MJ, Livingston JA, Patel SR, Benjamin RS. Chemotherapy for bone sarcoma in adults. J Oncol Pract. 2016;12(3):208–16.
9. Ghogawala Z, Mansfield FL, Borges LF. Spinal radiation before surgical decompression adversely affects outcomes of surgery for symptomatic metastatic spinal cord compression. Spine (Phila Pa 1976). 2001;26(7):818–24.
10. Ghobrial GM, Chalouhi N, Harrop J, Dalyai RT, Tjoumakaris S, Gonzalez LF, et al. Preoperative spinal tumor embolization: an institutional experience with onyx. Clin Neurol Neurosurg. 2013;115(12):2457–63.
11. Laufer I, Sciubba DM, Madera M, Bydon A, Witham TJ, Gokaslan ZL, et al. Surgical management of metastatic spinal tumors. Cancer Control. 2012;19(2):122–8.
12. Fisher CG, DiPaola CP, Ryken TC, Bilsky MH, Shaffrey CI, Berven SH, et al. A novel classification system for spinal instability in neoplastic disease: an evidence-based approach and expert consensus from the Spine Oncology Study Group. Spine (Phila Pa 1976). 2010;35(22):E1221–9.
13. Taneichi H, Kaneda K, Takeda N, Abumi K, Satoh S. Risk factors and probability of vertebral body collapse in metastases of the thoracic and lumbar spine. Spine (Phila Pa 1976). 1997;22(3):239–45.
14. Choi D, Fox Z, Albert T, Arts M, Balabaud L, Bunger C, et al. Prediction of quality of life and survival after surgery for symptomatic spinal metastases: a multicenter cohort study to determine suitability for surgical treatment. Neurosurgery. 2015;77(5):698–708; discussion.
15. Fehlings MG, Nater A, Tetreault L, Kopjar B, Arnold P, Dekutoski M, et al. Survival and clinical outcomes in surgically treated patients with metastatic epidural spinal cord compression: results of the prospective multicenter AOSpine Study. J Clin Oncol. 2016;34(3):268–76.
16. Harrington KD. Anterior decompression and stabilization of the spine as a treatment for vertebral collapse and spinal cord compression from metastatic malignancy. Clin Orthop Relat Res. 1988;(233):177–97.
17. Yang Z, Yang Y, Zhang Y, Zhang Z, Chen Y, Shen Y, et al. Minimal access versus open spinal surgery in treating painful spine metastasis: a systematic review. World J Surg Oncol. 2015;13:68.
18. Kumar N, Malhotra R, Zaw AS, Maharajan K, Naresh N, Kumar A, et al. Evolution in treatment strategy for metastatic spine disease: presently evolving modalities. Eur J Surg Oncol. 2017;43(9):1784–801.

第三十五章
硬膜内肿瘤切除术

Rod J. Oskouian Jr., Emre Yilmaz, Thomas O'Lynnger, David W. Newell

硬膜内肿瘤可细分为髓内肿瘤与髓外肿瘤。髓内肿瘤影像学上特征性表现为脊髓的扩张,伴或不伴增强,病变可能与脊髓空洞相关[1]。

总体而言,脊髓肿瘤的年发病率为 2~10/100 000。硬膜内肿瘤占所有原发肿瘤的 4%~10%[2,3]。最常见的脊髓肿瘤包括星形细胞瘤、脑膜瘤、室管膜瘤、血管网状细胞瘤和神经来源肿瘤,例如神经纤维瘤和神经鞘瘤[4]。鉴别诊断包括血管畸形、多发性硬化、感染、其他炎性疾病(结节病,肉芽肿性血管炎,格林 - 巴利综合征)、脊髓缺血梗死或脂肪瘤[1]。在儿科患儿中,约 40% 的脊髓肿瘤为髓内病变,髓外硬膜下病变占 10%,其余的 50% 为硬膜外肿瘤。成年人中,60% 的肿瘤位于髓外硬膜下,而其余的肿瘤平均分布在硬膜内的髓内和硬膜外。

在所有脊髓肿瘤中,有多达 30% 的肿瘤是星形细胞瘤,这是儿童中最为常见的脊髓肿瘤[2]。星形细胞瘤发生临床症状时的平均年龄为 30 岁,无明显性别差异。影像学方面星形细胞瘤通常为偏心性生长,强化不均匀,在核磁共振上表现为 T_1 低信号和 T_2 高信号。肿瘤的大小、病变节段以及是否合并囊肿具有不均一性[1]。

尽管体积较小,血管网状细胞瘤通常与较大的脊髓空洞形成有关,血供丰富,强化明显。90% 的血管网状细胞瘤位于颈胸段[1]。

神经纤维瘤、神经鞘瘤和脑膜瘤占硬膜内髓外肿瘤的 80%[5]。大多数神经鞘瘤为良性。恶性外周型神经鞘瘤是一种罕见的突变型,这种肿瘤可能边界不清伴或不伴不均匀强化。脑膜瘤多见于女性,最常见于胸椎,这类肿瘤通常具有宽阔的基底和硬膜尾征并在成像上进行对比增强。

神经鞘瘤是生长缓慢的良性肿瘤,年的发病率为 0.3~0.05/100 000 人/年[6],常为偶然的影像学发现,但该病也可能伴有神经根性疼痛、感觉异常、背痛或无力等症状。神经鞘瘤可经椎间孔向椎管外延伸,常见人群为 40~60 岁[7]。神经鞘瘤可能病发于脊柱的任何位置,通常以外周神经附器的形式生长在其母神经的周围[8,9]。神经鞘瘤通常在核磁共振上表现为斑片状的 T_2 高信号，或可能表现为囊性，这与脑膜瘤相区别。

室管膜瘤是成年人最常见的髓内肿瘤，常见于 40 岁人群。影像学特征包括界限清晰、均匀增强的肿瘤。"Cs"规则有助于描述室管膜瘤的主要特征：颈椎（Cervical）、造影剂增强（Contrast enhancing）、腔（Cavity，在这里指脊髓空洞）、帽子（Cap，在这里指含铁血黄素沉积形成的帽装结构）和中心位置（Central）[1,10]。

黏液乳头状室管膜瘤是一种典型的位于脊髓圆锥和与马尾部相关的变体。这种肿瘤呈离散分布、可被强化、呈分叶状，并且在 T_1 加权像上表现为高信号。

脊髓肿瘤的临床表现通常是非特异性的。可能表现为疼痛（65%）、乏力（40%）、感觉障碍（40%）、步态异常（30%）、脊柱畸形（15%）和小便功能障碍（5%）。这些症状通常不明显或者引起轻度症状，病人的感觉障碍较轻，这也解释了许多患者经过较长潜伏期才会出现轻微的感觉障碍。

手术治疗

治疗选择包括监测、手术切除和放射治疗。在考虑手术之前，进行合适的影像学检查对于手术规划而言至关重要。术前核磁共振是"金标准"，有利于鉴别诊断并指导手术切除。CT 对于评估需要重建骨骼的手术非常重要，同时，CT 可以用于辅助规划内固定的置入方案。对于合并畸形的患儿则需要完善 X 线平片。如果怀疑血管畸形或栓塞，可行血管造影[11]。

手术切除的目的包括获得组织学诊断、减轻占位效应并对某些特定的病变进行确切的治疗。术中组织的病理诊断对明确切除范围至关重要。神经监测可以持续监测脊髓功能，使肿瘤切除更加安全。

就技术而言，在病变上、下方行椎板切除术可充分显露硬膜从而降低手术操作难度。根据手术节段，如果行广泛的椎板切除，可能需使用内固定器械以避免出现术后脊柱失稳。显微镜的使用对于详细了解（术区）解剖结构很重要。（术中）通常于中线打开硬膜，但根据肿瘤位置也可能于偏侧打开硬膜。为保持术区视野清楚，需进行充分止血。硬脑膜切开后需行硬脑膜修补。显微镜下找到髓外肿瘤与脊髓的间隙后即可实现肿瘤的完整切除。而髓内病变则需于脊髓中线切开以避免产生感觉障碍[12]。术中超声是在进行脊髓切开术前观察病变的重要辅助手段[13,14]。类似室管膜瘤等的髓内肿瘤可能具有切除边界，而弥漫性的星形细胞瘤则可能侵入周围的实质（而导致没有明确的切除边界）。肿瘤切除后必须进行止血并且必须对硬膜进行防脑脊液漏的严密缝合。

转归

经过细致的手术处理及完整的肿瘤切除,脊髓良性肿瘤预后较好。但仍需密切随访以监控肿瘤是否复发。可能会导致手术效果欠佳的危险因素包括:术前即出现神经功能障碍、症状持续时间较长以及胸段肿瘤。术前功能状态评估对于预测术后功能状态具有明确的预测意义。许多硬膜内肿瘤可以完全切除,同时降低患者的风险,而固有的病变通常需要次全切除,以避免显著的神经功能缺损。

（张延斌 译　杨震 王升儒 校）

参考文献

1. Ahlhelm FJ, Fries P, Nabhan A, Reith W. Spinal tumors. Radiologe. 2010;50(2):165–78; quiz 179-180.
2. Chamberlain MC, Tredway TL. Adult primary intradural spinal cord tumors: a review. Curr Neurol Neurosci Rep. 2011;11(3):320–8.
3. Stein BM, McCormick PC. Intramedullary neoplasms and vascular malformations. Clin Neurosurg. 1992;39:361–87.
4. Tobin MK, Geraghty JR, Engelhard HH, Linninger AA, Mehta AI. Intramedullary spinal cord tumors: a review of current and future treatment strategies. Neurosurg Focus. 2015;39(2):E14.
5. Traul DE, Shaffrey ME, Schiff D. Part I: spinal-cord neoplasms-intradural neoplasms. Lancet Oncol. 2007;8(1):35–45.
6. Seppälä MT, Haltia MJ, Sankila RJ, Jääskeläinen JE, Heiskanen O. Long-term outcome after removal of spinal schwannoma: a clinicopathological study of 187 cases. J Neurosurg. 1995;83(4):621–6.
7. Sharifi G, Mortaz M, Parsaei B. Multiple intradural extramedullary tumours presenting with paraplegia after trauma. Acta Neurochir. 2009;151(6):697–8.
8. Conti P, Pansini G, Mouchaty H, Capuano C, Conti R. Spinal neurinomas: retrospective analysis and long-term outcome of 179 consecutively operated cases and review of the literature. Surg Neurol. 2004;61(1):34–43; discussion 44.
9. Parmar HA, Ibrahim M, Castillo M, Mukherji SK. Pictorial essay: diverse imaging features of spinal schwannomas. J Comput Assist Tomogr. 2007;31(3):329–34.
10. Kahan H, Sklar EM, Post MJ, Bruce JH. MR characteristics of histopathologic subtypes of spinal ependymoma. AJNR Am J Neuroradiol. 1996;17(1):143–50.
11. Pinter NK, Pfiffner TJ, Mechtler LL. Neuroimaging of spine tumors. Handb Clin Neurol. 2016;136:689–706.
12. Tredway TL, Santiago P, Hrubes MR, Song JK, Christie SD, Fessler RG. Minimally invasive resection of intradural-extramedullary spinal neoplasms. Neurosurgery. 2006;58(1 Suppl):ONS52–8; discussion ONS52-58.
13. Epstein FJ, Farmer JP, Schneider SJ. Intraoperative ultrasonography: an important surgical adjunct for intramedullary tumors. J Neurosurg. 1991;74(5):729–33.
14. Sciubba DM, Liang D, Kothbauer KF, Noggle JC, Jallo GI. The evolution of intramedullary spinal cord tumor surgery. Neurosurgery. 2009;65(6 Suppl):84–91; discussion 91-82.

第三十六章
颈椎创伤

Jens R. Chapman, Andrew S. Jack, Wyatt L. Ramey

基本原则

介绍

　　治疗颈椎损伤的三个基本原则(1)识别具有潜在危险性的损伤,(2)合理应用不同的颈椎创伤分型及评分系统,判断该损伤对颈椎稳定性的影响,(3)预防神经损伤,及时采取有效的治疗。这三个原则的应用对患者的康复至关重要。除手术和非手术治疗之外,熟悉相关的解剖结构、了解不同影像学方法的优缺点,是成功治疗的重要前提。不同分类系统的提出以及我们对于颈椎创伤稳定性的判断和理解,在医学道路上是不断发展和进步的。现在更全面的分类系统的出现和应用,在全球医疗机构的诊疗过程中不断得到验证,其中涉及解剖结构、生物力学及患者神经损伤情况。这些分类系统,以患者病情严重性为导向,更有利于脊柱科医师判断和理解颈椎损伤的性质和其他情况。接下来,这一章节将介绍颈椎创伤评估和主要治疗的基本概念,然后根据上、下颈椎不同的节段分开讨论一些更为特殊的问题。

流行病学

　　颈椎损伤一般呈双期发生,在 20~30 岁年龄组患者,一般多为男性,65 岁以上患者中男女无明显差别。有趣的是,老年组的发病率和死亡率远远低于年轻组,且更常见于一些低能量损伤,如平地摔伤,而不是机动车车祸或更高能量的损伤[1,2]。颈椎创伤护理中最大的挑战,一是病情的明确诊断,二是严重颈部损伤的老年病人的治疗,尤其是基础疾病较多或平素颈椎存在非创伤性疾病的患者。同时随着人口老龄化的加剧,患者基础疾病发病率不断上升,这极大地改变了诊疗思路及病情管理[3]。例如,抗凝药物的使用、电磁设备的植入和患者体格过于肥胖等都可能影响诊断及治疗。强直性脊柱炎及一些脊柱畸形也都会影响紧急抢救以及影像学检查的选择[4]。在护理一些高龄伴有认知受损的患者时,也出现了相当大的决策冲突,这些患者传统上的医学治疗干预决策与脊柱护理(如老年医学、医学伦理和姑息治疗等)不相关。从治疗的角度来看,严重的强直畸形、骨质疏松症和使用免疫抑制和消炎治疗将影响手术护理的选择和并发症的发生率。一般而言,越来越多的人意识到这一点,并将其纳入评估和治疗路径来考虑,这是脊柱护理越来越可取的特点,当然也包括颈椎创伤护理。幸运的是,小儿下颈椎损伤相对罕见且值得庆幸的是发生率似乎正在下降,但由于存在潜在的漏诊情况,仍然令人担忧。这种潜在的风险是由于小儿弹性韧带的不协调性和骨关节结构尚未发育完成有关,而这些骨关节结构可以提供保护性的损伤约束[5]。

急诊抢救及复苏

自 20 世纪 70 年代初成立以来,高级创伤生命支持(ATLS)的基本原则始终如一[6]。其中与颈椎相关的,只要存在可疑受伤机制,患者存在神经认知受损或局灶性疼痛伴有神经功能障碍,就考虑可能存在颈椎损伤。在此前提下,在抢救现场尽可能早的使用坚固的颈围和将受伤者仰卧在坚硬的背板上进行颈椎固定成为急救人员的主要方式,少数情况下可采取其他相应措施:

● 采用传统硬板方法搬运小儿患者时,应使用专门的担架。因为年龄较小的患儿,头与躯干比例较大[7],而适用于小儿的特殊担架在头颅部位有相应凹陷,可避免小儿患者头颈部的不经意屈曲。对于已知伴有颈椎畸形或强直疾病、但神经功能完好的患者,在没有神经影像学检查的前提下,应维持现有姿势,而不是盲目复位,因为在体位变换过程中,可能进一步造成脊髓损伤。保护性固定可使用枕头、沙袋,并用胶带绕过前额和固定板[4]。

● 对于需要紧急气道进入的患者,通常可以通过助手进行手法在力线上牵引安全插管,以减少对颈椎的操作。也可采用较先进的插管方式,包括纤维可视镜插管,滑动型内窥镜,后者同时配备舌咽降低器和内置的刚性摄像机[8]。

● 对于颈椎伤患贯穿伤者,除需尽快行气道处理外,局部止血也同样重要。在这种情况下,行颈托颈椎固定欠妥。为了更好搬运患者,头颈部两边放置沙袋、胶带固定前额于背板,则更为妥当。

诊断仪器

CT 已经替代传统的平片,作为一线诊断措施。大多数创伤中心都常规行头颅螺旋 CT 平扫,或者考虑到可能的损伤机制、症状时,就算头颅损伤可能性很小,也可行此项检查。CT 平扫耗时短,且相比平片能够更好地显示颈部损伤;同时,CT 比 MRI 能更好地显示骨骼问题[9]。

如损伤累及横突孔,即便是很小的移位,也需行 CT 血管造影。对于颈椎损伤且伴发或考虑可疑存在神经功能障碍的患者,MRI 更为理想。除此之外,MRI 还能更清楚的显示软组织异常,比如脊柱旁或硬膜外血肿,椎间盘和韧带的损伤,以及可疑通过 MRI 上颈髓信号的强弱判断颈髓损伤的性质和程度。

但是,越来越多的患者存在 MRI 禁忌,如体型,颈部畸形矫正器,心脏的泵血装置以及人工起搏器等。随着医疗设备的发展,MRI 研发人员需要考虑如何为不能行 MRI 检查的患者提供相应诊断技术。此类患者可考虑行增强 CT 扫描,比如 CT 脊髓造影,或者增强 CT[9]。

其他诊断检查,比如核素扫描或电生理检查,在急性颈部损伤中诊断作用不大,但在后期治疗中可发挥一定作用。如对怀疑有颈髓损伤的患者,对于疑似脊髓损伤的患者,由于其他伴随情况而无法进行检查,基线运动诱发电位和感觉诱发电位可能为神经损伤的存在、分布和严重程度提供有价值的初步诊断依据。

颈部创伤中颈椎平片也有若干优势:

- 颈椎序列的判断,尤其在后期,可通过站立位拍摄。
- 侧位片可用于筛查,超过 90% 的影像学资料有临床意义。但其缺点在于,在肥胖或体型较大患者中,颈胸交界处平片显示不清[10]。
- 如果患者神经系统完好且没有已知的不稳定颈椎损伤,在患者自主直立时进行屈伸活动可以非常有效地进行稳定性评估。通常情况下,这类检查通常最好在急诊抢救室外的环境中进行,以确保结果最佳有效性,并将对患者的风险降至最低[10]。
- 牵拉试验,可用于伴有颈椎损伤患者的稳定性检查,替代颈椎过伸过屈位 X 线检查。对于上颈椎损伤,医生指导下重量不超过 2 磅的牵引下透视检查已被报道可发现上颈椎隐匿或潜在的骨韧带损伤[11]。

急症干预

颈椎脱位时,早期及时有效的闭合复位有可能有机会改善损伤神经系统的预后情况,但也具有一定危险性。现存争议在于,是否需在骨折脱位复位前行 MRI 以明确脊髓前方是否存在椎间盘突出和压迫。因闭合复位后突出的椎间盘可能压迫脊髓进而产生神经功能障碍。所以如果发现存在间盘的突出,需改变诊疗计划,推荐先行前路减压。

另一方面,长时间颈椎脱位可能影响神经功能的预后,且持续的压迫可能会导致脊髓肿胀、变性,从而继发神经功能恶化。在不同医疗机构安排急诊

MRI 检查和急诊手术间的时间及条件不同[12],所以很难给出统一建议。若能很快行急诊 MRI 及手术治疗,即没必要行术前闭合复位。但在现实情况看来,大多数医疗中心很难做到这一点,所以遇到颈椎骨折脱位的患者,多需行急诊闭合复位。经过大量临床验证,需遵循以下基本原则:

- 如果身体条件允许,应尽快解除受损脊髓(新鲜损伤)的压迫,以最大减小甚至逆转神经损伤。

- 对于已经存在脊髓损伤的患者,在行 MRI 检查之前,可尽早行闭合复位解除脊髓压迫。

- 闭合复位最好在透视下行骨牵引复位,需保证颅骨完整,且充分镇静、止痛、肌松、监测生命体征,定时检查神经功能[13]。

- 对于神经功能完整的颈椎脱位患者,在可以随时监测神经功能的条件下,可予以闭合复位。

- 对于明确存在颈椎脱位的患者,如果不及时尝试复位,脊髓可能会出现肿胀、出血、灌注不足等情况,继而引发远期损伤。

- 如果先行 MRI 检查,明确有椎间盘突出,且该突出的大小可能会在闭合复位过程中损伤脊髓,急诊手术行前方减压则是首选治疗,之后可选择前方或后方入路固定颈椎[12]。

脊髓损伤患者的紧急治疗包含两方面,复苏治疗和药物治疗[14]。

复苏治疗方面,重点在于尽早、安全得改善脊髓灌注,包括以下三部分[14]:

- 维持平均动脉压至 80mmHg 以上

- 保证充足的氧合

- 维持血细胞比容接近 30% 或以上

其他治疗,如脊髓或病人整体降温等,还在研究中。由于对病人的一般生理情况存在潜在的不良影响,所以必须谨慎处理。

静脉注射大剂量类固醇仍然是治疗急性脊髓损伤的主要药物。关于静脉注射甲泼尼龙的有效性和安全性仍存在争议。最近关于早期使用大剂量甲泼尼龙的研究表明,该方案可改善神经功能,虽然 FDA 尚未通过该方案[15]。使用激素类药物超过 24 小时后,胃肠道出血、肺功能不全、伤口感染等并发症的发生率增加[16]。而一些预防性的辅助治疗,如严格的血糖监控、抗酸药的使用、呼吸支持治疗,以及全面的伤口护理等,可最大限度地减少此类并发症的发生。静脉大剂量使用激素类药物虽然可行,但是不推荐采用。在急性脊髓损伤护理中使用静脉注射大剂量类固醇仍然是一种管理选择,但还没有上升到治疗建议的水平。还有一些其他的药物试验正在进行中,这些试验可能会在未来改变目前的治疗指南,但目前不适用于研究之外的情况。

手术时机

在脊柱创伤中,早期手术干预有助于在各方面提高患者预后,如神经功能恢复,缩短 ICU 治疗时间,并发症发生率及致死率降低等[16,17]。"急诊""急性期""早期"等概念,至今文献中没有给出明确定义,也没有阐述不同时间患者的身体状况变化[18]。

现如今的趋势是,越来越多医师支持通过手术治疗,早期减压和固定不稳定脊柱。早期干预优点较多,可以尽可能避免继发性低血压对神经的"二次打击",减少失血量,在同样充分减压和固定脊柱的情况下减少手术时长[19,20]。

据报道在很多情况下"早期"外科干预的确存在优势,但如前所说,没有统一规定"早期"的具体时间。从概念上讲,在脊柱创伤情况下,可将"急诊"理解为从受伤开始至手术时间不超过 8 小时;"急性期"可理解为 24 小时内进行手术;而"早期"可理解为 48~72 小时内进行干预[15-22]。

- 骨折脱位:对于这类损伤的患者,早期手术似乎能改善预后,且不会增加并发症。如前所述,闭合复位提供了一种合理的缓期治疗方案,但由于长期卧床治疗常伴随并发症的发生,因此不是首选的最终治疗方案。

- 椎动脉损伤:对于椎动脉损伤的患者来说(无论是否放置支架),抗凝药的使用可能会影响外科手术的时机。此时建议早期手术固定,而不是推迟手术数周甚至是数月。在此种情况下,应尽可能将手术创伤降至最低,采取微创和简单的手术方式,在术后引流处理方面应充分考虑抗凝药的影响。

- 颈部穿透伤:该类患者的处理原则类似于椎动脉损伤的患者。在急诊情况下,对于颈椎不稳定的患者,建议早期手术固定,而不是延迟固定。

- 强直性脊柱炎及其他强直性疾病:对于合并有因炎性疾病致颈部僵硬的脊椎骨折患者,治疗仍面临严峻的挑战。这类损伤(即便不是绝大多数)多属于不稳定的 B2 型过伸型损伤,或是完全的 C 型骨折脱位。患者通常整体健康状况较差、颈椎畸形较重、骨折类型复杂、骨量较差、可伴硬膜外血肿以及骨折断端导致的食管损伤等,致残率及死亡率高,给治疗带来了较大的困难。据报道,此类损伤应在患者身体情况允许的情况下早期进行手术固定,能显著降低并发症发生率,改善预后。手术方案可以考虑前方入路减压,优先固定下颈椎;二期可行后路多节段固定[23,24]。

- 多发伤或混合损伤:与上述讨论的治疗原则相似,不稳定颈椎骨折的早期固定有助于早期拔管和下地活动。对于下颈椎损伤,尽管前路手术生物力学方面缺点较多,其相比创伤较大的后路手术更具优势。前路手术时患者取仰卧位,比后路手术更加微创,对患者伤害较小。如有必要,可二期行后路固定[25,26]。

- 枕颈关节脱位:此类损伤后面会重点讨论。枕颈关节脱位可能导致生命危险,属于危急重症。如患者情况允许,通常需急诊或限期行手术治疗,后方减压固定及融合。Halo 支具可用于临时固定,但其躯干固定主要依靠背心,且该装备的生物力学原理主要是考牵拉而非加压(枕颈关节损伤禁忌牵拉),因此该装置在次类患者中的应用受到很大限制。在行手术固定前,可在头颅两边放置沙袋以临时固定,并用胶带将前额和床板固定,边上放置警示标志,提示该患者颈椎不稳。与之前的损伤类似,如患者情况允许,可早期搬运,应早期后路行枕颈固定或上颈椎固定[27]。

非手术治疗

大多数颈椎损伤的患者可通过非手术治疗获得较好的效果。如前所述,外科手术在一些情况下需优先考虑,后面将会继续讨论。是否需手术治疗需综合考虑以下因素,判断是骨性损伤还是韧带椎间盘损伤(前者预后更好),判断是否存在神经损伤(包括轴性疼痛和四肢疼痛),还有就是患者的整体因素。当然,患有严重颈椎畸形的患者通常不适合支具固定。

总体来说,非手术治疗包括单纯观察、其他辅助治疗、适当限制活动,配合使用外固定支具(含或不含头、躯干固定)来进行适当锻炼。关于佩戴支具治疗时间,现没有明确指南建议。

除了生物力学限制其真正固定颈椎的能力外,任何一种外固定装置都存在一些固有的缺点。这些在颈部使用的矫形器的限制包括:

- 肌肉萎缩:制动时间较长会加重肌肉萎缩。
- 皮肤并发症:在神经感觉、认知功能受损的患者和长期卧床患者中,皮肤问题需格外重视。值得注意的是,颈托及支具固定时,局部潮湿的环境、衬垫的影响等可能致皮肤反复感染等。
- 吞咽困难:正常吞咽动作需要头颈部适当倾斜。颈托固定会增加高危患者误吸的可能。
- 气道阻塞和误吸:在易感患者中,颈托可能会对气道开放产生不利影响。
- 患者依从性:所有的支具固定都需要患者良好的依从性和坚持自我护理。所以,对于依从性较差的患者,支具治疗效果较差,甚至会加重患者病情[28]。

可采用站立位颈椎侧位片来检测外固定装置的稳定性:先拍摄未佩带支具时的侧位片,观察力线,再拍摄佩带支具后侧位片,两者进行对比。固定3~6周时,骨折从下端开始初步愈合;固定 3 个月,骨折愈合和重建达到相对成熟的节段;很少需要固定 4 个月或以上的时间。与手术治疗相似,颈椎骨折保守治疗后的稳定性判断,需要联合临床评估和影像学一起,其中影像学包括屈 - 伸动力位片、正位和站立位侧位片。

下面简单介绍一些支具的特点和注意事项。所有这些支具也都可以用来辅助颈椎的手术治疗。

● 软颈托：通常仅用来提醒患者，限制颈椎活动范围和后方肌肉的活动。该支具价格较低，主要用在颈部拉伤及一些简单且稳定的骨性损伤中。

● 硬颈托：根据不同的内衬材料、不同程度的下颌和躯干匹配，硬颈托提供不同程度的刚性支撑。可以通过加用头颅条和带钩的颅骨带，或向下扩展成胸部背心，来提高支具相应的匹配程度，在上颈椎和颈胸段骨折的患者中尤为重要。SOMI（胸骨 - 枕部 - 下颌）固定中，患者很难忍受调整后的头带，此时，胸部延展固定（颈胸支具）更为合适，但前提是患者胸壁完整，且外观无明显畸形[28]。

● Halo 背心：由于钉道相关并发症、误吸与肺功能不全等风险，该固定装置的使用越来越少。同时，前凸的颈椎中段具有一定的移动性，会影响固定效果。原则上讲，在所有治疗颈椎骨折的外固定装置中，Halo 背心最受医生偏好[29]。若适应证合理，针道及躯干固定板护理得当，超过 75% 的颈椎创伤患者可在 8~12 周左右恢复[30]。在此过程中，固定针的位置、针的数量、是否需再拧紧及定期的后续工作，都是影响治疗成功的关键因素。同时，患者的配合对于防止误吸及肺部并发症十分重要。生物力学方面，背心与患者躯干的匹配是成功的前提。大多数 Halo 背心失效都在前 2 周，所以如果患者正常使用超过前 2 周，那么治疗成功的概率就会大大提高。综上，Halo 背心治疗颈椎骨折同时需要患者和医师两方面的参与，过程艰辛，因此，拥有 50 年应用历史的Halo 背心应用越来越少。

总结

当接诊颈椎骨折脱位的患者时，采用以下十个方面的分类方法诊疗，相对简单方便，对医师们提供一定帮助。

● 是否遵循 ATLS 中的 ABCs 原则？

● 是否有新发的神经损伤？

● 确定神经功能是否完好，髓性症状？ 根性症状？ 完全？ 不完全？

● 是单发损伤还是多发损伤

● 患者一般身体状况如何

● 患者是否在伤前存在一些非急性的脊柱病情（比如，畸形、关节僵硬、骨质疏松、椎管狭窄）

● 是否有脊椎脱位

● 是否有骨性或韧带的损伤，或两者都存在

- 脊椎的损伤是否稳定
- 椎动脉是否损伤

在接下来的内容中,我们将按照解剖顺序,描述较为全面且较新的损伤分型,并引用一些病例,向大家更好的阐明相应损伤。

上颈椎损伤的治疗

颅颈损伤

诊断要点

颅颈损伤,如寰枕脱位(atlantooccipital dislocation,AOD),通常与剧烈屈 - 伸力或旋转力相关。患者可表现为颈部疼痛,严重者可表现为由颈髓损伤引起的感觉运动障碍和心肺功能损伤。

单纯骨性损伤常限于枕髁骨折。Anderson 和 Montesano 首先将其进行归类,当其未伴有明显脱位时,为典型的稳定性损伤(AO Spine OC A 型,图 36.1)[31]。相反,无脱位的单纯韧带损伤(OC B 型)通常是不稳定的,需高度警惕,并行 MRI 以明确损伤情况。

枕髁 -C_1 间距用于测量枕髁与 C_1 侧块之间的距离,对于诊断 AOD 合并韧带损伤(OC C 型)具有最佳的敏感性和特异性[32,33]。正常值是单侧 <2.5mm,而单侧 >2.5mm 则提示脱位。利用 X 线、CT 或 MRI 等影像学资料的测量方法有助于诊断 AOD:

- 测量基底到寰椎后弓的距离 / 枕后点到寰椎后弓的距离;如果比值 >1 提示半脱位。这个比值有一定局限性,因为它只适用于压缩损伤,而不适用于牵张损伤。虽然它在很大程度上与既往损伤有关,但为了完整性起见,仍在这里列出[34]。
- Harris 12 原则(从基底到齿状突距离 >12mm 表明脱位)[35,36]。
- Wackenheim 线(沿枕骨后部延伸的线;如果在齿突前,则表示前半脱位;如果在齿突后面,则可能有后半脱位)[37]。

关键概念

枕骨、寰椎、枢椎应被视为一个高度关联的运动系统。它们负责大约一半的颈椎轴向旋转度(约 45°~50°),大约 45° 的屈伸度和 15° 的侧曲度[38]。所以对于 B 型和 C 型损伤,需要慎重选择枕颈融合术的手术入路,因为其与颈椎活动度密切相关。

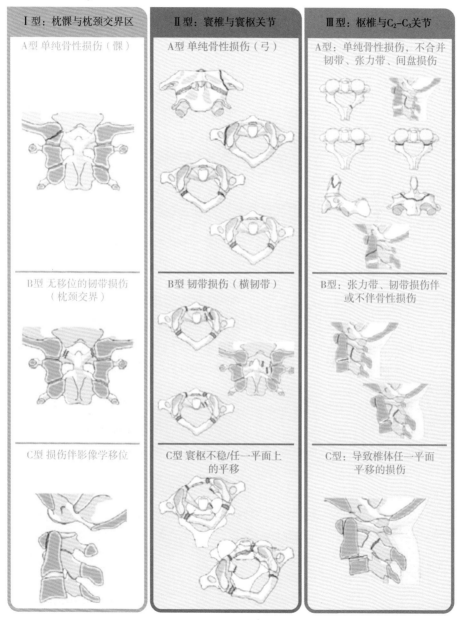

图 36.1 AO Spine 上颈椎损伤分型名称及方法，包括神经和小关节损伤

非手术治疗

A 型损伤可以使用刚性颈托。对于严重的合并韧带损伤的枕颈损伤（A、B 型），Halo 架的使用基本上已经过时。Halo 架过去用于颈椎稳定的患者，作为内固定术的术前准备。然而研究表明仅使用 Halo 架治疗枕颈损伤有 10% 的患者出现神经功能下降，所以不推荐使用[33]。

手术治疗

大多数诊断明确的寰枕脱位和 / 或韧带断裂的病例中，需要行后路手术固定（图 36.2a-d）。从枕骨到上颈椎的融合固定需跨越受伤的节段以获得更好的复位效果[39]。寰枕脱位合并下颈椎损伤的情况并不少见，必要时应注意将下颈椎的损伤节段纳入手术范围中。

寰椎损伤

诊断要点

张口位 X 线片和 CT 扫描均可用于创伤性寰椎损伤的初步诊断。尽管 Spence 规则（C_1 侧块双侧超过 C_2 侧块 7mm）仍普遍用于临床[40]，但通过 MRI 以确定寰椎横韧带（transverse atlantal ligament，TAL）的完整性也至关重要。Dickman 等人的研究提出两种类型的寰椎横韧带损伤，一种是单纯韧带损伤，另一种合并有齿状突撕脱骨折[41]。

关键概念

寰椎横韧带在保持寰枢椎稳定性中发挥了重要的作用，其抗拉强度约为 350 牛，可以保证 C_1 前弓与齿状突的贴合[42]。所以，寰椎损伤可以根据寰椎横韧带是否损伤分为：C_1 A 型：单纯骨折，如常遇到的 Jefferson 骨折，往往是稳定性损伤。C_1 B 型：单纯横韧带损伤不伴有骨折，可能会使上颈椎极度不稳定，必须考虑外伤患者是否有不明原因的颈部疼痛、上肢感觉运动障碍（图 36.3a-d）。C_1 C 型：同时合并有 TAL 损伤和 C_1 骨折，表现为寰枢椎移位和不稳，是极度不稳定的损伤，确诊后应立即行颈椎固定。

非手术治疗

大多数寰椎骨折，包括 Jefferson 骨折，如果没有可疑的 TAL 损伤，可以用刚性外固定如颈托或 Halo 架进行保守治疗[43]。B 型和 C 型损伤合并有引起

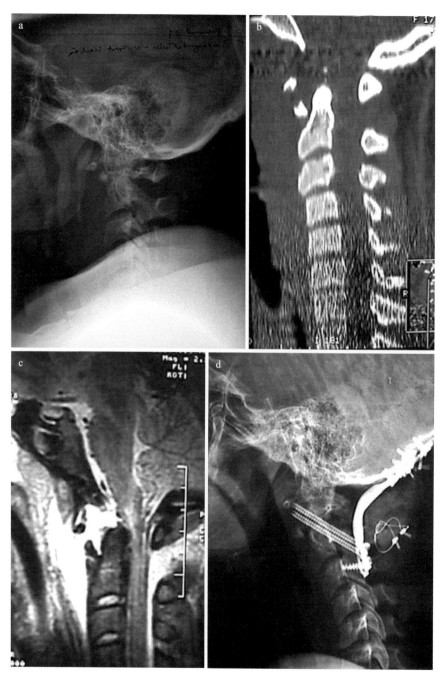

图 36.2　17 岁女性，车祸伤致头痛，右肩无力。术前 X 线、CT 和 MRI 显示 AOD，C_1-C_2 脱位，C_1 前弓骨折并严重韧带损伤（a-c）。行枕骨至 C_3 的切开复位内固定术，并完全康复（d）。

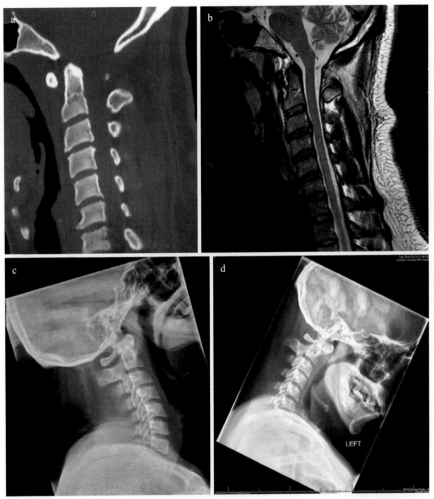

图 36.3 36 岁男性,因颈部疼痛和上肢体位性感觉异常就诊于急诊科。颈椎 CT(a)和 MRI(b)显示无明显骨折,寰齿间隙 >2mm。过伸过屈位片(c,d)可见寰椎、齿状突移位,确认为 C_1 B 型损伤

不稳的韧带损伤,因而仅使用 Halo 架固定损伤无法愈合,但其可用作手术前固定。

手术治疗

对于合并或不合并骨折的 TAL 断裂病例,内固定手术是首选方法。通常行 C_1-C_2 融合内固定术,必要时可向下延长固定。考虑到颈椎活动度,应尽可能避免枕颈融合。

传统的 C_1 侧块螺钉置钉点位于侧块中点;但有时由于骨折位于该置钉点,

而无法于此置钉。在这种情况下，可选用后弓侧块（posterior arch lateral mass，PALM）螺钉，其置钉点平行于 C_1 侧块中部，从 C_1 后弓下段进入。为防止椎动脉损伤，选择该置钉点时应特别注意避开上方的椎动脉沟。

齿状突骨折

诊断要点

单纯的齿状突骨折（C_2 A 型）是老年人最常见的损伤之一，老年患者在跌倒后出现过伸和 / 或过屈曲后颈部疼痛时中，应高度怀疑此诊断。尽管严重的后方成角骨折可能会冲击颈脊髓导致严重的神经损伤，但因为这些骨折很少伴有韧带损伤或神经功能障碍症状，所以容易漏诊。

正如大多数怀疑脊柱创伤的病例一般，怀疑齿状突骨折首先应行 CT 检查。因为大多数齿状突骨折位于轴位，所以冠状面和矢状面影像尤为重要。最常用的是 Anderson 和 D'Alonzo 定义的分型系统[44]：

- Ⅰ型（齿突尖部骨折；不稳定）
- Ⅱ型（齿突底部骨折；骨折通常稳定，但骨不连的风险相对较高，特别是老年人）
- Ⅲ型（骨折延伸至 C_2 椎体；通常是稳定的）

关键概念

齿状突作为上颈椎的锚，在屈曲和伸展时容易发生枢轴障碍，特别是在患有寰齿关节病而 C_1-C_2 小关节保持完好的老年人。老年人跌倒，尤其是脸部朝下，是此类损伤的常见机制，低至中等能量的旋转力就能使齿状突有骨折的风险[45,46]。

非手术治疗

齿状突骨折，特别是Ⅱ型和Ⅲ型骨折，可以通过非手术措施有效地治疗，但这仍有一定风险。Halo 架作为外固定在很大程度上已经过时，特别是用于老年人，其发病率和死亡率极高[47]。如果选择保守治疗，刚性颈托通常是首选的固定方法。然而，采用保守治疗的Ⅱ型骨折患者有约 20% 的不愈合率，但其临床意义有待商榷[48]。此外，在这类人中，保守治疗的老年人死亡率更高[49]。因此，C_2 A 型、齿状突基底部 M1 型骨折的保守治疗适用于骨不连风险相对较低的年轻患者或合并不能耐受手术的老年患者。

手术治疗

　　齿状突骨折的手术治疗仍然是一个富有争论的领域。虽然骨折合并 TAL 断裂是相对明确的手术指征（C_2 C 型），但大多数其他骨折既可选择保守治疗也可选择手术治疗。对于齿状突骨折合并或不合并韧带损伤的患者，后路 C_1-C_2 Harm 融合术是首选的固定方法（图 36.4a-d）。前路齿状突螺钉置入仍然是一种选择，但老年人中 A 型、M1 型骨折的治疗并发症发生率和骨不连发生率仍然很高[50]。综上，后路内固定和复位是齿状突骨折合并韧带损伤和骨不连高危患者的首选术式。

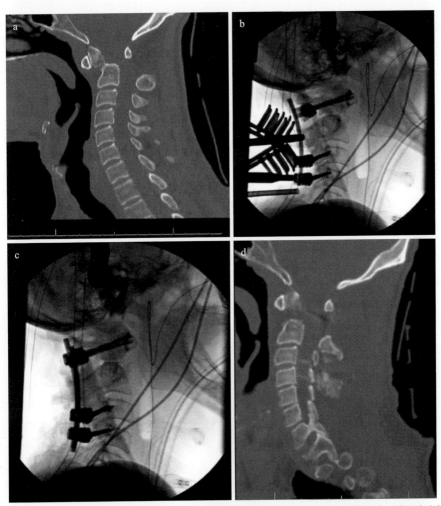

图 36.4 57 岁男性，跌倒、颈部疼痛和进行性颈椎病病史。CT 显示齿状突骨折严重前脱位致上颈椎管狭窄（a）。术中，置棒前骨折部分复位（b）。置棒后骨折完全复位（c,d）

Hangman 骨折

诊断的关键

Hangman 骨折通常由高能量创伤引起。与 Levine/Effendi 和 Edwards 提出的分类不同[51]，Hangman 骨折的稳定性主要取决于是否存在张力带 / 韧带损伤，当存在时，可能伴有或不伴有骨折（C_2 B 型）或任何程度的椎体成角（+/−）移位（C_2 C 型）。这些都是（张力带）损伤的显著骨折特征，也是鉴别骨折稳定或不稳定的关键，进而决定选用保守治疗还是手术治疗。单纯骨受累而无张力带断裂的骨折是稳定的（C_2 和 C_2-C_3 关节 A 型）。

关键概念

即使在 MRI 上，鉴别 C_2 骨折中的张力带和韧带损伤也很困难。上述的移位和 C_2 向下成角，可作为韧带损伤和不稳定可靠的间接征象。通常认为任何形式的移位 / 滑脱 >3mm 或 C_2 向下成角 >11° 提示不稳定[51]。这是提示 Hangman 骨折不稳定的可靠指标，并在明确张力带损伤时起指导作用。

治疗

对于可能有骨不连风险的年轻 C_2 A 型骨折患者，应考虑使用颈托或 Halo 架的刚性外固定架。手术治疗适用于 B 型和 C 型损伤。对于 C_2-C_3 椎间盘损伤或因横突孔解剖不清导致 C_2 椎弓根螺钉置入困难的 B、C 型损伤，从 C_1 融合到下颈椎是一种选择，C_2-C_3 ACDF 是另一种非常有效的方法。

切开复位内固定（Open reduction and internal fixation，ORIF）是治疗移位明显的 C 型骨折的有效方法。当患者处于被颅骨夹子固定的安全状态下时，可在置棒时尝试通过螺钉复位，或手动复位骨折碎片。无论选择哪种 ORIF 方法，都应尽可能实现接近解剖复位，以最大限度地提高结构稳定性，降低神经损伤的风险。

下颈椎 C_3-T_1 的最佳诊疗

概述

既往报道了许多颈椎损伤的分型方法[52-54]，其中最新的是 AO Spine Subbaxial 颈椎分型（如图 36.5 所示）[55]。这个分型最初设计时，便对下颈椎损伤进行了全面的分型,同时又足够简单,便于临床使用。提出这个分型方法的目的在于简化医生和患者之间的沟通,同时也有利于颈椎损伤的研究。最近的一项研究,表明其具有很高的观察者间可靠性,验证了其实用性[55]。它适用于最常见的下颈椎损伤,如爆裂性骨折、韧带损伤、小关节复杂损伤(单侧和双侧)以及复杂的骨折脱位等。

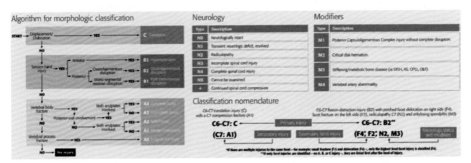

图 36.5　AO Spine 下颈椎损伤各分型定义和流程图,含神经和小关节损伤分型

爆裂性骨折

一般特点

根据定义,任何涉及椎体并累及椎管内的损伤都可称为爆裂性骨折。其机制为屈曲 - 压缩力导致椎体的轴向负荷,进而导致椎体骨折,而后方韧带复合体(Posterior Ligamentous Complex,PLC)保留完整。如图 36.6 所示,AO Spine 分型将这些损伤定义为 A 型损伤[55]。

根据其形态,可进一步细分为 A2 型(累及两个终板但不累及椎体后壁的冠状裂或钳形骨折,图 36.6 A2),A3 型(累及单个终板和椎体后壁的爆裂性骨折,图 36.6 A3),或 A4 型(累及两个终板和椎体后壁的骨折或矢状劈裂伤,图 36.6 A4)。虽然 A1 型(图 36.6 A1)骨折不累及脊柱中部而仅限于前柱,也可能是屈曲 - 压缩机制造成的,但这里不将其纳入讨论。

诊断

诊断这类损伤的关键点在于明确有无合并后方韧带复合体(PLC)损伤。合并 PLC 损伤时,定义为复杂骨折半脱位 / 脱位,或 AO Spine C 型损伤。PLC是否损伤可以通过多种不同的方法来确定,如 X 线或 CT 上的棘突增宽、XR或 CT 上的小关节增宽或半脱位、磁共振成像(MRI)上的韧带信号异常等。在影像学上,这些损伤累及椎体前柱和中柱骨折,终板受到不同程度的累及,并有不同程度的骨折块向椎管内突出。由于失去了前柱支撑,在随访期间,损伤部位常常会出现急性或迟发性的角状颈椎后凸。

这类损伤的患者可能有不同的临床表现,从无神经损伤(AO Spine 分型 N0 或 N1 型)到完全性神经损伤(SCI)(AO Spine 分型 N4 型)。神经功能损害的严重程度可能取决于椎体骨折块进入椎管的程度。Schneider 和 Khan 首先把这些类型的损伤称为撕脱骨折和四角形骨折[56]。

治疗

不同类型的爆裂性骨折的治疗差异较大。根据损伤的严重程度,治疗分为非手术治疗(刚性外矫形器)或手术治疗。主要治疗目标为纠正畸形(如果存在),脊髓减压(如果必要),以及稳定和融合颈椎。这些目标可通过多种不同方式来实现。如果由于脊髓持续受压(AO Spine 改良分型记为"+")而需要脊髓减压(取决于骨折突出椎管的存在和程度),开放减压手术通常是首选方法。

闭合复位牵引也可能达到脊柱减压目的(在一定程度上依赖于后纵韧带(PLL)的完整性)。对于非手术治疗,需要使用颈托或头颈胸支具进行坚强外固定至少 12 周,然后拍摄动力位颈椎 X 线片。对于更严重的损伤,通常需要手术干预。此类损伤的手术治疗通常需要通过颈椎前路椎间盘切除和 / 或椎体切除(分别为 ACDF 和 ACCF)、颈椎前路钢板和皮质骨螺钉重建前柱稳定性。

重点概念

- (爆裂性骨折是)无后柱断裂损伤的椎体骨折
- 患者有不同的临床表现,从无神经损伤到完全性脊髓损伤

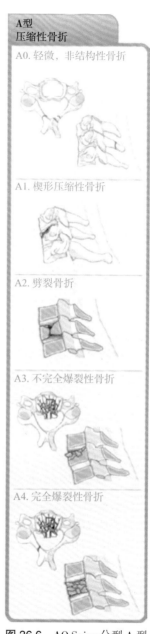

图 36.6 AO Spine 分型 A 型下颈椎骨折分型,包括 A0 至 A4 型

- 根据损伤的严重程度选择不同的治疗方案：

 - 轻度：无骨折块突入椎管，轻微或无后凸畸形，无神经损伤，可通过颈托或支具进行刚性外固定，并进行密切的临床和影像学随访。

 - 中度：没有或轻微骨折块突入椎管或后凸，神经功能完好，可以通过牵引和头颈胸支具进行治疗，并进行密切的临床和影像学随访。

 - 重度：有神经功能障碍的中到重度骨折块突入椎管或后凸畸形，需通过开放手术减压（颈椎前路椎间盘摘除和 / 或椎体切除加前路钢板复位和内固定），以及密切的术后临床和影像学随访来治疗（无论是否进行术前的闭合牵引复位）。

后方韧带复合体损伤

概述

根据 AO Spine 下颈椎分型系统，后方韧带复合体损伤可归类为 B 型损伤，如图 36.7 所示。虽然这些损伤可以进一步细分为后方骨性和 / 或韧带损伤（B1 型，图 36.7 B1 和 B2 型，图 36.7 B2 型），但这里我们只讨论单纯韧带损伤。单纯韧带损伤可分为经前方椎间盘韧带损伤和后方韧带张力带损伤（B3 型，图 36.6 B3 和 B2 型）。颈椎韧带损伤可能是由于过伸 / 过屈引起的，通常伴随着对应节段的分离。本章节将对这些损伤放在一起讨论。

诊断

单纯韧带损伤的诊断基于 XR、CT 或 MRI 上提示韧带损伤且未伴发骨性损伤。韧带损伤的诊断可以在 XR 或 CT 上作出，表现为后方韧带复合体断裂导致棘突间距增宽、小关节囊破裂和关节增宽、椎间盘间隙增宽、成角或滑脱。也就是说，任何椎体的平移或错位都可分为 AO Spine C 型，并伴有 B 型[55]。在没有明显畸形的情况下，颈椎韧带损伤往往难以诊断。MRI 可见创伤性损伤后韧带和椎间盘间隙信号异常（在 AO Spine 分型中被归类为"M"）。然而，在这种情况下，MRI 显示信号异常的临床意义仍不清楚[57]，许多人认为其在指导临床治疗方面过于敏感，缺乏特异性。颈椎动力位 XR 在这类创伤患者中的作用有限，这些患者仅有颈部疼痛症状，而无神经症状，且无明显的骨质破坏或畸形。

单纯韧带损伤的患者可能会出现各种体征和症状。这些患者可能无神经症状而仅以颈部疼痛为主诉，也可能有短暂的神经功能障碍，后逐渐恢复（AO Spine N1 型），他们也可能有更严重的脊髓损伤（N3 型表示不完全颈脊髓损伤，

N4 型表示完全颈脊髓损伤）。值得注意的是，尽管根据 AO Spine 分型，表现为中央管综合征的患者可归为 AO 型，但由于这是一种临床综合征，没有形态学上的诊断，单纯韧带损伤的患者也可能以这种方式出现。此外，在无 MRI 的时代没有放射学改变（SCIWORA）的脊髓损伤患者也可能有韧带损伤（这在儿科患者中更为常见，这将在本书的其他部分讨论）。

治疗

单纯韧带损伤患者的主要治疗方法是手术治疗。治疗的目的为稳定和融合，应根据不同个体和脊髓受压情况具体考虑。在没有骨折的情况下，不融合而使颈椎稳定的可能性很低。这就要求在确诊时先行手术治疗重建稳定（尽管一些人也主张对神经学上完好、没有畸形和在接受外部矫形器治疗后仍有颈椎不稳的患者通过延迟手术来获得稳定性）。

单纯韧带损伤的开放性手术固定和融合可通过前入路或后入路完成。由于这些损伤常为后方张力带破坏而前柱支撑完整，所以通常采用后路手术，通过侧块螺钉-棒结构（posterior spinal instrumented fusion，PSIF）进行固定和融合。然而，在仔细对比其与 PSIF 相比的优缺点后，颈椎前路椎间盘切除融合术也被认为是一种可接受的选择（许多人提倡使用它）。

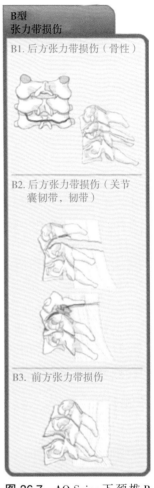

B 型
张力带损伤

B1. 后方张力带损伤（骨性）

B2. 后方张力带损伤（关节囊韧带，韧带）

B3. 前方张力带损伤

图 36.7　AO Spine 下颈椎 B 型张力带损伤分型，包括 B1 至 B3 型

关键概念

- 单纯韧带损伤的需排除骨损伤并通过 XR、CT、MRI 诊断，部分患者需动力位 XR 辅助诊断。
- 患者神经功能可表现为神经功能完好，也可表现为一过性损伤，到不同程度的脊髓损伤。
- 畸形、（神经功能）损伤或不稳定患者（急性或延迟）的治疗主要为开放手术复位和经后路融合内固定，前入路的作用有限。

小关节损伤（单侧或双侧）伴／不伴骨折

概述

在 AO Spine 分型中，小关节损伤为一个特殊的分型。这是一个相对广泛的损伤类别，可包括单侧或双侧损伤、导致小关节半脱位的囊性损伤、小关节脱位，以及小关节复合性骨折。AO Spine 分型分为：F1 型为无位移骨折（无论是上关节突还是下关节突，骨折碎片小于侧块的 1cm 和 40%）；F2 型为不稳定骨折（无论是上关节突还是下关节突，骨折碎片大于侧块的 1cm 和 40% 或移位）；BL 型为双侧小关节突骨折（先观察右侧小关节突骨折再观察左侧）。任何过伸／过屈机制导致的关节突半脱位或脱位都可归为 C 型损伤，接着再进行 F 分型。不同的损伤机制和组合导致了损伤的复杂性。

例如，伸展 - 压缩类型的机械力通常会导致（可能是孤立的）小关节骨折，而屈 - 张机制（瞬时旋转轴位于脊柱前或中部）通常会导致椎体骨折，并伴有小关节囊破裂（和潜在的关节突骨折）。尽管由于引起小关节损伤的机制不同，可能存在许多不同的小关节损伤，但为了简单起见，我们将其分为单侧小关节损伤和双侧小关节损伤合并／不合并骨折。

单侧小关节损伤（伴／不伴骨折）的诊断

可通过 XR、CT 或 MRI 识别和诊断单侧小关节损伤。在 XR 上，根据损伤的严重程度，可看到简单的关节面分离不重叠，可见骨折线、棘突间距增宽（尽管这通常见于双侧损伤），在斜视图上可以看到神经孔的闭塞。在单侧小关节脱位的情况下，在侧位 XR 上可以看到"领结征"[58]，表现为两个小关节可以并排显影，而非重叠。正位片可见同侧侧块稍大，棘突上方会旋转到关节突损伤部位的同侧）。

虽然 XR 在诊断方面有一定作用，但 CT 扫描已成为诊断这类损伤的"金标准"。在单侧小关节损伤中，可看到小关节复合体和关节间隙不同程度的不对称增宽，并伴有／不伴有小关节骨折，在小关节脱位的情况下，还可看到关节突面不相对的"裸露小关节征"或"反向汉堡包征"[59,60]。虽然仅用 MRI 就可以诊断这些损伤，但在这种情况下，MRI 的主要作用在于判别椎间盘信号的改变，并排除创伤性椎间盘突出，以帮助制定治疗策略和手术方法（如有必要）。

根据损伤的严重程度，单侧小关节损伤的患者可能会出现颈部疼痛、神经根性症状和脊髓损伤。在单侧关节脱位或"跳跃"的情况下，患者通常会出现单侧神经根病变,根据创伤受力的大小,可能会出现完全性或不完全性脊髓损伤。既往研究表明,25% 的单侧关节脱位无神经症状,37% 有神经根性症状,22% 有不完全性脊髓损伤,15% 有完全性脊髓损伤[58]。与双侧小关节囊损伤不同,如果患者没有及时行 CT 检查,可能会导致漏诊,这可能会导致对最佳治疗方案选择的争议。

双侧小关节损伤(伴 / 不伴骨折)的诊断

双侧关节突关节损伤通常比单侧关节突关节损伤的诊断要简单得多。虽然可通过 XR 进行诊断,但 CT 在很大程度上已经取代了 XR,被认为是诊断"金标准"。在微小的小关节囊牵张损伤的情况下,站立位颈椎 X 光检查可能有助于诊断(以及确定稳定性),因为它可以鉴别继发后凸畸形的患者。在 CT 上,双侧关节损伤的损伤类型与单侧小关节损伤相似,但滑脱畸形更常见。

双侧小关节囊常常会导致上椎体相对于下椎体的前滑脱和 / 或成角,下关节突相对于上关节突的前移位和锁定。尽管在单侧小关节脱位和双侧小关节脱位中不太常见,但识别椎动脉损伤(VAI)的风险并进行相应的血管成像【血管造影或 CT 血管造影(CTA)】也很重要[61]。小关节结构具有很好的稳定性[62,63],暴力的创伤才能损伤和 / 或使两个小关节囊脱位。因此,这些患者更有可能伴有脊髓损伤[64]。

单侧小关节损伤(伴 / 不伴骨折)的治疗

单侧小关节损伤患者的治疗可能因损伤程度不同而有所不同。轻微损伤的患者【单侧小关节囊分离,伴或不伴小的、未移位的骨折(F1)】可以接受坚固的颈椎矫形器治疗(这用来治疗骨折碎片 > 侧块的 40% 或 1cm 患者造成不稳的风险较高)[65]。有神经损伤的患者通常会接受手术治疗,但这仍然不是其标准疗法。许多人认为,如果在小关节骨折的情况下发生神经根损伤,非手术固定将导致骨融合和小关节重塑,从而改善患者的神经根性症状。

单侧小关节脱位患者的最佳治疗方法仍存在争议。由于在受伤时容易漏诊,这种损伤类型的患者常会出现迟发的颈部疼痛症状。许多人用这一点来论证这类损伤的稳定性。虽然既往研究表明手术和非手术方法均可治疗这些损伤,但手术治疗可能会带来更好的预后[66]。

无论选择手术还是非手术治疗治疗单侧小关节脱位,都可以首先尝试闭合复位(急性椎间盘突出时相对禁忌)。然而,我们认为即使尝试也应在全麻下尝试短暂的牵引,因为这种特殊类型的损伤已被证明仅靠牵引复位相当困难(同样,论证了损伤的机械稳定性)。手术治疗的目标包括复位、减压(如有必要)、稳定和融合。最优的治疗方法仍有争议。前路(ACDF 加钢板)和后路(通常是 PSIF）都被提倡和报道[67-69]。在无关节突损伤或创伤性椎间盘突出的情况下，我们主张采用后路入路，小关节复位，必要时神经根减压，螺钉 - 棒结构进行稳定和融合。

双侧小关节损伤（伴 / 不伴骨折）的治疗

双侧小关节损伤患者的治疗仅推荐手术治疗。与单侧小关节损伤相似，手术目标包括复位、必要时减压、稳定和融合。大多数患者都合并有脊髓损伤，因此需尽快安全地减压[70]。可选择闭合牵引复位（同样，需在无急性创伤性椎间盘突出的情况下）或开放手术[69,71]。大多数人认为双侧小关节损伤需要手术稳定（外固定支架固定理念已过时），很多研究对比了前入路、后入路和联合入路[67-69]。虽然每种手术治疗方案的选择及其各自的优缺点超出了本章的讨论范围，但我们认为，治疗这些损伤的最佳手术入路可能取决于每个病例的独特损伤机制（例如，小关节半脱位或脱位，合并单侧或双侧小关节骨折，以及椎体终板骨折等）。

关键概念

- 下颈椎小关节复合体的损伤，无论是单侧还是双侧，都是常见的，有一套独特的 AO Spine 分型系统。
- 诊断主要通过 CT 扫描，颈椎 XR 和 MRI 的作用有限。
- 根据损伤的严重程度，可以出现不同的临床表现：单侧复杂小关节脱位的患者典型地表现为同侧神经根性症状（急性或迟发性），而双侧小关节脱位的患者典型地表现为脊髓损伤。
- 这些损伤的治疗取决于是否存在单侧或双侧小关节损伤和相关的骨折类型：
  - 单侧：最佳治疗方案仍存在争议，包括手术还是非手术（尽管手术可能带来更好的临床结果）以及手术入路（前部或后部）的选择。
  - 双侧：外固定支架固定已过时；最好的手术入路（前、后或联合入路）仍存在争议，最佳入路可能取决于伴随的损伤和患者因素。

复杂骨折脱位

概述

根据 AO Spine 分型，复杂骨折脱位为 C 型损伤，如图 36.8 所示。这种损伤是脊柱骨折和损伤的复杂组合。与上述双侧小关节脱位类似，C 型骨折脱位通常导致上椎体相对于下椎体位移和前滑脱、椎体骨折（AO Spine 分型 A 型或 B 型）、韧带损伤（AO Spine 分型 B 型）以及单侧和 / 或双侧小关节囊膜损伤伴 / 不伴骨折（AO Spine 分型 F 型）。这种损伤可能是创伤性事件中机械力的复杂作用和组合造成的，其中主要机制是屈曲 / 离心力。

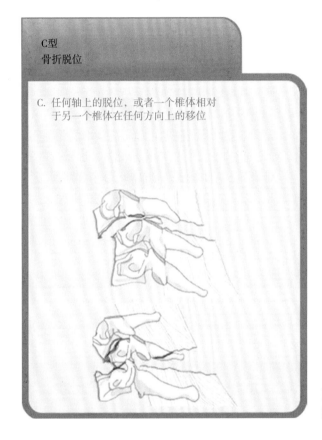

C 型
骨折脱位

C. 任何轴上的脱位，或者一个椎体相对
　于另一个椎体在任何方向上的移位

图 36.8　AO Spine 下颈椎分型 C 型移位损伤分型

诊断

　　这种复杂颈椎骨折脱位的诊断相对简单。虽然可以通过 XR 进行诊断，就像诊断小关节损伤一样，但 CT 已经在很大程度上取代了 XR 作为复杂骨折脱位的首选诊断检查。如前所述，患者可能有多种类型的骨和韧带损伤，包括椎体骨折、小关节骨折脱位、关节脱位等。与关节突关节脱位相似，这种损伤模式也有发生 VAI 的重大风险，建议进行血管成像（通常是 CTA）检查，可能影响治疗方案的选择。再者，在这些患者中，MRI 可用来判别脊髓的压迫情况。临床上，患有复杂骨折脱位的颈椎损伤患者通常会出现脊髓损伤。尽管不同损伤的 SCI 程度可能不同，但需引起重视，因为这些患者通常可能合并有创伤性脑损伤(根据 AO Spine 分型,使用"NX"表示),并根据临床指南进行 SCI 治疗。

治疗

这些患者的治疗往往很困难,需要重症监护病房(ICU)参与下的多学科共同治疗。尽管 SCI 的治疗超出了本章的讨论范围,但应注意的是,这些患者的管理和治疗最好是在大型三甲医院和一级创伤中心完成,并应遵从 SCI 治疗指南。这些损伤应尽快手术治疗[70],目的包括复位、减压、稳定和融合。虽然有些争议,但复杂的骨折脱位通常需要前后联合内固定以达到足够的稳定性。更有争议的是手术减压和稳定的顺序和方式。

许多人倾向于先行前路减压手术,通过椎间盘切除和/或椎体切除减压,再行后路固定,用器械恢复稳定(如果仍有必要,也可进行减压),然后返回前路进行确切的植骨固定。其他人则认为,一旦患者不再处于急性脊髓损伤的时间窗,则应首先行后路复位、减压(以应对潜在的脊髓水肿)和器械融合,必要时再行前路手术。就像双侧小关节脱位一样,每种入路的优缺点都是有争议的,尽管最佳结果可能取决于特定的影像学表现因素、患者因素以及外科医生和机构相关的因素等。

关键概念

- 复合性骨折脱位损伤是典型的 AO Spine 分型 C 型损伤,还有 A、B、F、N、M 和"+"改良分型。
- 这类损伤通过 CT、MRI 诊断相对简单,行血管成像排除 VAI 是必要的。
- 患者通常患有不同严重程度的 SCI,应根据既定的 SCI 处理指南在三级护理、一级创伤中心的 ICU 接受治疗。
- 治疗方案选择外科手术,通常由前后联合入路组成,其顺序和时机仍存在争议。

实例

一名 29 岁的男性在以大约每小时 60 英里(96.56km)的速度从发生相撞的车辆中获救后,被救护车送往急诊室。经过初步稳定和复苏,他的格拉斯哥昏迷评分为 15 分,临床检查显示他的脊髓损伤为 AISA A 级,C_7 平面脊髓损伤。最初的颈椎 CT 检查显示复杂的骨折脱位伴双侧小关节绞锁、椎体骨折和单侧小关节复合体骨折(图 36.9)(AO Spine 分类 C_6-C_7:C 型【C_7A3 型,C_6-C_7B2,F4,F4,N4】)。在行闭合牵引复位(复位后 MRI)后,患者接受了前后路联合减压、切开复位、内固定和融合手术,图示为术后 XR。

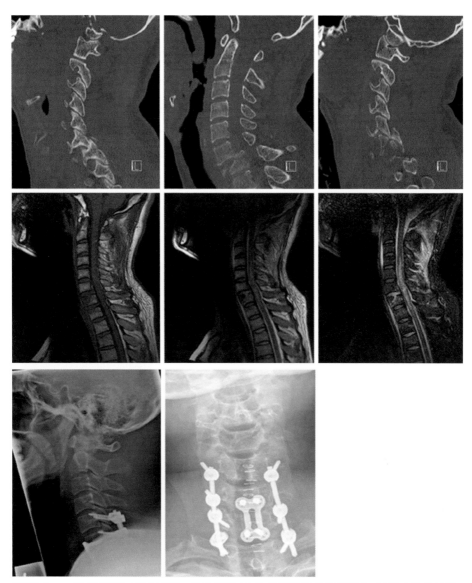

图 36.9　一名 29 岁男子发生车祸。他的颈椎 CT 检查显示复杂骨折脱位，双侧小关节绞锁，椎体骨折，单侧小关节复合体骨折。闭合复位并接受前后路联合减压融合术后，MRI 显示复位良好。

（张延斌　杨震　译　　杨震　张延斌　王升儒　校）

参考文献

1. Chapman J, Smith JS, Kopjar B, et al. The AOSpine North America Geriatric Odontoid Fracture Mortality Study: a retrospective review of mortality outcomes for operative versus nonoperative treatment of 322 patients with long-term follow-up. Spine (Phila Pa 1976). 2013;38:1098–104.
2. Bliuc D, Nguyen ND, Milch VE, Nguyen TV, Eisman JA, Center JR. Mortality risk associated with low-trauma osteoporotic fracture and subsequent fracture in men and women. JAMA. 2009;301:513–21.
3. Vos T, et al. Global, regional, and national incidence, prevalence, and years lived with disability for 301 acute and chronic diseases and injuries in 188 countries, 1990– 2013: a systematic analysis for the Global Burden of Disease Study 2013. Lancet. 2015;386(9995):743–800.
4. Rustagi T, Drazin D, Oner C, York J, Schroeder GD, Vaccaro AR, Oskouian RJ, Chapman JR. Fractures in ankylosing disorders: a narrative review of disease and injury types, treatment techniques, and outcomes. J Orthop Trauma. 2017;31:S57–74.
5. Avellino AM, Mann FA, Grady MS, Chapman JR, Ellenbogen RG. The misdiagnosis of acute cervical spine injuries and fractures in infants and children: the 12-year experience of a level I pediatric and adult trauma center. Childs Nerv Syst. 2005;21(2):122–7.
6. Tchorz KM. Advanced trauma life support (ATLS®): the ninth edition. J Trauma Acute Care Surg. 2013;74(5):1363.
7. Curran C, Dietrich AM, Bowman MJ, Ginn-Pease ME, King DR, Kosnik E. Pediatric cervical-spine immobilization: achieving neutral position? J Trauma: Inj Infect Crit Care. 1995;39(4):729–32.
8. Manoach S, Paladino L. Manual in-line stabilization for acute airway management of suspected cervical spine injury: historical review and current questions. Ann Emerg Med. 2007;50(3):236–45.
9. Pekmezci M, Theologis AA, Dionisio R, Mackersie R, McClellan RT. Cervical spine clearance protocols in Level I, II, and III trauma centers in California. Spine J. 2015;15(3):398–404.
10. Hoffman JR, Wolfson AB, Todd K, Mower WR, For the NEXUS Group. Selective cervical spine radiography in blunt trauma: methodology of the National Emergency X-Radiography Utilization Study (NEXUS). Ann Emerg Med. 1998;32(4):461–9.
11. Child Z, Rau D, Lee MJ, Ching R, Bransford RJ, Chapman JR, Bellabarba C. The provocative radiographic traction test for diagnosing craniocervical dissociation: a cadaveric biomechanical study and reappraisal of the pathogenesis of instability. Spine J. 2016;16(9):1116–23.
12. Grauer JN, Vaccaro AR, Lee JY, Nassr A, Dvorak MF, Harrop JS, Dailey AT, Shaffrey CI, Arnold PM, Brodke DS, Rampersaud R. The timing and influence of MRI on the management of patients with cervical facet dislocations remains highly variable: a survey of members of the Spine Trauma Study Group. J Spinal Disord Tech. 2009;22(2):96–9.
13. Grant GA, Mirza SK, Chapman JR, Winn HR, Newell DW, Jones DT, Grady MS. Risk of early closed reduction in cervical spine subluxation injuries. J Neurosurg Spine. 1999;90(1):13–8.
14. Hurlbert RJ. Strategies of medical intervention in the management of acute spinal cord injury. Spine. 2006;31(11S):S16–21.
15. Fehlings MG, the Spine Focus Panel Summary Statement. The use of methylprednisolone in acute spinal cord injury. Spine. 2001;26(24S):S55.
16. Hurlbert RJ. The role of steroids in acute spinal cord injury: an evidence-based analysis. Spine. 2001;26(24S):S39–46.
17. Mirza SK, Krengel WF III, Chapman JR, Anderson PA, Bailey JC, Grady MS, Yuan

HA. Early versus delayed surgery for acute cervical spinal cord injury. Clin Orthop Relat Res. 1999;359:104–14.

18. Fehlings MG, Perrin RG. The timing of surgical intervention in the treatment of spinal cord injury: a systematic review of recent clinical evidence. Spine. 2006;31(11S):S28–35.

19. Furlan J, Noonan V, Cadotte DW, Fehlings DW. Timing of decompressive surgery of spinal cord after traumatic spinal cord injury: an evidence-based examination of pre-clinical and clinical studies. Spine. 2001;26(24S):S39–46.

20. Fehlings MG, Vaccaro AR, Wilson JR, Singh A, Cadotte DW, Harrop JS, Aarabi B, Shaffrey CI, Dvorak M, Fisher C. Early versus delayed decompression for traumatic cervical spinal cord injury: results of the Surgical Timing in Acute Spinal Cord Injury Study (STASCIS). PLoS One. 2012;7:e32037. https://doi.org/10.1371/journal.pone.0032037.

21. Bliemel C, et al. Early or delayed stabilization in severely injured patients with spinal fractures? Current surgical objectivity according to the Trauma Registry of DGU: treatment of spine injuries in polytrauma patients. J Trauma Acute Care Surg. 2014;76(2):366–73.

22. Carreon LY, Dimar JR. Early versus late stabilization of spine injuries: a systematic review. Spine. 2011;36(11):E727–33.

23. Westerveld LA, van Bemmel JC, Dhert WJ, Oner FC, Verlaan JJ. Clinical outcome after traumatic spinal fractures in patients with ankylosing spinal disorders compared with control patients. Spine J. 2014;14(5):729–40.

24. Caron T, Bransford R, Nguyen Q, Agel J, Chapman J, Bellabarba C. Spine fractures in patients with ankylosing spinal disorders. Spine (Phila Pa 1976). 2010;35(11):E458–64.

25. Gelb DE, et al. Treatment of subaxial cervical spinal injuries. Neurosurgery. 2013;72:187–94.

26. Wiseman DB, Bellabarba C, Mirza SK, Chapman JR. Anterior versus posterior surgical treatment for traumatic cervical spine dislocation. Curr Opin Orthop. 2003;14(3):174–81.

27. Reis A, Bransford RJ, Penoyar T, Chapman JR, Bellabarba C. Diagnosis and treatment of craniocervical dissociation in 48 consecutive survivors. Evid Based Spine Care J. 2010;1(2):69–70.

28. Ivancic PCS. Do cervical collars and cervicothoracic orthoses effectively stabilize the injured cervical spine? A biomechanical investigation. Spine. 2013;38(13):E767–74.

29. Mirza SK, Moquin RR, Anderson PA, Tencer AF, Steinmann J, Varnau D. Stabilizing properties of the halo apparatus. Spine (Phila Pa 1976). 1997;22(7):727–33.

30. Bransford RJ, Stevens DW, Uyeji S, Bellabarba C, Chapman JR. Halo vest treatment of cervical spine injuries: a success and survivorship analysis. Spine. 2009;34(15):1561–6.

31. Anderson PAULA, PASQUALE X. Montesano. Morphology and treatment of occipital condyle fractures. Spine. 1988;13(7):731–6.

32. Gire JD, et al. The utility and accuracy of computed tomography in the diagnosis of occipitocervical dissociation. Spine J. 2013;13(5):510–9.

33. Walters BC, et al. Guidelines for the management of acute cervical spine and spinal cord injuries: 2013 update. Neurosurgery. 2013;60(CN_suppl_1):82–91.

34. Powers B, et al. Traumatic anterior atlanto-occipital dislocation. Neurosurgery. 1979;4(1):12–7.

35. Harris JH Jr, Carson GC, Wagner LK. Radiologic diagnosis of traumatic occipitovertebral dissociation: 1. Normal occipitovertebral relationships on lateral radiographs of supine subjects. AJR Am J Roentgenol. 1994;162(4):881–6.

36. Harris JH Jr, et al. Radiologic diagnosis of traumatic occipitovertebral dissociation: 2. Comparison of three methods of detecting occipitovertebral relationships on lateral radiographs of supine subjects. AJR Am J Roentgenol. 1994;162(4):887–92.

37. Wackenheim A. Roentgen diagnosis of the craniovertebral region. Berlin/New York: Springer; 1974.

38. Benzel EC. Biomechanics of spine stabilization. 3rd ed. New York: Thieme Medical Publishers; 2015.

39. Hall GC, et al. Atlanto-occipital dislocation. World J Orthop. 2015;6(2):236.

40. Spence JR, Kenneth F, Decker S, Sell KW. Bursting atlantal fracture associated with rupture of the transverse ligament. JBJS. 1970;52(3):543–9.

41. Dickman CA, Greene KA, Sonntag VKH. Injuries involving the transverse atlantal ligament: classification and treatment guidelines based upon experience with 39 injuries. Neurosurgery. 1996;38(1):44–50.
42. Dvorak J, et al. Biomechanics of the craniocervical region: the alar and transverse ligaments. J Orthop Res. 1988;6(3):452–61.
43. Hadley MN, et al. Acute traumatic atlas fractures: management and long term outcome. Neurosurgery. 1988;23(1):31–5.
44. Anderson LD, D'Alonzo RT: Fractures of the odontoid process of the axis. J Bone Joint S. 1974;56(8):1663–74.
45. Malik SA, et al. Evaluation of morbidity, mortality and outcome following cervical spine injuries in elderly patients. Eur Spine J. 2008;17(4):585–91.
46. Ryan MD, Henderson JJ. The epidemiology of fractures and fracture-dislocations of the cervical spine. Injury. 1992;23(1):38–40.
47. Tashjian RZ, et al. Halo-vest immobilization increases early morbidity and mortality in elderly odontoid fractures. J Trauma Acute Care Surg. 2006;60(1):199–203.
48. Fehlings MG, et al. Predictors of treatment outcomes in geriatric patients with odontoid fractures: AOSpine North America multi-centre prospective GOF study. Spine. 2013;38(11):881.
49. Chapman J, et al. The AOSpine North America Geriatric Odontoid Fracture Mortality Study: a retrospective review of mortality outcomes for operative versus nonoperative treatment of 322 patients with long-term follow-up. Spine. 2013;38(13):1098.
50. Andersson S, Rodrigues M, Olerud C. Odontoid fractures: high complication rate associated with anterior screw fixation in the elderly. Eur Spine J. 2000;9(1):56–9.
51. Levine AM, Edwards CC. The management of traumatic spondylolisthesis of the axis. J Bone Joint Surg (Am Vol). 1985;67(2):217–26.
52. Allen BL Jr, Ferguson RL, Lehmann TR, O'Brien RP. A mechanistic classification of closed, indirect fractures and dislocations of the lower cervical spine. Spine (Phila Pa 1976). 1982;7(1):1–27.
53. Harris JH Jr, Edeiken-Monroe B, Kopaniky DR. A practical classification of acute cervical spine injuries. Orthop Clin North Am. 1986;17(1):15–30.
54. Vaccaro AR, Hulbert RJ, Patel AA, Fisher C, Dvorak M, Lehman RA Jr, et al. The subaxial cervical spine injury classification system: a novel approach to recognize the importance of morphology, neurology, and integrity of the disco-ligamentous complex. Spine (Phila Pa 1976). 2007;32(21):2365–74.
55. Vaccaro AR, Koerner JD, Radcliff KE, Oner FC, Reinhold M, Schnake KJ, et al. AOSpine subaxial cervical spine injury classification system. Eur Spine J. 2016;25(7):2173–84.
56. Schneider RC, Kahn EA: The significance of the acute flexion or "tear-drop" fracture dislocation of the cervical spine. JBJS. 1956;38(5):985–97.
57. Como JJ, Diaz JJ, Dunham CM, Chiu WC, Duane TM, Capella JM, et al. Practice management guidelines for identification of cervical spine injuries following trauma: update from the eastern association for the surgery of trauma practice management guidelines committee. J Trauma. 2009;67(3):651–9.
58. Andreshak JL, Dekutoski MB. Management of unilateral facet dislocations: a review of the literature. Orthopedics. 1997;20(10):917–26.
59. Daffner SD, Daffner RH. Computed tomography diagnosis of facet dislocations: the "hamburger bun" and "reverse hamburger bun" signs. J Emerg Med. 2002;23(4):387–94.
60. Gomes S, Rudkin S, Tsai F, Lotfipour S. Bilateral cervical spine facet fracture-dislocation. West J Emerg Med. 2009;10(1):19.
61. Harrigan MR, Hadley MN, Dhall SS, Walters BC, Aarabi B, Gelb DE, et al. Management of vertebral artery injuries following non-penetrating cervical trauma. Neurosurgery. 2013;72(Suppl 2):234–43.
62. Nadeau M, McLachlin SD, Bailey SI, Gurr KR, Dunning CE, Bailey CS. A biomechanical assessment of soft-tissue damage in the cervical spine following a unilateral facet injury. J

Bone Joint Surg Am. 2012;94(21):e156.
63. Rasoulinejad P, McLachlin SD, Bailey SI, Gurr KR, Bailey CS, Dunning CE. The importance of the posterior osteoligamentous complex to subaxial cervical spine stability in relation to a unilateral facet injury. Spine J. 2012;12(7):590–5.
64. Sonntag VK. Management of bilateral locked facets of the cervical spine. Neurosurgery. 1981;8(2):150–2.
65. Spector LR, Kim DH, Affonso J, Albert TJ, Hilibrand AS, Vaccaro AR. Use of computed tomography to predict failure of nonoperative treatment of unilateral facet fractures of the cervical spine. Spine (Phila Pa 1976). 2006;31(24):2827–35.
66. Kepler CK, Vaccaro AR, Chen E, Patel AA, Ahn H, Nassr A, et al. Treatment of isolated cervical facet fractures: a systematic review. J Neurosurg Spine. 2016;24(2):347–54.
67. Jack A, Hardy-St-Pierre G, Wilson M, Choy G, Fox R, Nataraj A. Anterior surgical fixation for cervical spine flexion-distraction injuries. World Neurosurg. 2017;101:365–71.
68. Kwon BK, Fisher CG, Boyd MC, Cobb J, Jebson H, Noonan V, et al. A prospective randomized controlled trial of anterior compared with posterior stabilization for unilateral facet injuries of the cervical spine. J Neurosurg Spine. 2007;7(1):1–12.
69. Gelb DE, Aarabi B, Dhall SS, Hurlbert RJ, Rozzelle CJ, Ryken TC, et al. Treatment of subaxial cervical spinal injuries. Neurosurgery. 2013;72(Suppl 2):187–94.
70. Fehlings MG, Vaccaro A, Wilson JR, Singh A, Cadotte DW, Harrop JS, et al. Early versus delayed decompression for traumatic cervical spinal cord injury: results of the Surgical Timing in Acute Spinal Cord Injury Study (STASCIS). PLoS One. 2012;7(2):e32037.
71. Gelb DE, Hadley MN, Aarabi B, Dhall SS, Hurlbert RJ, Rozzelle CJ, et al. Initial closed reduction of cervical spinal fracture-dislocation injuries. Neurosurgery. 2013;72(Suppl 2):73–83.

第三十七章
腰骶椎前路手术

Joseph C. Babrowicz Jr.

引言

　　脊柱腰骶段可通过前入路完成腹膜后显露,从而施行前路腰椎椎体间融合术(anterior lumbar interbody fusion,ALIF)。这种术式是外科医师的一项特殊而宝贵的技能,需要了解血管、腹部和脊柱手术的解剖结构和手术技术。在大多数情况下,这些操作由基本外科或血管外科医生与脊柱外科医生共同完成,这种团队合作的重要性早已得到认可。Sacks 在 1965 年的一篇关于前路腰椎椎间融合术的报道中强调:"骨科医生与基本外科医生之间的团队合作可取得最理想的效果,毫无疑问,这种合作既节省了时间,又提高了安全性,并最终使患者受益。"[1]。直到今日,腹膜后入路仍是提高腰骶椎椎体间融合质量、效率和安全性的方法。

历史

　　腰椎腹膜后入路最早被用于治疗腰椎结核和 Pott's 病。通过固定可减少病变椎体的承重负荷。1933 年,Ito 等人报道了一种新术式成功治疗了 10 例 Pott's 病[2]。基于他们既往在下肢血管疾病中探查交感干的丰富腹膜后入路经验,他们推测"通过这一入路来探查腰椎椎体应该很简单"。他们后续报道了 10 种通过左直肠旁切口和腹膜后入路探查腰椎的方法。他们认为"对于累及第二及以下腰椎的 Pott's 病,采用直肠旁切口和腹膜外入路是高效的,因为该方法比较容易切除椎体,并且避免了腹膜污染的危险。"

　　关于 ALIF 的最早报道是通过腹膜后入路进行的,分别由 Carpenter 和 Burns 于 1932 年和 1933 年报道[1]。根据 Syed 和 Foley 报道,在 1980 年代,腰椎的前后路联合手术已经获得发展,但由于切口长、失血量高,该术式未得到广泛使用[3]。到 1991 年,Obenchain 报道了腹腔镜下腰椎间盘切除术[4]。在整个二十世纪九十年代,腹腔镜辅助下 ALIF 一直受到青睐。1999 年,Regan 等报道腹腔镜手术的住院时间缩短、出血量减少,并发症发生率与开放式 ALIF 相似[5]。但是,最近的研究表明,与腰椎小切口腹膜后入路相比,腹腔镜技术的并发症率更高[5]。2002 年,Brau 报道了他的技术和 686 例小切口腹膜后入路 ALIF 的结果[6]。之后 Brau 的技术得到了广泛应用,并被当作 ALIF 入路的主要方式。

术前评估

ALIF 手术的团队合作至关重要。一般建议门诊医生在术前对患者进行评估。门诊医生应进行完整的病史采集和查体,并进行相关的影像学检查。在确定手术计划时,应与脊柱外科医生讨论初诊医生的发现和任何顾虑。

在病史采集和查体过程中,应对一些关键点进行评估,包括患者年龄和一般合并症。高龄可能会影响施行 ALIF 手术。Bae 等预言在未来几年中脊柱融合患者的数量将显著增加[7]。麻醉和重症监护技术的进步使得对患有合并症的老年患者进行 ALIF 成为可能。

具体的病史采集主要涉及既往腹部、骨盆或腹膜后手术史。既往腹部或骨盆手术会有一些影响,但很少成为腹膜后暴露的禁忌证。研究表明,先前接受过手术的患者可以安全地进行腹膜后暴露以进行腰椎椎间融合术[8,9]。通常,先前患有乙状结肠疾病(例如憩室炎)或进行过乙状结肠切除术的患者可以很容易地进行腹膜后暴露。剖宫产术和子宫全切术对腹膜后暴露几乎没有影响,因为入路通常从这些手术引起的瘢痕开始侧向深入。左下腹结肠造口术史是腹膜后入路的禁忌证。这不是因为无法进入腹膜后,而是因为在感染源附近操作会带来很大的感染风险。

某些既往手术可能是腰骶椎腹膜后显露的绝对或相对禁忌证。腹主动脉旁路手术和隐睾手术会导致腹膜后广泛的瘢痕形成和纤维化,这些患者应避免从腹膜后接近腰椎。血管内支架(例如动脉支架)的放置,会引起血管外部的炎症,并可能使腹膜后解剖更加困难。

外科医师还必须了解腹壁修补或某些腹腔镜腹股沟疝修补术中放置的补片。虽然切口可能在腹壁中线,但腹股沟疝修补术通常在下方或上方放置补片,以使补片沿腹壁实现良好的横向延伸。这些手术会导致瘢痕形成,可能使进入腹膜后十分困难,因此应将其视为腹膜后入路的相对禁忌证。诸如 TRAM 皮瓣或 DIEP 皮瓣乳房重建术之类的腹直肌采集也往往严重影响腹直肌鞘区域。

肥胖可能会使腰椎暴露困难,并且对外科医生有较高的体力需求。但就

其本身而言,并不会阻碍腰椎以成功暴露。研究发现,肥胖患者可以成功施行
ALIF[8,10]。对于这些情况,由于手术往往耗时较长,因此外科医生应预留更多
的暴露时间。

在对 ALIF 患者进行术前查体时,应特别注意全身检查,并注意以下要点。
应注意腹壁上是否存在手术瘢痕及其位置,手术瘢痕只要不在左下腹就没有
太大影响。此外必须对患者下肢进行全面的动脉检查,以验证患者足背动脉
是否可以触及。首先,患者的跛行可能为动脉源性或神经源性。如果无法触
摸到足背动脉,则可以合理安排患者进行无创血管检查,以确定是否存在动脉
功能不全导致的跛行。其次,必须注意观察腰椎显露过程中由于血管的操作
和牵拉导致的任何脉搏变化。最后应注意已有的下肢水肿。虽然较为少见,
但腹膜后暴露可能会破坏淋巴结构,从而可能导致下肢肿胀。

术前影像学评估

与许多类型的手术一样,术前详细的影像学评估是成功和安全的腹膜后
腰椎显露的关键。入路医师和脊柱外科医师之间的团队合作非常重要,应当
共同研究腰椎 MRI 的轴位和矢状位,并划线标记。需要注意与目标间盘水平
大血管的位置和形态。

在 L_5-S_1 椎间盘水平上,应注意左髂总静脉与椎间盘前方的关系。髂总静
脉偏向内侧和中线不利于暴露,可能需要较多移动和牵拉才能暴露下方的椎
间盘。如左髂总静脉位于椎间盘中线的外侧,有利于暴露,可能几乎不需要对
血管进行任何操作(图 37.1)。就血管形态而言,横截面呈圆形的饱满静脉是
有利的。静脉在间盘水平呈椭圆形或扁平状表明在静脉上存在栓系或张力,
这会给移动该静脉带来挑战。在静脉和椎间盘之间存在脂肪组织是有益的。
如果在静脉和椎间盘之间没有脂肪,则静脉可能相对黏附于椎间盘而难以解
剖移动。

腰部 MRI 还能提示各种解剖结构异常。必须牢记可能存在左侧腔静脉或
双侧腔静脉。骨盆移行结构可伴有异常静脉解剖。有时可以在 MRI 上看到
髂腰静脉的位置和数量。盆腔肾可能伴有血管畸形,应在术前予以确认。这
些异常解剖结构都可能严重影响腰骶椎的腹膜后显露。

前后位和侧位腰椎 X 线平片也有帮助。观察腰椎间盘与髂嵴之间的关系
有助于确定切口的位置和程度。同样至关重要的是要识别 L_5-S_1 椎间盘的倾
斜角度。倾斜角度较大的 L_5-S_1 椎间盘需要将皮肤切口的位置降低,以便可以
对椎间盘区域进行平行处理。最后,在平片上可确认是否有骨赘和椎体滑脱。
此类病变可引起椎间盘前部的炎症反应,产生的纤维化组织可以黏附在血管

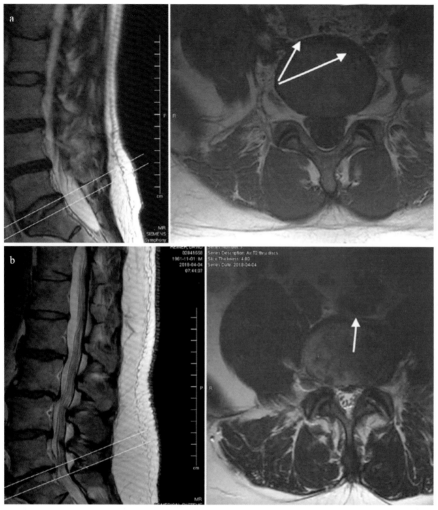

图 37.1　（a）提示 L_5-S_1 椎间盘水平良好的静脉解剖结构，髂总静脉（白色箭头）位于椎间盘前部的外侧。（b）提示 L_5-S_1 椎间盘水平不利的静脉解剖结构，中线静脉（白色箭头）后只有很少量的脂肪层

上，常常使血管难以移动。

手术要点

ALIF 手术患者应采取仰卧位。在全身气管内麻醉诱导后，在骶骨下方放置一个隆起物，以减少 L_5-S_1 椎间盘的下倾斜角。膝盖应置于枕头上，使髋部屈曲至少 30°，这样可以使髂血管和腰肌获得放松并允许更多的移动。腹部和

腹股沟消毒铺巾后应预留较大空间,以便在发生血管意外时可转换成较大的切口。一些手术会在左大脚趾上放置一个脉搏血氧仪,以监测左髂血管牵开时左腿的灌注减低情况。

使用台式牵开器系统是获得并维持腰椎清晰、安全暴露的关键。这些牵开器存在几种变形,它们可以是 Thompson Surgical 腰椎系统等的 Y 形结构,也可以是 Globus 和 SynFrame 系统等的圆形结构。

切口位置的选择取决于腰椎水平或要融合的水平。对于单节段 L_5-S_1 ALIF,左下腹切口可以是横向的(部分 Pfannenstiel 切口)或纵向的。对于两个或两个以上的节段,切口应为左侧纵向的旁正中切口,并在需要时确保腰椎可获得更多的头尾侧暴露。皮肤切口的位置,无论是横向还是纵向,都由腰椎侧位 X 线确定。记录髂嵴相对于目标腰椎间盘的水平。髂嵴通常与 L_4-L_5 椎间盘对齐。在手术时,触诊确定髂嵴顶部,然后在皮肤上进行标记。在两侧髂嵴间画一条线,通常会跨越 L_4-L_5 高度,然后使用这条线确定切口的位置。对于 L_5-S_1,切口通常比 L_4-L_5 水平低三个手指宽度。对于倾斜角大的 L_5-S_1 椎间盘,切口位置可能需要比 L_4-L_5 水平以下的三个手指宽度还要低,从而使得手术器械可以平行角度接近椎间盘。在较高的椎间盘水平上,倾斜角度影响不大,切口通常以对应水平为中心。

切开皮肤后,通过电刀将皮下组织向下切至腹直肌前鞘。沿着切口的方向切开腹直肌前鞘,显露腹直肌。对于通过横切口进行的单节段 L_5-S_1 椎间盘切除术,可移动腹直肌并向内牵拉。通过分离腹直肌的小穿支血管来游离腹直肌鞘的头尾侧部分可以使腹直肌更容易移动。如果切口位置正确且足够低,助手应在腹直肌后鞘的弓形线(半圆线)尾端对腹直肌进行牵开。腹横筋膜的细纤维将在此位置直接位于腹膜上方。从显露的侧凹处通过钝性分离可以很容易地进入腹膜后。内镜下 Kittner 分离器可能有助于这一部分的解剖。

对于 L_4-L_5 椎间盘或更高水平的椎间盘,腹直肌后鞘位于腹直肌深面。需要将腹直肌后鞘向下切开至腹膜。应纵向切开足够长度的腹横筋膜,因为如果切开不充分,会限制牵开和更深处组织的暴露。如果通过纵向切口处理多个节段的椎间盘,则应将腹直肌从内侧向外侧牵开,以保留肌肉来自外侧 T_7 到 T_{11} 胸腹神经的神经支配。

通常会在看到黄色脂肪时,通常就可确认进入腹膜后间隙了。通常借助内镜下 Kittner 分离器辅助进一步的钝性分离以移动腹膜。注意将左输尿管与腹膜一起牵开。识别左侧腰大肌后向内侧追踪,在腰大肌的内侧边缘,可以识别出左髂血管,并且可以触及动脉搏动。为了接近 L_5-S_1 椎间盘,可将软组织从主动脉分叉部位和近端髂血管区域向右上方牵开。腰椎侧位 X 线确定正确的椎间盘水平。应用双极电刀、手术夹或缝合材料分离并结扎骶正中动静脉（通常走行于 L_5-S_1 椎间盘的前方）。在大多数 L_5-S_1 病例中，必须移动左髂总静脉的内侧缘，可通过用双极电刀将静脉和椎间盘之间的外膜纵向分离。该区域的解剖需要应用双极电刀进行纵向分离，以减少对交感神经链和上腹下神经丛的损害。交感神经链的损伤会导致同侧肢体"热感"，从而产生对侧肢体的"冷感"。上腹下神经丛损伤还可能导致男性逆行射精。分离外膜附着后，可使用内镜下 Kittner 分离器钝性移动静脉。如果椎间盘前方有炎性组织，则在椎间盘上方的中线处进行双极电凝分离，直到辨认出椎间盘的条纹光亮纤维为止。一旦进入炎性组织边缘，炎性组织和静脉应一同被牵开。试图从炎症组织中解剖静脉会增加静脉损伤的风险。

对 L_4-L_5 或更高水平的入路可以从主动脉左侧实现。应向内追踪腰大肌至脊柱和大血管的左侧缘。为了在暴露 L_4-L_5 的过程中提供足够的左髂总静脉牵开，强烈建议预防性识别和分离髂腰静脉。如果左髂静脉不能充分移动和牵开，则将其留在视野范围内更加安全。牵拉过程中，一些隐藏的栓系静脉可能不可见并且增加损伤的风险。

即使使用当前优异的牵开器系统，也必须在处理完每个椎间盘后重新定位刀片。任何时候放置或重新放置牵开器时，都应小心避免对血管造成伤害。

椎间盘切除术和内固定融合术完成后，探查腹膜后并检查止血情况。触诊血管以确保其柔韧和搏动。腹膜和内容物放回左腹膜后腔，逐层关闭腹部切口。

结局和并发症

Salvador Brau 于 2000 年报道了一项最大的 ALIF 小切口入路的患者队列[6]。在截至 2000 年 12 月的两年半中，684 名患者进行了 866 次手术。这些病例中，大多数（n=563）为单节段 L_5-S_1、单节段 L_4-L_5，或 L_4-L_5 和 L_5-S_1。其余病例包括 L_3-L_4，且通常是多节段手术。平均显露时间从单节段 L_5-S_1 的 18.7min 到 L_4 至 S_1 的 38.4min。在该患者队列中，只有四次手术中途停止。1例在髂动脉血栓取栓后终止，2 例肥胖患者由于静脉出血较多且在 L_2-L_3 暴露时难以移动主动脉而终止。第四名患者因左髂总静脉损伤而出现大出血，尽管进行了积极的抢救，仍出现了休克和心肌梗死，后来发现该患者患有冠心病。这些患者最终都痊愈出院了。一名患者在术后立即出现了心源性休克，是该队列的唯一死亡病例。

Brau 的患者队列[6]中所有其他并发症的总体发生率较低。6 名患者（0.8%）分别发生了动脉血栓形成或主要静脉损伤。DVT 发生在 7 名患者中（1.0%），而 345 名男性患者中有 1 名（0.28%）发生了逆行射精。6 例患者出现肠梗阻需要持续 3 天鼻胃管引流（0.8%）。

目前越来越多报道持续表明，可以在相对较低的并发症发生率下安全地施行 ALIF。Garg 等在 212 名患者中研究了由血管外科医师和脊柱外科医师进行的 ALIF 手术期间出现的血管并发症[11]。该研究的主要发现是 BMI 升高与估计失血量之间存在显著相关性。但是，总体而言，所有病例的平均失血量仅为 143 毫升。13 名（6.1%）患者出现血管损伤，其中约五分之二较为严重，需要多次缝合修复。主要的血管损伤中只有一例是动脉损伤。当在 L_4-L_5 和 L_5-S_1 进行双节段暴露时，血管损伤的风险增加。最后，Garg 指出："引入了血管外科医师的团队可以安全地进行 ALIF。"

关于既往手术史和肥胖对 ALIF 显露的影响的研究已然较多。一般而言，既往手术或肥胖都无须视为 ALIF 入路的绝对禁忌证。Mogannam 等注意到在接受 ALIF 的 476 例患者中，血管损伤率为 23.3%（严重血管损伤 3.8%）[8]。既往腹部手术对显露时间、血管损伤和围手术期并发症没有影响。这些研究人员发现，BMI 等于或大于 30 且显露 L_4-L_5 水平会增加血管损伤的风险（分别为 30.8% 比 19.7%，P=0.007 和 29.7% 比 13.1%，P<0.001）。他们得出结论："对肥胖患者和需要 L_4-L_5 显露的患者，应谨慎对待。"

（林莞锋 译　庄乾宇 王升儒 校）

参考文献

1. Sacks S. Anterior interbody fusion of the lumbar spine. J Bone Joint Surg. 1965;47B(2):211–22.
2. Ito H, Tsuchiya J, Asami G. A new radical operation for pott's disease: report of ten cases. J Bone Joint Surg. 1934;16(3):499–515.
3. Syed O, Foley K. History and evolution of minimally invasive spine surgery. In: Phillips F, Lieberman I, Polly D, editors. Minimally invasive spine surgery. New York: Springer; 2014.
4. Obenchain TG. Laparoscopic lumbar discectomy: case report. J Laparoendosc Surg. 1991;1(3):145–9.
5. Thongtrangan I, Le H, Park J, Kim D. Minimally invasive spine surgery: a historical perspective. Neurosurg Focus. 2004;16(1):1–9.
6. Brau S. Mini-open approach to the spine for anterior lumbar interbody fusion: description of the procedure, results and complications. Spine J. 2002;2:216–23.
7. Bae H, Rajaee S, Kanim L. Nationwide trends in the surgical management of lumbar spine stenosis. Spine. 2013;38(11):916–26.
8. Mogannam A, Bianchi C, Chiriano J, Patel S, Teruya T, Sharon L, Abou-Zamzam A Jr. Effects of prior abdominal surgery, obesity, and lumbar spine level on anterior retroperitoneal exposure of the lumbar spine. Arch Surg. 2012;147(12):1130–4.
9. Smith M, Rahn K, Shugart R, Belschner C, Stout K, Cheng I. Comparison of perioperative parameters and complications observed in the anterior exposure of the lumbar spine by a spine surgeon with and without the assistance of an access surgeon. Spine J. 2011;11:389–94.

10. Lucas F, Emery E, Dudoit T, Berger L. Influence of obesity on access-related complications during anterior lumbar spine interbody fusion. World Neurosurg. 2016;92:229–33. https://doi.org/10.1016/j.wneu.2015.12.104.
11. Garg J, Woo K, Hirsch J, Bruffey J, Dilley R. Vascular complications of exposure for anterior lumbar interbody fusion. J Vasc Surg. 2010;51:946–50.